放射诊疗防护与监督
管理手册

主 编 尹俊清 沈爱国

人民卫生出版社
·北 京·

图书在版编目（CIP）数据

放射诊疗防护与监督管理手册 / 尹俊清，沈爱国主编；

北京 ：人民卫生出版社，2025. 7. -- ISBN 978-

7-117-38312-7

　　I. R14-62

中国国家版本馆 CIP 数据核字第 20259SH791 号

人卫智网	**www.ipmph.com**	医学教育、学术、考试、健康，
		购书智慧智能综合服务平台
人卫官网	**www.pmph.com**	人卫官方资讯发布平台

放射诊疗防护与监督管理手册

Fangshe Zhenliao Fanghu yu Jiandu Guanli Shouce

主　　编：尹俊清　沈爱国

出版发行：人民卫生出版社（中继线 010-59780011）

地　　址：北京市朝阳区潘家园南里 19 号

邮　　编：100021

E - mail：pmph @ pmph.com

购书热线：010-59787592　010-59787584　010-65264830

印　　刷：北京华联印刷有限公司

经　　销：新华书店

开　　本：710 × 1000　1/16　　印张：21

字　　数：366 千字

版　　次：2025 年 7 月第 1 版

印　　次：2025 年 8 月第 1 次印刷

标准书号：ISBN 978-7-117-38312-7

定　　价：76.00 元

打击盗版举报电话：**010-59787491**　E-mail：WQ @ pmph.com

质量问题联系电话：**010-59787234**　E-mail：zhiliang @ pmph.com

数字融合服务电话：**4001118166**　E-mail：zengzhi @ pmph.com

3

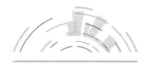

序

当今，人类受到的人工辐射源的照射中，医疗照射居于首位，因为近一百多年来，电离辐射在医学领域的应用与日俱增。放射性核素作为斩断病灶的"利剑"，通过精准靶向治疗，可大幅提高治疗效果。放射性核素还能借助核医学方法实现肿瘤看得清、看得准和看得早，从而在临床中得到广泛应用，现已经成为医学诊断和治疗的重要手段。从传统 X 射线摄片到 CT、DSA、PET-CT、射波刀等高端设备，放射诊疗技术的快速迭代从常规放射影像诊断到介入治疗、立体定向放疗。在技术进步并提升诊疗效能的同时，对相关的辐射剂量控制、安全操作、人员资质管理等提出了新的要求。电离辐射是一把双刃剑，在应用于人类健康守护的同时也要做好防护。防护的根本目的是"防止可避免的照射，减轻不可避免的照射"。

《放射诊疗防护与监督管理手册》具有鲜明的特色：一是系统性构建了"防护-管理-监督"三位一体的知识体系，既涵盖电离辐射生物效应、防护基本原则等基础理论，又深入解析设备质控、剂量监测、应急预案等实操规范；二是融合最新法规标准与技术指南，对国家标准解读运用；三是前瞻性关注行业发展趋势，针对质子及重离子治疗、硼中子俘获等新兴领域的防护要点展开探讨。本书采用"问题导向 + 案例分析"的编写模式。通过剖析典型案例，系统阐述防护设施设计缺陷、操作流程不规范、个人剂量管理疏漏等常见风险点，并提出防护建议与思考，使本书更具实用性。本书构建的"全生命周期监管"模型，将设备准入、人员资质、诊疗规范、退役处置等环节纳入统一监管体系。特别强调医疗机构主体责任与卫生健康行政部门监管责任的协同机制，对放射诊疗许可证管理、双随机抽查制度、辐射事故分级响应等关键制度进行深度解析，为一线监管人员提供了可操作的执法依据。

　　只要遵守防护规则，放射性并不可怕。坚持科学防护、依法监管、协同创新，让放射诊疗技术"安全、有效、可持续"，让放射之光更好地服务于人民健康，为健康中国建设贡献积极力量。

中国科学院院士

2025 年 3 月

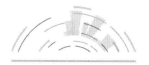

前 言

在现代医学飞速发展的进程中,放射诊疗作为疾病诊断与治疗的关键手段,发挥着日益重要的作用。然而,电离辐射在为卫生健康领域带来巨大福祉的同时,也潜藏着对人体健康的威胁。为了切实保障放射工作人员、患者、受检者以及公众的健康权益,全面加强放射诊疗防护与监督管理工作,已然成为当务之急。

《放射诊疗防护与监督管理手册》正是在这样的背景下应运而生。全书共八章,第一章至第三章是总论内容,从电离辐射防护基础理论,到放射防护体系的构建,再到放射卫生法规与监督的深入解读;第四章至第七章为各论阐述,涉及 X 射线影像诊断、介入放射学、核医学、放射治疗等不同放射诊疗领域的防护与监督管理要点,均进行了详尽阐述,此外,本书第八章还特别增设了放射卫生技术服务机构的监督管理章节。本书通过对近几年多个典型案例分析,从不同案由不同违法行为不同侧面全方位为卫生监督部门开展工作提供了清晰的思路和有力的依据,确保放射诊疗活动在法治轨道上有序运行,以期提高大家的法律意识,促进放射诊疗活动高质量进行。

在编写过程中,编委会密切关注国内外放射防护新动向、新内容、新进展、新成果,融入每章内容之中,这些都是本书"新"的体现。

由于放射防护领域知识内容庞杂,本书无法介绍得面面俱到,希望本书能够成为放射诊疗防护与监督管理领域从业者的得力工具书,能够在工作运用中得心应手,为提升我国放射诊疗防护与监督管理水平贡献一份力量。同时,也期待广大读者能够对本书提出宝贵的意见和建议,以便我们不断完善和改进。

　　在本书的编写过程中，我们得到了各方的大力支持以及众多业内专家、学者的悉心指导。在此，我们向所有为本书付出辛勤努力、提供宝贵意见和建议的同仁们，致以最诚挚的感谢和崇高的敬意！

编者

2025 年 3 月

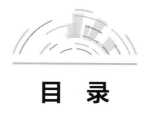

目　录

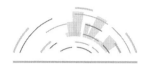

第一章

电离辐射防护基础

核能与核技术广泛应用于工业、农业、医疗卫生、军事等各个领域,极大地促进了经济、科技的进步和社会发展,给人类带来了巨大的利益,并呈现出广阔的前景。但电离辐射在给人类带来利益的同时,还会对人体产生一定的损伤,过量的辐射照射会对身体造成危害。经验表明,凡是应用核能和核技术及从事电离辐射研究的单位,都必须把辐射安全和防护问题放在首位,制定并实施科学的管理条例和有效的防护措施,辐射防护是使核能和核技术得到广泛应用的保障。

电离辐射防护的基本任务是在保护环境、保障从事辐射工作人员及其后代的安全与健康、保护公众利益的前提下,允许进行可能会产生电离辐射照射的必要活动,从而提高电离辐射防护措施的效益,促进核科学技术、核能和其他辐射应用事业的发展。因此,电离辐射防护的目的是防止有害的确定性效应,降低随机性效应的发生率,使其合理地达到尽可能低的水平。

第一节　原子核物理

一、原子与原子核

（一）原子

世界上万物都是由分子或原子构成的,原子是构成元素的最小单元,每一种原子由带正电的原子核和带负电的核外电子构成。原子是个空心球体

(图 1-1),绝大部分质量集中在原子核上,电子几乎不占质量,可忽略不计。原子核由质子和中子构成。每个质子带 1 个单位的正电荷,每个电子带 1 个单位的负电荷,每个电子带有的电荷 e 称为元电荷,电子电荷是 1.602×10^{-19} 负电荷库仑(C),中子不带电。原子中,原子核内质子电荷数与核外电子电荷数相等,电性相反,因此原子不显电性,如图 1-2 中碳原子结构所示。

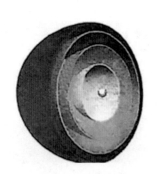

图 1-1　原子结构

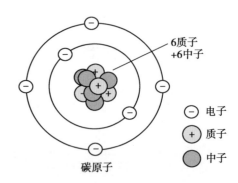

图 1-2　碳原子结构示意图

（二）原子核

按照现代的观点,原子仅作为物质结构的一个层次。研究原子的组成、组成物的运动规律及其相互作用的规律,其表征量为物质的许多化学及物理性质和光谱特性。原子非常小,其大小是由核外运动的电子所占的空间范围来表征的,其直径仅有 10^{-10} m,质量为 $10^{-24} \sim 10^{-22}$ g。原子的中心是一个原子核,是原子的核心部分,核外不同层次的轨道上运动着电子。电子在核外轨道上的排布遵循一定的规则,根据泡利不相容原则,最内层的轨道(K 层)只能容纳 2 个电子,第二层(L 层)最多可容纳 8 个电子,等等。这些电子绕着原子核的中心运动,就像太阳系的行星绕着太阳运行一样。原子在化学反应中是最小的微粒,在化学变化中无法再分解。

根据原子核的稳定性,可把原子核分为稳定的原子核和不稳定的放射性原子核。原子核的稳定性与核内质子数和中子数之间的比例有密切的关系。对于较轻的核,中子与质子之比是 1∶1,结果最稳定。

（三）质量数

在原子中电子的质量可以忽略不计,原子的质量近似值可以用质子和中子的数目来确定。质子数与中子数之和称为质量数,用符号 A 表示:

$$质量数(A) = 质子数 + 中子数$$

如图 1-3（a）中的氢原子来说

质子数	1
中子数	0
电子（忽略）	/
质量数（A）	=1

再如图 1-3（b）中的氦原子

质子数	2
中子数	2
电子（忽略）	/
质量数（A）	=4

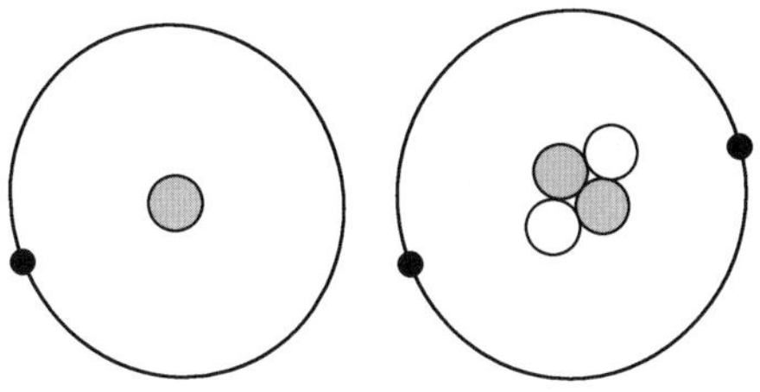

（a）氢;（b）氦。

图 1-3　氢和氦的原子结构

（四）原子序数

原子中质子的数量称为原子序数,用符号 Z 表示:

$$原子序数(Z)=质子数$$

例如氦原子（化学符号 He）用 ^4He 表示;碳原子（化学符号 C）用 $_6^6C$ 表示。

质子数即为原子序数,它确定了原子的化学性质,从而也确定了该元素。则原子序数为 1 的所有原子是氢原子;原子序数为 2 的所有原子是氦原子;原子序数为 3 的所有原子是锂原子;原子序数为 4 的所有原子是铍原子;原子序数为 5 的所有原子是硼原子;原子序数为 6 的所有原子是碳原子,等等。存在于自然界中最重的元素是铀,铀的原子序数是 92。

（五）核素、同位素

在其核内具有一定数目的中子和质子,以及特定能态的一种原子核或原子称为核素。已经发现的天然存在和人工制造的核素有 2 000 多个,其中天然存在的核素约有 332 个,其余的都是人工制造的。可以根据核素中质子数与中子数的异同对核素进行分类,具体如下:

1. 同位素　质子数相同,中子数不同的核素,如 $_{92}^{235}U$ 和 $_{92}^{238}U$ 是 U 的两种同位素。

2. 同中子素　中子数相同,质子数不同的核素,如 $_1^2H$ 和 $_2^3He$ 是同中子素。

3. 同量异位素　质量数相同,质子数不同的核素,如钾和钙。

4. 同质异能素　质子数和中子数均相同,而能量状态不同的核素,如 ^{60m}Co 和 ^{60}Co,^{60m}Co 的能量状态比 ^{60}Co 的能量状态高。

二、放射性

（一）放射性衰变

放射性衰变是指在不稳定的原子核内自发地发生核衰变,释放能量并生成新核素。核衰变的机制是放出 α 粒子、β 粒子及俘获轨道电子等,在这些反应中可能伴有 γ 辐射。能自发地发出各种射线的核素称为放射性核素。核素的放射性仅由其核的性质决定,而与放射性核素的化学和物理形态无关。

已发现的天然存在的核素又可分为两类,一类是稳定核素,如 $^{40}_{20}$Ca、$^{206}_{83}$Bi 等,这类核素有 270 个;另一类是不稳定核素,这类核素有 62 个。

（二）核的稳定性

原子核的稳定性与原子核内的质量数 A 有关。A 太大的核不稳定。现在自然界中存在的较重的核素是 ^{235}U、^{238}U 和少量的 ^{244}Pu,而它们都是不稳定的。原子核的稳定性与核的中子数 N 和质子数 Z 的比例存在着密切的关系:①对于 A<40 的核,N 和 Z 大致相等时,原子核稳定;②对于 A>10 的核,N/Z>1 时,原子核才稳定,像 ^{208}Pb 这样的重核,N/Z≈1.6 时,原子核还可以是稳定的。

实验还发现:原子核的稳定性还与中子数和质子数奇偶有关。在稳定的核素中,质子数和中子数都是偶数的原子核(偶偶核)最多,表明原子核中的中子和质子有各自成对的趋势(偶偶核最稳定,奇偶核或偶奇核次之,奇奇核最不稳定)。当原子核中的中子数或质子数分别为 2、8、20、28、50、82、126 等幻数时,原子核显示出特别的稳定性。

不稳定核素指其原子核会自发地转变成另一种原子核或另一种状态并伴随一些粒子和碎片的发射,又称为放射性核素,这个转变过程称为放射性衰变。实验证明:原子序数大于或等于 84 的所有元素都是不稳定的,具有天然放射性;而原子序数小于 84 的元素主要以稳定的同位素形式存在,仅有少量的同位素是不稳定的。

（三）原子核的衰变

原子核衰变是指原子自发地放出某种粒子而转变为新核的变化过程。原子核衰变的具体模式取决于放射性转换过程中的可用能。可用能由两个因素决定:一是特殊类型的核子的不稳定性,需要考虑特定核素的中子质子比是否过高或过低;二是母核、子核和发射粒子间的质量与能量的关系。放射性衰变可以分为 α 衰变、β 衰变和 γ 跃迁等不同类型。放射性核素遵循指数衰变规律。

α 粒子、β 粒子(电子)、中子都是具有质量的基本粒子,所以 α 射线、β 射线、中子射线的本质是这些基本粒子的高速流动现象。γ射线、X射线的本质与可见光、无线电波、微波、红外线、紫外线一样,都属于电磁波,是能量的传播方式,只不过它们的波长及能量不同。

1. 放射性衰变的类型

(1) α衰变:原子核自发地放出结合在一起的两个质子和两个中子,即α粒子,叫作α衰变。经过α衰变以后,子核比母核质子数减少2,质量数减4。其衰变式见公式1-1:

$$_Z^A X \rightarrow\ _{Z-2}^{A-4} Y + _2^4 He + Q$$

公式1-1

式中:

X——母核;

Y——子核;

A——质量数;

Z——原子序数。

α衰变一般发生于重的不稳定核素中,原子序数大于82的天然放射性核素易发生α衰变,如^{226}Ra、^{210}Po、^{235}U等典型的核素。

(2) β衰变:不稳定原子核自发地放出β粒子或俘获一个核外轨道电子转变,称为β衰变。此类衰变分为三种类型,它们是β⁺衰变(公式1-2)、β⁻衰变(公式1-3)和电子俘获(公式1-4)。

$$_Z^A X \rightarrow\ _{Z-1}^A Y + \beta^+$$

公式1-2

$$_Z^A X \rightarrow\ _{Z+1}^A Y + \beta^-$$

公式1-3

$$X + e^- \rightarrow\ _{Z-1}^A Y$$

公式1-4

无论哪种β衰变,子核与母核的质量数相同,只是电荷数相差1。β⁻衰变后原子核的一个中子变成了质子;β⁺衰变和轨道电子俘获后原子核的一个质子变成了中子。因此,子核和母核是相邻的同量异位素。

(3) γ跃迁:处于较高激发态的原子核要向较低能级跃迁,跃迁过程中放出γ射线,因此这种跃迁称为γ跃迁。γ跃迁与α或β衰变不同,不会导致核素的变化,而只改变原子核的内部状态,γ跃迁的子核和母核电荷数和质量数均相同,内部能量状态不同。γ跃迁(公式1-5)可以表示为:

$$_Z^A X \rightarrow\ _Z^A X + \gamma$$

公式1-5

原子核由高能态自发地向低能态的跃迁也可以通过发射核外电子的方式来完成,这一过程叫内转换,此时不发射 γ 射线。

γ 射线是从原子核内放射出的电磁波,X 射线也是电磁波,两者区别在于产生方式不同,X 射线是在原子核外产生的。放射性衰变类型可归纳为表 1-1。

表 1-1　放射性衰变类型

衰变类型	放出射线	射线性质	核的变化
α 衰变	α 射线(α 粒子)	氦的原子核(^{2}He),带正电+2	A[1] 减少 4,Z[2] 减少 2
β 衰变	β 射线(β 粒子)	电子(e),带负电−1	A 不变,Z 增加 1
β$^+$衰变	β$^+$射线(β$^+$粒子)	正电子(e$^+$,+1)	A 不变,Z 减少 1
γ 跃迁	γ 射线(γ 光子)	电磁辐射,不带电	A、Z 均不变

注:[1]A 为原子质量数;[2]Z 为原子序数。

2. 放射性核素的衰变规律　放射性核素的衰变都有其固有的衰变速度。衰变后的子体核素,有些是稳定的,有些仍是不稳定的。由于微观世界的统计性,不能预测某一原子核的具体衰变时刻,但可以统计得到放射源中总的放射性原子核数目的减少规律。衰变是一个统计过程,具体到每个放射性原子核的衰变来说,就是服从一定规律进行衰变的一个随机事件,可以用衰变概率表示。

(1)放射性核素的衰变常数:某种放射性核素的一个核在单位时间内自发衰变的概率叫作该核素的衰变常数,符号为 λ,它的单位为 S^{-1}。显然,λ 的大小决定了放射性核素衰变的快慢,它只与核素的种类有关。因此,它是放射性原子核的特征量,也就是说,每种放射性核素都有确定的衰变常数,与该种核素的形式和形成时间无关。

如果一种核素同时有几种衰变模式,这种核素的总衰变常数是各个分支衰变常数之和。

(2)指数衰减规律:放射性衰变是核素自发进行的,不受温度、压力条件的影响。对于确定的放射性核素,可以有一种或多种衰变方式。对于具有同一种衰变方式的原子核,其衰变的时刻也是各不相同的,即它们的衰变是独立地随机发生的。放射性衰变具有统计学性质,原子核的衰变数量与原子核的衰变常数成正比,与 t 时刻的原子核数量成正比,也与时间间隔成正比,在数学上可以表示为(公式 1-6):

$$dN = -\lambda N dt$$

式中：

t——时间；

N——这类原子核在时刻 t 时的数量；

λ——衰变常数；

$\mathrm{d}t$——微小的时间间隔；

$\mathrm{d}N$——在 $\mathrm{d}t$ 时间间隔内发生衰变的原子核数。

对上式经过变换后求积分，可以得到公式 1-7：

$$N=N_0\mathrm{e}^{-\lambda t} \qquad\qquad 公式1\text{-}7$$

式中：

N_0——起始时刻(t=0)原子核的数量。

上式表明，某种原子核在时刻 t 的数量与其起始时刻(t=0)的数量之间存在着指数衰减的关系，即这种原子核的数量由于衰变而按指数规律减少，这就是放射性核素指数衰减规律。

(3) 半衰期：半衰期 $T_{1/2}$ 是用来表征放射性衰变快慢的参数。它表征放射性核素衰变掉 1/2 所需要的时间，称为该放射性核素的半衰期，单位可以为秒(s)、分(min)、小时(h)、天(d)、年(a)等。根据定义，则有公式 1-8：

$$N(T_{1/2})=N(0)/2 \qquad\qquad 公式1\text{-}8$$

用指数衰减公式代入，即得公式 1-9：

$$T_{1/2}=\ln2/\lambda \approx 0.693/\lambda \qquad\qquad 公式1\text{-}9$$

可见，$T_{1/2}$ 与 λ 成反比，半衰期越长，衰变常数越小，衰变越慢，反之亦然。半衰期 $T_{1/2}$ 与何时作为时间起点无关，即从任何时间开始算起这种原子核的数量减少 1/2 的时间都一样。半衰期是放射性核素的特征值(单位为 s)。不同的放射性核素有不同的半衰期。

(4) 放射性活度：衰变规律研究的对象是放射源内未衰变的放射性原子核的数目随时间的变化关系。实际上，人们更关心的是放射源放出射线数目的多少。所以通常改为测量放射源在单位时间内发生衰变的核的数目，即 $\dfrac{-\mathrm{d}N}{\mathrm{d}t}$，称之为此放射源的放射性活度 A，它可以通过测量放射源放射出的射线的数目来决定。放射性活度的定义为公式 1-10：

$$A=\frac{-\mathrm{d}N}{\mathrm{d}t}=\lambda N=\lambda N_0\mathrm{e}^{-\lambda t}=A_0\mathrm{e}^{-\lambda t} \qquad\qquad 公式1\text{-}10$$

式中：

A_0——某一个初始时刻 $t=0$ 时的放射性活度。

可见，放射性活度与放射性核数具有相同的指数衰变规律。

核素具有多种分支衰变时，已经知道总的衰变常数 λ 是各种衰变方式的部分衰变常量 λ_i 之和，那么第 i 种分支衰变的放射性活度为公式 1-11：

$$A_i=\lambda_iN=\lambda_iN_0e^{-\lambda t} \qquad \text{公式 1-11}$$

总放射性活度为公式 1-12：

$$A=\sum A_i=\lambda N_0e^{-\lambda t} \qquad \text{公式 1-12}$$

放射性活度在实际中具有重要的意义。放射源质量大（放射性核数目多），不一定放射性强，反之亦然，根据公式 1-10 活度的大小等于衰变常数与放射性原子核的数目的乘积，因此，放射性物质的多少并不表示放射性的强弱，只有活度的大小才能表示放射性的强弱。

我国国家标准规定，放射性活度的法定计量单位是贝可勒尔（Bq）。在实际工作中，还经常沿用旧的活度单位居里（Curie，简记为 Ci），它与国际制单位之间的关系是公式 1-13：

$$1Ci=3.7\times10^{10}Bq \qquad \text{公式 1-13}$$

其分数单位是毫居里（千分之一居里，$1mCi=10^3Ci$）和微居里（百万分之一居里，$1\mu Ci=10^6Ci$）。

（5）放射性比活度：比活度是单位质量放射源的放射性活度，即 $SA=A/m$，m 是放射源的质量，单位为 Bq/g。

物质的放射性比活度可以说明相对的危险性。如果物质的比活度高，即使质量或体积很小，也可能是危险源。反之，如果物质的比活度低，即使质量或体积很大，也可能不构成危险源。

除了活度，人们还常常关心放射源的纯度。表征放射源纯度的量称为比活度。比活度就是单位质量放射源的放射性活度，其单位为 Bq/g 和 Bq/kg。

无载体同位素（不含同种元素的其他同位素的放射性同位素）的比活度的计算如下。

如果 λ 是衰变常数，单位为 s^{-1}，那么每秒发生衰变的数量和 N 个原子的贝可勒尔总和为 λN。如果研究的核素为 1g，则原子数目为公式 1-14：

$$N=\frac{6.02\times10^{23}atoms/mol}{Ag/mol}\times Wg \qquad \text{公式 1-14}$$

式中：

A——核素的原子质量；

W——单位质量。

单位质量的活度或比活度为公式 1-15

$$\lambda N = \frac{\lambda \times 6.02 \times 10^{23}}{A} \, Bq/g \qquad 公式 \, 1\text{-}15$$

（6）感生放射性：感生放射性是指原本稳定的材料在受到照射后，产生放射性的现象。当稳定的原子核受到高能粒子（如中子、质子、α 粒子等）轰击时，原子核可能会吸收一个粒子而变得不稳定，从而发生核反应，产生放射性核素。中子活化是感生放射性的主要形式，多数射线照射不导致其他材料具有放射性。

在核反应堆中，当中子击中一个原子核时，它可能被吸收并且发射出 γ 光子。这样的过程称为中子 γ (n, γ) 反应。产生的原子通常是不稳定的，这是因为中子过剩最终要通过发射 β 辐射而衰变。

如果用中子轰击或照射稳定同位素 ^{59}Co，则产生放射性同位素 ^{60}Co，它最后要进行 β 衰变，变成稳定同位素 ^{60}Ni。这种过程为公式 1-16：

$$^{59}_{27}\text{Co}(\,n,\gamma\,) \xrightarrow{\ \beta^-\ } {}^{60}_{28}\text{Co} \qquad 公式 \, 1\text{-}16$$

能量大一些的光子能将核激发到更高能级，放出中子、质子、α 粒子或引起重核的光致裂变，反应截面随光子能量而连续变化并出现宽的峰值（对轻核在 20MeV 左右，对重核在 13MeV 左右）。这种反应的阈值不小于 2MeV。许多放射性核素发射的 γ 射线的能量达不到这个阈值，因此不会导致这种反应。用于食品辐照的放射性同位素（^{60}Co、^{137}Cs）的能量峰值均在光核反应的阈值之下，因此不可能因辐照食品而导致其具有放射性。

感生放射性可能对环境和人体健康造成潜在影响。在核设施周围，如果有材料受到照射产生感生放射性，可能会增加环境中的放射性水平。因此，在核设施的设计、运行和退役过程中，需要采取措施来减少感生放射性的产生和影响。

（四）原子核反应

目前，人们发现的 2 000 多种核素，绝大部分是不稳定的，稳定的核素仅占十分之一，不稳定核素通过自发的衰变会向稳定核素方向转变，最终会成为稳定核素。稳定的原子核也不是一成不变，可通过核反应方式使其改变。核反应指的是原子核与原子核，或原子核与其他粒子之间相互作用引起的各种变化过程。从理论上来说，参与核反应碰撞的粒子数目可以超过两个，但三个以上的粒子在同一时间在同一位置相撞的概率远低于两个粒子,因此实际上这种情况几乎不会出现。

原子核与原子核或者原子核与其他粒子之间相互作用引起的各种变化。表示为公式1-17

$$a+A \rightarrow B+b \qquad\qquad 公式 1\text{-}17$$

式中:

a——入射粒子;

A——靶核;

b——射出粒子;

B——剩余核。

简记为 $A(a,b)B$。发生反应前一个路径,称为反应道,如公式1-18和1-19:

$$p+^{63}Cu \rightarrow ^{62}Cu+p+n \qquad\qquad 公式 1\text{-}18$$

$$p+^{63}Cu \rightarrow ^{61}Cu+p+2n \qquad\qquad 公式 1\text{-}19$$

入射粒子与靶核作用的进程或者入射过程称为入射道。反应后的过程称为出射道。一个反应道由入射道与出射道构成。相同的入射道可以产生不同的出射道。不同的入射道可以产生相同的出射道。

按入射粒子的不同。核反应可分为三类:中子核反应,如中子的弹性散射、非弹性散射,中子的辐射俘获,发射带电粒子的核反应等;带电粒子核反应,如质子引起的核反应、氘核引起的核反应、α 粒子引起的核反应、重离子引起的核反应;光核反应,就是光子引起的核反应,如 γ 射线引起的核反应。实现核反应的途径主要取决于产生入射粒子的方法,如加速器、反应堆、放射性同位素等。

原子核裂变和聚变同样属于核反应的类型,其中核裂变分为自发裂变和诱发裂变。核裂变则是指一个重原子核分裂成两个或多个中等质量的原子核,同时释放出能量的过程,这一过程中释放出中子,这些中子可以进一步引发其他重核的裂变,形成链式反应。在没有外来粒子轰击的情况下,原子核自行发生裂变的现象叫作自发裂变。在天然核素中仅有 ^{238}U 能够发生自发裂变。在外来粒子轰击下,原子核才发生裂变的现象称为诱发裂变。核裂变是原子弹和核电站的主要能量来源。

核聚变则是指两个或多个轻原子核(如氢原子核)在一定条件下合并成一个较重的原子核的过程。这个过程中也会释放出大量的能量。核聚变是太阳和其他恒星发光发热的主要能量来源,也是氢弹的能量来源。虽然核裂变和核聚变都是释放能量的过程,但它们的反应条件和反应方式是不同的。核裂变需要重原子核,而核聚变需要轻原子核,并且在高温高压的条件下才能进行。

第二节　射线与物质的相互作用

为了更好地理解辐射剂量的物理基础和辐射屏蔽的相关理论,我们必须了解射线与各种物质相互作用的机制。这些射线与物质间的相互作用涉及从放射物质到相互作用的物质间的能量转换。任何特定类别相互作用发生的概率取决于辐射的类型和能量及介质的性质。射线与靶原子的相互作用导致了靶原子的激发和电离,最终移到一个组织或辐射屏蔽物上的能量大部分转化为热量消耗。

辐射可以分成带电粒子辐射和不带电粒子辐射。带电粒子通过物质时,在与物质中的电子和原子核碰撞时进行能量交换与传递,其中主要作用之一是带电粒子直接使原子电离或激发。而不带电粒子通过次级效应产生次带电粒子使原子电离或激发。它们同物质的作用过程和所产生的效应既是核科学本身深入发展和核技术广泛应用的基础,又是采取有效措施防止核辐射危害人体健康的基本依据。

一、光子与物质的相互作用

X 射线和 γ 射线均属于电磁辐射,具有光波和粒子两种性质,所以又叫"光子"。X 射线或 γ 射线是从射线装置或放射源发出的一粒粒不连续的光子流,它不带电(中性),具有很强的贯穿本领,在真空中以光速 c($c=3\times10^8\text{m}\cdot\text{s}^{-1}$)沿直线传播。光子的能量 ε 为公式 1-20:

$$\varepsilon=h\nu \qquad\qquad 公式 1\text{-}20$$

式中:

h——普朗克常数,$h=6.67\times10^{-34}\text{J}\cdot\text{s}$;

ν——光子频率(Hz)。

由于 X 射线或 γ 射线的本质相同,决定了它们与物质相互作用的过程也相同。当 X 射线或 γ 射线通过物质时,将与其中的电子、核子、带电粒子的电场以及原子核的介子场相互作用。其结果将可能发生光子的吸收、弹性散射和非弹性散射。发生吸收时,光子能量将全部变为其他形式的能;而弹性散射仅改变光子的传播方向;非弹性散射不但改变光子的传播方向,同时也部分地吸收了光子的能量。

在光子能量为 0.01~10MeV 这个常见的能量范围内,X 射线、γ 射线与物质的相互作用主要表现为光电效应、康普顿效应和电子对生成三种效应,而其他作用造成的能量损失很小,均为次要过程。

(一) 光电效应

X 射线、γ 射线(光子)照射物质时,入射光子作用于原子的内壳层电子(束缚电子),把全部能量交给该电子,使其克服结合能而离开原子,称为光电子,而光子自身消失(图 1-4)。光电子的动能(E)等于入射光子能量(hν)减去该电子在原子中的结合能(A),即公式 1-21:

$$E = h\nu - A \qquad\qquad 公式 1\text{-}21$$

式中:

h—普朗克常数;

ν—光子频率。

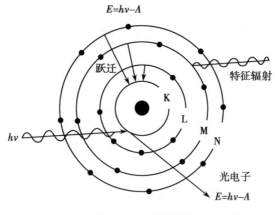

图 1-4　光电效应

当光子能量低于轨道电子结合能时,光电效应不可能发生。实验证明,当光子能量等于或稍大于 K 层电子结合能时,则有 80% 以上的光电效应发生在 K 层。可见,光电效应最容易发生在结合能较大的原子内壳层中。光电子射角分布与入射光子能量有关,低能光子产生的光电子与入射方向成 90° 的方向上发射最多,随入射光子能量的加大而越来越多的光电子沿入射光子朝前发射。

光电效应的发生概率与原子序数(Z)和入射光子能量(hν),大致存在如下公式 1-22 关系:

光电效应概率:

$$\sigma_\tau \propto Z^n / (h\nu)^3 \qquad\qquad 公式 1\text{-}22$$

由公式 1-22 可见,低能光子在高原子序数物质中发生光电效应的概率很大,反之则小。但随光子能量增加,原子序数的降低,光电效应的概率迅速下降。

特征 X 射线是当能态较高的电子,如 L 层电子跃迁到 K 层填补空位时,多余的能量以特征 X 射线的形式放出。

(二)康普顿效应

康普顿效应是 X 射线或 γ 射线(光子)的能量被部分地吸收而产生散射的过程。当能量为 hν 的入射光子,与结合能很小的原子外壳层电子(与入射光子能量相比可看作自由电子)发生碰撞(图 1-5),光子把部分能量传给电子,其自身能量减少,并沿与入射方向呈 θ 角的方向射出,成为散射光子;获得能量的外层电子在与入射方向成 Φ 角的方向射出,成为反冲电子。若忽略占份额很小的结合能,则入射光子能量(hν),应等于散射光子的能量(hν′)与反冲电子动能之和。这个作用过程称为康普顿效应,也叫康普顿散射。

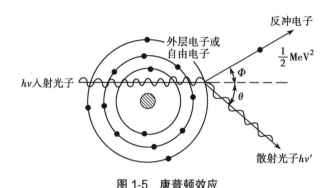

图 1-5 康普顿效应

康普顿效应可以想象为两个球的碰撞,一个是入射光子,另一个是自由电子。碰撞时若光子从电子边上擦过,则光子偏转角度很小,反冲电子获得的动能也很少,这时散射光子保留了大部分能量;如果碰撞更直接些,光子偏转角度增大,损失的能量增多;正向碰撞时,反冲电子获得的能量最多,这时反向折回的散射光子仍保留一定的能量。表 1-2 列出不同偏转角度的散射光子能量。

对于能量为 0.8~4MeV 的 γ 射线、X 射线,康普顿效应占主导地位。康普顿效应总是发生在束缚最松的外层电子上。康普顿效应的发生概率与原子序数(Z)及光子能量(hν),大致存在如下关系(公式 1-23):

$$\sigma_r \propto Z/h\nu \qquad\qquad 公式 1\text{-}23$$

由表 1-2 中数据可见,散射光子仍带有大部分能量。康普顿效应是 X 或 γ 射线在屏蔽材料中产生散射线的最大来源,在屏蔽防护中应引起充分重视。

表 1-2　各种偏转角度下散射光子的能量

散射光子能量/keV　光子偏转角度 入射光子能量/keV	30°	60°	90°	180°
25	24.9	24.4	24	23
50	49.6	47.8	46	42
75	74.3	70.0	66	58
100	98.5	91.0	84	72
150	146.0	131.0	116	95

(三) 电子对效应

如果光子能量大于两个电子的静止质量(1.022MeV),在行近靶原子核时,突然消失,将其能量转化为 1 个正电子和 1 个负电子,这个作用过程为电子对生成效应(图 1-6)。

在电子对生成效应中产生的正、负电子,在使物质发生电离和激发的作用过程中损失其能量。最后慢化的正电子与物质中的负电子结合,变为能量各为 0.511MeV 的相反方向运动的两个光子,此作用过程称为湮灭辐射(图 1-6)。电子对效应可看作正负电子湮没的逆过程。电子对生成效应和湮灭辐射都是质量和能量相互转换的最好例证。

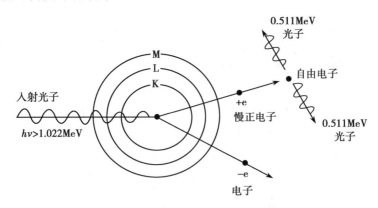

图 1-6　电子对效应与湮灭辐射

电子对效应发生的概率随光子能量的增大而增大,且在高原子序数物质中尤为突出。光子在物质中产生电子对效应的两个条件:一是必须有原子核参加,二是光子的能量必须大于 1.022MeV。

（四）其他作用过程

除上述三种主要作用过程外,与防护有关的其他过程还有瑞利散射和光核反应等。

光核反应系光子与原子核作用时,发生核反应的作用过程。常见的光核反应有(γ、n)、(γ、p)、(γ、2n)等。只有当光子能量大于光核反应阈能时,光核反应才可能发生。由于光核反应发生概率较小,对射线防护并不重要。但应注意,对某些核素在发生光核反应时,不但产生中子,而且反应后的产物还会变为放射性核素。

二、电子与物质的相互作用

高能电子(包括正电子和负电子)属于轻带电粒子,与物质的作用过程和光子不同,可以与粒子发生直接碰撞,还可以被电场吸引或排斥。在与物质的作用过程中会发生强烈的散射,能量不很高时有很大的速度,因此必须考虑相对论效应。带电粒子的能量损失有"电离损失"和"辐射损失"两种。

电子在物质中主要通过非弹性碰撞(电离与激发)和产生轫致辐射而损失能量。能量极高的电子(>100MeV)主要发生轫致辐射而造成能量损失。电子能量较低时,以与吸收物质电子间的非弹性碰撞发生能量损失。低能时,弹性散射仅改变电子的运动方向,电子基本上不损失能量。能量很高的电子(>15MeV)与物质作用也可能产生核反应,但截面很小,并不构成显著的能量损失,而且这么大的能量已经超过了我们使用能量范围。

（一）非弹性碰撞(电离与激发)

高能电子和吸收物质原子中的束缚电子发生非弹性碰撞时,如果传递给束缚电子的能量仅能使它跃迁到原子的较高能级上,则这一过程称为激发。如果束缚电子获得的能量足以使它脱离原子变成自由电子,则此过程称为电离。这两个过程密切相关,合在一起造成了碰撞能量损失。由于碰撞前后电子的总动能不相等(克服结合能),故这种碰撞是非弹性碰撞。通常把高能电子通过单位长度介质时,由于非弹性碰撞(电离与激发)所损失的平均能量称为线性碰撞阻止本领。

使一个给定原子电离与激发所需要的平均能量,即该介质中原子的平均电离激发能,它主要取决于介质中元素的原子序数,而近似地与原子序数成正比,与原子间的结合方式无关。

（二）弹性散射

高能电子除了与束缚电子相互作用外,还可能有较大的概率在原子核附近与核的库仑场相互作用,碰撞前后电子与原子核的总动能保持不变,这个过程被称为弹性散射。由于电子质量小,这类碰撞常常能导致电子运动方向大角度偏转,而且高能电子传递给原子核的反冲能量一般是很小的,因此这种能量损失往往被忽略。弹性散射的概率与电子能量和被碰核的原子序数有关,对于低能电子与高原子序数的原子核,散射概率最大。

（三）轫致辐射

高速运动的电子在原子核的电场中掠过时,由于电子和原子核库仑场间的相互作用,电子突然减速,同时将其一部分能量转化为电磁辐射,以 X 射线的形式放出,这一过程称为轫致辐射。

通常把一定能量的高能电子通过单位长度介质时由于轫致辐射而损失的平均能量称为线性辐射阻止本领,它和原子序数平方成正比,这意味着在原子序数大的介质中的辐射能量损失比原子序数小的介质中要大得多,跟入射电子的能量成正比,这意味着电子能量越高产生的轫致辐射越强。

三、重带电粒子与物质的相互作用

在剂量学领域中的带电粒子,是指放射性核素衰变时发出的或加速器发射出的电子、正电子、质子和 α 粒子,还有光通过物质时放出的高能电子,中子在物质内传播过程中产生的反冲核等,以及宇宙射线中存在的各种带电的基本粒子。在物质相互作用中,通常把静止质量比电子大的那些带电粒子,称为重带电粒子。

重带电粒子,例如质子、氘核、α 粒子、裂变碎片,与物质的相互作用过程和电子相似,同样发生非弹性碰撞、弹性散射和轫致辐射等过程。

带电粒子在物质中的能量损失不仅与入射粒子的性质有关,还与吸收物质的性质有关。为了表示物质对带电粒子的阻止能力,通常把单位厚度物质中带电粒子损失的能量值,定义为物质对带电粒子的阻止本领。在单位厚度物质中带电粒子损失的能量越多,该物质的阻止本领越大。

由于带电粒子在物质中的辐射阻止本领与粒子的静止质量的平方成反比,因此在粒子能量相同的情况下重带电粒子的辐射阻止本领比电子小得多。在能量为 1 000MeV 以上时主要发生轫致辐射。

重带电粒子与原子核库仑场之间的弹性散射只有当重带电粒子非常靠近原子核穿行时才能产生,而且能量大时弹性散射的概率较小。当粒子的能量低到几乎不能产生电离时(质子为 1keV、α 粒子为 40keV 左右),以弹性散射为主要过程。

重带电粒子在物质中损失能量的主要过程是与吸收物质原子中的束缚电子发生非弹性碰撞,引起电离和激发。

由于重带电粒子质量大,与电子碰撞一次只损失能量的很小一部分,碰撞后也不发生大角度偏转,所以大体上沿直线前进,同样能量的粒子在物质中的射程几乎相同。表 1-3 为质子、氘核和 α 粒子在空气标准状态中的射程。

表 1-3　质子、氘核、α 粒子在空气标准状态中的射程

能量/MeV	质子/cm	氘核/cm	α 粒子/cm
0.5	0.86	—	—
1.0	2.30	1.72	0.5
2.0	7.2	4.61	1.05
4.0	23.1	14.4	2.49

四、中子与物质的相互作用

由于中子不带电,几乎不与原子的电子相互作用,不能直接引起物质原子的激发或电离,它主要通过与核相互作用损失其能量。中子与物质相互作用主要以弹性散射、非弹性散射、核反应与俘获形式存在。这些过程的发生导致中子在物质被慢化和被吸收,生成多种次级粒子,如质子、α 粒子、重反冲核、γ 光子等。这些次级粒子在介质中通过电离、激发产生大量活性粒子,从而引起各种辐射效应。

通常将中子按能量大小分为以下 6 类:①热中子:指与周围介质达到热平衡的中子,在常温(20.4℃)下平均能量为 0.025eV,现在将 0.5eV 以下的中子都称为热中子;②超热中子(能量在 0.5~1eV 之间的中子);③慢中子(能量在 1~100eV 之间的中子);④中能中子(能量在 100eV~10keV 之间的中子);⑤快中子(能量在 10keV~10MeV 之间的中子);⑥高能中子(能量在 10MeV 以上的中子)。

对于快中子与中能中子,弹性散射是主要的作用形式。弹性散射是中子不穿透核表面的碰撞造成的。由于中子不能与核电场相互作用,所以这一过程可以用经典力学来处理。中子通过弹性碰撞传给原子核的最大能量分数可以用公式 1-24 表示:

$$(\Delta E/E_0)_{max}=4m/(m+1)^2 \qquad\qquad 公式 1-24$$

式中：

E_0——中子的初始能量；

ΔE——碰撞时传递给原子核的能量；

m——被碰撞核的质量。

随着碰撞角度不同，反冲核得到的能量可以从 0 到最大值 ΔE_{max}。只有在对心碰撞时，反冲核才能得到最大能量。由此式可见，被碰撞核的质量越接近中子的质量，传递给它的能量分数就越大，而对于高 Z 元素，碰撞时中子损失的能量很小，甚至几乎只使中子改变方向。要使中子能量由 2MeV 降低到小于 0.1MeV 的热中子能量水平，在氢中所需的平均碰撞次数为 18 次，在石墨中需要 115 次，而在铅中约需 2 000 次。随着中子被慢化，散射截面增大，所以每两次碰撞期间穿行的路程愈来愈短。数百电子伏的低能中子能量主要消耗在弹性碰撞中。

（一）非弹性散射

足够高能量的中子与原子核碰撞，有时可以使核激发，而中子的能量相应地降低了，这种碰撞就是非弹性散射。与核的反冲能不同，核的激发能不能在碰撞点附近转换成电离能，而是以 γ 射线的形式发射出来。此 γ 射线在离开作用点的某处被吸收，或者从介质中逃逸。在中子能量低于原子核的最低激发能时（对重元素约为 100keV，轻元素为 3~4MeV），这个过程就不能发生。当入射中子能量低于几兆电子伏时，即使对于重元素，非弹性散射的截面仍比弹性散射小，随着入射中子能量的增大，非弹性散射的重要性也增加了。当快中子能量接近其上限时（10MeV），非弹性散射和核反应的概率几乎与弹性散射一样大。

（二）核反应

能量较高的中子与核碰撞，中子进入核内，核又放射出其他的粒子（如一个质子或 α 粒子），这样就发生了核反应。发射出来的粒子一般是带电的，它们的能量随着反应的不同可大于或小于入射中子的能量，而且很快消耗在使反应点附近的原子电离和激发上。慢中子只能发生很少几种反应，如 $^{10}B(n,a)$，^7Li，$^{14}N(n,p)^{14}C$ 等。能量小于几兆电子伏的中子所引起的核反应截面通常是很小的。中子可以在某些重核中产生裂变反应，重核分裂成两个碎片，同时释放 2~3 个中子与大量的能量。对于 ^{233}U、^{235}U 及 ^{239}Pu，无论是热中子、慢中子还是快中子都能使它们发生核裂变。然而，对于 ^{232}Th 及 ^{238}U 只能由快中子引起裂变。

（三）俘获

小于 100eV 的中子特别是热中子，可能发生的作用过程是俘获。此时中子被核吸收，核处于激发态，然后发射一个或几个能量很高的光子，转回基态。这过程也可以认为是 (n,γ) 反应。俘获截面在高中子能量下一般是很低的。在较低的能量下俘获截面的增加与中子速度成反比，对于许多轻核，这一规律可以适用到中子能量约为 100keV。热中子在由 C、H、O 等元素组成的生物介质中的重要反应是 $^1H(n,\gamma)^2H$，产生 2.3MeV 的 γ 射线，以及 $^{14}N(n,p)^{14}C$，产生 0.66MeV 的质子，O 与 C 的俘获截面较小。

（四）中子的吸收

快中子在物质中的吸收大体上分为两步进行：先与核特别是像碳、氢、氧之类的轻核发生弹性与非弹性散射而被慢化，然后慢化了的中子被俘获，许多元素对低能中子的俘获截面是大的。例如初始能量为 10MeV 的快中子与水相互作用，开始大多数中子在一系列弹性碰撞中损失其能量，直到最后它们与水中的原子核达到热平衡。慢化过程发生在平均约为 10cm 的距离内。中子的能量基本上都转为氢与氧的反冲动能，随即耗损在介质原子的电离和激发上。与氢不发生非弹性散射，而氧的主要同位素的能级很高而且间隔较宽，所以需要较高能量才能发生非弹性散射与核反应。当能量大于 1MeV 时，约有百分之几的中子发生这些作用。能量较低时可以忽略不计。达到热能后，中子就开始扩散，直到它们被氢俘获。

生物介质中的作用过程与上述情况相似，不过快中子与氮可能引起 (n,α) 反应，热中子与氮可能发生 (n,p) 反应。图 1-7 显示了能量为 1MeV 的中子照射生物组织时，反冲质子、γ 射线及其他反冲重粒子所产生的吸收剂量与深度的关系。起初主要是反冲质子的贡献，一定深度后 (n,γ) 反应产生的 γ 射线的作用成为主要的了，而反冲重粒子的贡献始终是次要的。

五、射线在物质中的穿透能力

α 粒子是一种大而重的粒子（以原子核作为标准），穿过物质的速度比较慢，因此，沿着它的轨迹与原子相互作用的机会较多，在每次相互作用过程中都将放出一些能量。结果，α 粒子很快地损失了能量，在致密介质中只能穿过很短的距离。

β 粒子的质量比 α 粒子小得多，能以较快的速度飞行。因此，它在单位径迹长度上只遭到很小的相互作用，从而放出能量的速率比 α 粒子慢得多，这意

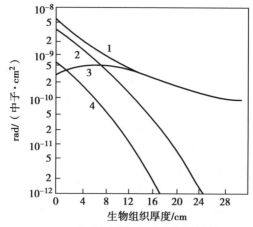

1. 全吸收剂量；2. 质子产生的剂量；
3. γ射线剂量；4. 反冲重粒子的剂量。

图 1-7　能量为 1MeV 的中子照射时的吸收剂量分布

味着在致密的介质中，β 粒子比 α 粒子穿透得更远。

　　γ 辐射主要与原子电子发生相互作用而损失能量，在致密介质中，它能穿过较远的距离，并且很难全部被吸收。

　　中子通过多种相互作用放出能量，每种过程的相对重要性取决于中子的能量。由于这个原因，一般的做法是把中子至少分成三个能量组：快中子、中能中子和热中子。中子有很大的穿透性，在浓密介质中将穿过很长的距离。表 1-4 总结了各种核辐射的特性和射程；列出的射程只是个粗略值，因为它们还取决于辐射的能量，图 1-8 是不同射线的穿透能力的示意图。

表 1-4　核辐射的特性（Frank H.Attix，1968）

辐射类型	质量/u	电荷	在空气中的射程	在生物组织中的射程
α	4	+2	0.03m	0.04mm
β	1/1 840	−1（+1，正电子）	3m	5mm
X 射线和 γ 辐射	0	0	很长	能穿过人体
快中子	1	0	很大	能穿过人体
热中子	1	0	很大	0.15m

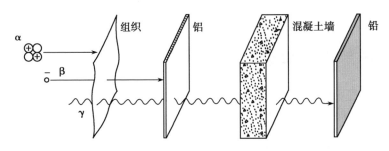

图 1-8　不同射线的穿透能力的示意图

第三节　电离辐射剂量学基础

辐射剂量学是用理论或实践的方法研究电离辐射能量在物质中的转移与吸收规律、受照物质的剂量分布及其与辐射场的关系、照射剂量与有关辐射效应的关系，以及电离辐射的测量和计算等内容的学科。辐射剂量学的研究和应用，早期仅限于医疗方面，今天，它已成为一个专门的技术领域，广泛应用于辐射防护、医疗、生产和科研等各个方面。

辐射剂量学的早期是随放射治疗剂量学的发展而发展起来的，最初，人们的目的就是要想法给出准确的治疗剂量，为此 1925 年在伦敦召开的第一次国际放射学大会上就建立了国际辐射单位和测量委员会（International Commission on Radiation Units and Measurements，ICRU）；1928 年在斯德哥尔摩召开的第二次国际放射学大会上，就定义了"伦琴"这个单位，它是通过用单位质量空气中电离产生的离子对数来描述辐射强度的；1937 年在芝加哥召开的第五次国际放射学大会上，将"伦琴"定义为物理量"照射量"的单位，照射量被定义为 ΔQ 除以 Δm 的商。1950 年 ICRU 定义了"吸收剂量"这个单位，它是单位质量物质所吸收的能量，当时的专用名是拉德（rad），1rad=0.01J/kg；1975 年定义了吸收剂量的 SI 单位戈瑞（Gy），1Gy=1J/kg=100rad。

1975 年和 1979 年经 ICRU 推荐，由第 15 届和第 16 届国际计量大会通过决议，给予几个主要的电离辐射量（活度、吸收剂量和剂量当量）以专门名称。1985 年，ICRU 提出实用量概念，旨在通过测量为有效剂量当量提供合理的近似值，即用一个可测量的值估计一个不可测量的值；1990 年，国际放射防护委员会（International Commission on Radiological Protection，ICRP）在表示剂量限值时，引用辐射权重因子 ω_R 取代了品质因子 Q，且用当量剂量、有效剂量取代剂量当量和有效剂量当量。

一、常用剂量学量

防护和剂量学常用量主要包括物理量、医学临床和生物学研究中常用量、防护评价量和防护实用量四大类,它们之间的关系如图1-9所示。

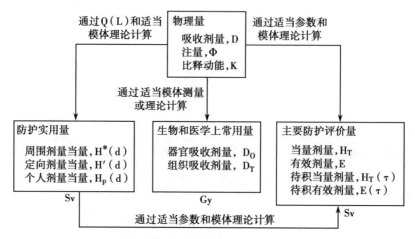

图 1-9　辐射防护中主要的剂量学量及其关系

在这些量中,有关物理量是有严格定义的最基本的量,而且可以从定义出发对其进行测量。防护实用量是从辐射防护监测的实际出发定义的量,这些量均是在一些特定的环境或辐射场中定义的,这些量仅用在辐射防护监测方面,不能用于其他目的。防护评价量是辐射防护评价的目标量,这些量主要通过物理量或实用量来计算或估算求得,它们本身是不可测的量。医学临床和生物学研究中常用到的量大多也是通过模拟测量或计算而得出的。

辐射对物质产生的影响取决于辐射场的强弱,以及辐射与物质相互作用的程度。辐射剂量学的量就是用于量度电离辐射在受照物质中所产生的显现的或潜在的辐射效应,它实际上是放射计量学量和相互作用系数的乘积。虽然剂量学量是依据两者乘积计算的,但剂量学量不用这种方法定义,因为它们一般能通过直接测量得到。

如表1-5所示放射防护领域涉及许多量,就其的功能而言,可分三类即:防护量、实用量和基准量。

表 1-5　外照射防护涉及的防护量、实用量和基准量

防护量 (无法直接测量)	实用量 (概念易变)	基准量 (概念不会轻易改变)
有效剂量(E)	周围剂量当量(H*)	X、γ 辐射:空气比释动能(K_a) (照射量,X)
皮肤当量剂量($H_{皮肤}$)	定向剂量当量(H′)	中子辐射:中子注量(Φ) β 辐射:软组织吸收剂量($D_{组织}$)
眼晶状体当量剂量($H_{眼晶体}$)	个人剂量当量(H_p)	电子辐射:空气吸收剂量(D_a)

　　ICRP 提出防护量,旨在提供受照人体受到健康危害的一种量度。不过防护量无法直接测量,因此,ICRU 提出适用于测量的实用量,旨在为防护量提供合理的近似值。实用量的概念会因认识程度的深化而不断改善,因而实用量易于变化,难以在辐射量的基准领域获取它的标准量值。所以为了计量目的,还需要基准的辐射量,在国家基准实验室可以获取它们的标准量值,基准量概念不会轻易改变。

二、电离辐射剂量物理量

(一) 吸收剂量(D)

　　电离辐射作用于机体而引起的生物效应,主要取决于机体吸收辐射能量的多少。为了衡量物质吸收辐射能量的多少,用以研究能量吸收与辐射效应的关系,1959 年,ICRU 提出"吸收剂量"的概念,用于剂量测定的基本的剂量学量。其定义为:T 时间内,电离辐射在 r 点处某一体积内授予单位质量物质的平均辐射能量,是衡量物质吸收辐射能量的多少。

$$D = \frac{d\varepsilon}{dm} \qquad \text{公式 1-25}$$

　　吸收剂量的 SI 单位是焦耳/千克(J/kg),专有名称为戈瑞(Gy),旧单位是拉德(rad)。

　　1 戈瑞(Gy)的吸收剂量等于 1kg 受照物质吸收 1 焦耳的辐射能量。即

$$1 \text{ 戈瑞(Gy)} = 1 \text{ 焦耳/千克(J/kg)}$$

$$1 \text{ 戈瑞(Gy)} = 100 \text{ 拉德(rad)}$$

　　反之,1 拉德(rad) = 10^{-2} 焦耳/千克(J/kg) = 10^{-2} 戈瑞(Gy)

吸收剂量适用于任何类型和任何能量的电离辐射及受照射的任何物质,也适用于内照射和外照射,并且是一个与某一无限小体积相联系的辐射量,即在受照射的物质中每一个点都有特定的吸收剂量值。所以在给出吸收剂量值时应该明确辐射类型、介质种类和特定位置。

吸收剂量率表示单位时间内的吸收剂量,其单位为戈瑞/秒(Gy/s)。即:戈瑞或拉德的倍数或分数除以适当的时间而得的商。

(二)比释动能(K)

1. 比释动能　在一定时间内不带电的光子、中子的电离辐射在某点处的单位质量物质中释放出的所有次级带电粒子初始动能之和的平均值。即公式1-26:

$$K = \frac{\mathrm{d}E_{tr}}{\mathrm{d}m}$$ 公式 1-26

式中:

$\mathrm{d}E_{tr}$——不带电粒子在质量为 dm 的某一物质内释出的全部带电粒子的初始动能总和。

比释动能的 SI 单位:与吸收剂量相同,焦耳/千克(J/kg),专有名称为戈瑞(Gy),旧单位是拉德(rad)。1Gy 的空气比释动能表示 X 射线束、γ 射线束在每千克空气中能量转移为 1J。

2. 比释动能与吸收剂量之间的关系　吸收剂量着眼于受照物质真正吸收的辐射能量;比释动能着眼于光子、中子向次级带电粒子转移的动能。比释动能和吸收剂量均适用于任何介质,但比释动能只适用于间接电离辐射,辐射类型适用于中子和光子。在带电粒子平衡条件下,当带电粒子损失于韧致辐射的能量可以忽略时,介质内一点的比释动能与吸收剂量数值相等。

对诊断用 X 射线来说,空气比释动能可用于表示空气中的吸收剂量,因它们的数值接近,而且可用于描述无论有无患者存在情况下的辐射场。

在很宽的 X 射线、γ 射线光子能量范围内,空气比释动能和组织比释动能相差不到 10%,这对辐射防护目的而言,可以认为它们的大小相等。因此,空气比释动能的数值可以与软组织中的吸收剂量互换。

即:辐射场同一点处:$D_{水}=D_{肌肉}=D_{软组织}=D_{空气}=K_{空气}$数值近似。

3. 吸收剂量和比释动能的区别　为了更好地理解几个物理量的异同,表1-6列出了吸收剂量 D 和比释动能 K 的区别。

表 1-6　吸收剂量(D)、比释动能(K)的区别

辐射量	吸收剂量(D)	比释动能(K)
适用范围	适用于任何带电粒子及不带电粒子和任何物质	适用于不带电粒子,如 X 射线或 γ 光子、中子和任何物质
剂量学含义	表征辐射在所关心的体积 V 内沉积的能量,这些能量可来自 V 内或 V 外	表征不带电粒子在所关心的体积 V 内交给带电粒子的能量,不必注意这些能量是在何处、以何种形式损失的

4. 涉及辐射生物学效能的修正因子　为估计人体蒙受的辐射危害,吸收剂量是最基本的剂量学量。然而,辐射诱发的生物效应程度不仅依赖于吸收剂量,还依赖于产生该吸收剂量的辐射类型和能量。这是因为辐射的类型和能量不同,其授予物质能量的密集程度(亦即:辐射品质)有差异。辐射品质可以用传能线密度(linear energy transfer,LET)L_△给以粗略的描述。LET 是指直接电离粒子在其单位长度径迹上消耗的平均能量。损失的能量越大,机体损伤就越大。电子、μ 子以及经由次级电子授予物质能量的 X 射线、γ 射线均属低 LET 辐射。而诸如质子、α 粒子之类的重带电粒子都是高 LET 辐射;中子在物质中通过核反应会放出重带电粒子,因此也在高 LET 辐射之列。

对于相同的吸收剂量、相同的生物学体系,高 LET 辐射的生物学效能,通常要比低 LET 辐射强。不同类型、不同能量的辐射在生物学效能上的差异,放射学采用"相对生物学效能(relative biological effectiveness,RBE)"作为衡量指标。

三、放射防护量

放射防护量是预测、评价辐射照射对人体健康危害程度的一类辐射量。可作为人体健康蒙受辐射危害程度的一种标志,也可用作表示剂量限值的指标。一般来说,某一吸收剂量产生的生物效应与射线的种类、能量及照射条件有关。即使受到相同数量的吸收剂量的照射,因为射线种类和照射条件不同,其所致的生物效应不论是严重程度还是发生概率也不相同。防护量主要有:与器官、组织相关的当量剂量和与全身相关的有效剂量。

(一)辐射权重因子 ω_R 和当量剂量 H_T

1. 剂量 D_T 系指一个器官 T 的平均吸收剂量公式 1-27:

$$D_T = \frac{\varepsilon_T}{m_T}$$

公式 1-27

式中：

ε_T——是电离辐射向器官 T 授予的总的辐射能量；

m_T——器官 T 的质量，m_T 范围可以小到不足 10g（卵巢），大到超过 70kg（全身）。

就随机性效应而言，辐射防护已假定，随机性效应的发生概率与剂量成线性无阈关系，又若器官每一部分对辐射的响应是独立的，且具有相同的敏感性，那么，用器官的平均剂量估计的随机性效应的概率，与按器官各部分实际吸收剂量估计的随机性效应的总概率将是一致的。因此，放射防护关注的是器官的平均吸收剂量。

对于确定性效应，由于剂量-效应关系并非线性，因此，除了整个器官内吸收剂量分布相对均匀，把整个器官的平均吸收剂量直接用于确定性效应的评价是不妥的。

2. 当量剂量 H_T　等于辐射 R 在某一组织或器官 T 中产生的平均吸收剂量 $D_{T\cdot R}$ 经辐射品质为 R 的辐射权重因数 ω_R 加权处理的吸收剂量。是严格意义上的吸收剂量。辐射 R 在器官 T 中的当量剂量 H_T 定义为公式 1-28：

$$H_T = \sum_R \omega_R \cdot D_{T\cdot R}$$

公式 1-28

式中：

$D_{T\cdot R}$——辐射 R 在器官 T 中产生的平均吸收剂量；

ω_R 是与入射到人体或滞留于人体的放射性核素发出的第 R 种辐射相应的辐射权重因子，对器官、组织的平均剂量 $D_{T\cdot R}$ 施加修正的一个因子。

H_T 的单位：与吸收剂量相同，即焦耳/千克（J/kg），专用名称希沃特（Sv）。

器官当量剂量 H_T：只限于在辐射防护所涉及的剂量范围内在单个器官或组织受辐照时使用。

3. 辐射权重因子 ω_R　为辐射防护目的对吸收剂量乘以的因数，用以考虑不同类型辐射的相对危害效应。

辐射权重因子的值 ω_R，是根据照射到人体（或体内沉积的放射性核素发射）的辐射的种类与能量来选定的，它表示不同种类、不同能量的射线对人机体的相对危害。ω_R 值大致与辐射品质因子 Q 值相一致。表 1-7 所列的辐射权重因子引自 GB 18871—2002。对于低 LET 辐射，ICRP 选定 $\omega_R = 1$；对于高 LET 辐射选定的 ω_R 值，则使其能粗略代表相关辐射在低剂量率、小剂量情况下诱发随机性效应的相对生物效能（relative biological effectiveness，RBE）值。

表 1-7 不同类型、能量的电离辐射的辐射权重因子 ω_R

辐射类型和能量[a]		ω_R
光子	所有能量	1
电子和介子[b]	所有能量	1
中子	<10keV	5
	10~100keV	10
	>100keV~2MeV	20
	>2~20MeV	10
	>20MeV	5
质子(非反冲质子)	>2MeV	5
α 粒子、重核、裂变碎片		20

注:[a] 对于其他辐射,值的选定见正文;
[b] 不包括结合在 DNA 分子内的原子核发射的俄歇电子。

ICRP 2007 年的建议书对上述辐射权重因子 ω_R 作了一些修改,其新的建议 ω_R 值见表 1-8。

因为 X 射线、γ 射线的 ω_R 值取做 1(表 1-8),所以,与 RBE 剂量的含义相仿,对于特定的器官 T,第 R 种辐射的当量剂量 $H_T=\omega_R \cdot D_{T\cdot R}$,实质就是:与 R 种辐射的器官剂量 $D_{T\cdot R}$ 所致辐射影响程度大致相当的那个 X、γ 射线的器官剂量。

正因如此,当量剂量 H_T 放射防护学意义在于:无论对器官 T 造成照射的是何种辐射,只要器官 T 的当量剂量 $H_T=\omega_R \cdot D_{T\cdot R}$ 值相同,则它们对该器官导致的辐射影响程度大致相仿;亦即:借助当量剂量 H_T,能在共同的生物学基础上,评价不同辐射、不同吸收剂量对特定器官 T 所致的辐射影响。

表 1-8 ICRP 2007 年建议书中的辐射权重因子 ω_R

辐射种类		ω_R
光子	所有能量	1
电子和介子	所有能量	1
中子		作为能量函数的连续曲线
质子和带电 π 介子		2
α 粒子、重离子、裂变碎片		20

（二）组织权重因子 ω_T 和有效剂量 E

当量剂量 H_T 是对单个器官定义的，实际上，受照人体各个器官、组织的当量剂量未必相同；即使器官、组织的当量剂量相同，它们给人体带来的随机性健康危害的程度亦会不同，因为不同的器官或组织，随机性效应的敏感性有差异。因此，为综合反映受照的各个器官或组织，给人体带来随机性健康危害的总和，提出了有效剂量 E。

有效剂量 E，是以各自组织权重因子加权修正后，人体相关器官、组织当量剂量的总和见公式 1-29。

$$E = \sum_T \omega_T \cdot H_T = \sum_T \omega_T \cdot \sum_R \omega_R \cdot D_{T \cdot R} \qquad \text{公式 1-29}$$

有效剂量 E 的单位：焦耳/千克（J/kg），专用名称希沃特（Sv）。

组织权重因子 ω_T 的实质是：全身各器官均匀受到相同当量剂量照射时，个人蒙受的随机性健康危害中，T 器官所占的份额。

为标志人体不同器官受到不同当量剂量情况下发生的随机性效应的总概率，1990 年，ICRP 60 号出版物根据当时获得的辐射流行病学关于随机性效应概率的最新估计结果，推荐了一套组织权重因子值，且以 ω_T 记之（表 1-9），该表中的数值也是现行国家标准所采用的值；ICRP2007 建议书重新推荐的组织权重因子 ω_T 的数值与表 1-9 有所不同（表 1-10）。

表 1-9　ICRP60 号出版物中给出的组织权重因子值 [a]

器官、组织	ICRP（1990）的 ω_T	器官、组织	ICRP（1990）的 ω_T
性腺	0.2	肝	0.05
肺	0.12	乳腺	0.05
胃	0.12	甲状腺	0.05
结肠	0.12[b]	皮肤	0.01
红骨髓	0.12	骨表面	0.01
食管	0.05	其余器官和组织	0.05[c]
膀胱（壁）	0.05		

注：[a] 适用于男、女两性的工作人员和广大公众；

[b] 该权重因子的修正对象是上部大肠和下部大肠以它们质量加权的平均当量剂量：H 结肠 =0.57H 上部结肠 + 0.43H 下部结肠；

[c] 其余器官或组织包括：肾上腺、脑、小肠、肾、肌肉、胰腺、脾、胸腺和子宫。若其中任一器官或组织的当量剂量超过了表中明确给出 ω_T 值的器官中最大的当量剂量时，则该器官或组织的权重因子取 0.025，剩下被归入"其余"的 8 个器官、组织的平均当量剂量的权重因子取 0.025。

表 1-10 ICRP 2007 年建议书推荐的组织权重因子值

组织	ω_T	$\Sigma\omega_T$
骨髓(红),结肠,肺,胃,乳腺,其余组织	0.12	0.72
性腺	0.08	0.08
膀胱,食管,肝,甲状腺	0.04	0.16
骨表面,脑,唾腺,皮肤	0.01	0.04

注:其余组织:肾上腺、外胸(ET)区、胆囊、心脏、肾、淋巴结、肌肉、口腔黏膜、胰、前列腺(δ)、小肠、脾、胸腺、子宫/子宫颈。

由此可见,有效剂量 E 的放射防护学意义是:尽管人们的受照方式不同,体内剂量分布各异,倘若相应的有效剂量值相同,则他们蒙受的随机性健康危害的水平大致相近。

四、外照射监测的实用量

虽然,剂量限值是以器官当量剂量、有效剂量表示的。但是,对于大多数受照人员,确定其特定器官的当量剂量,进而计算有效剂量是不切实际的,并且也无必要。实际上,在人员受照水平远低于剂量限值情况下,需要获得的不是特定器官的当量剂量、有效剂量,而是特定条件下足以满足放射防护要求、有代表性的合理近似值。这些近似值可以用场所监测仪器或个人剂量计对辐射的测量来获取。放射防护领域把为适应场所辐射水平调查、个人剂量监测需要而定义的那些量,称为"实用量"。

(一) 实用量应具有的特性

1. 一致性 即对所有辐射类型使用统一的量,从而克服过去对不同电离辐射采用不同量的弊端。实用量概念不应多变,应具有持久性。

2. 与剂量限值的相关性 实用量必须与防护量相关,它可以合理高估防护量,但不容许明显低估。

3. 相加性 在混合辐射场或具有谱分布、角分布的辐射场内,实用量的数值应该是每一辐射组分相应实用量数值的总和。

4. 点特性 要求实用量与空间的一个点相关联,不仅如此,唯一能确定实用量数值的,应是该点处辐射场的性质,而不是包含这一点的某一区域内的辐射场。

5. 与合适体模的相关性 因为防护量是对人体器官、组织定义的,因此,为确定实用量数值,要有合适的体模,以模拟人体对辐射的吸收和散射。

6. 可测性　不言而喻,实用量应该是可测量的,而且,最好是利用现有仪器或略经改动即能方便地测得实用量的数值。实用量与现有仪器应有良好的兼容性。

实际上,现在还没有一个量能完全符合上述要求,目前还只能采取尽量满足上述要求的折中办法。

(二) 品质因子 Q 和剂量当量 H

辐射的品质因子 Q 是依据授予物质能量的带电粒子的生物学效能 RBE,对特定位置上软组织吸收剂量施加修正的一个权重。

品质因子 Q 的数值取决于:带电粒子在水中的传能线密度 L,其取值原则:使它能反映放射防护关心的低剂量照射水平下,不同电离辐射在诱发随机性效应的效能上的差异。

品质因子 Q 和剂量当量 H 是对受照软组织中所关心的一点定义的,它们是外照射辐射防护监测量定义、计算、测量的基础。

组织中所关注一点 r 处的剂量当量 H(r) 是同一点处软组织吸收剂量 D(r) 与该点处辐射品质因子 Q(r) 的乘积见公式 1-30:

$$H(r)=Q(r)\cdot D(r)\cdot N \qquad 公式 1\text{-}30$$

即剂量当量 H(r) 是经同一点处辐射品质因子 Q(r) 计权修正后,受照软组织的吸收剂量,N 是所有其他修正因数的乘积。目前 ICRP 指定 N=1。对 X 射线来说,其品质因数 Q=1。

剂量当量的 SI 单位是 J/kg,专门名称亦为 Sv。旧单位是雷姆(rem)。

$$1Sv=1J/kg=100rem$$

表 1-11 中列出了适用于各种辐射类型的实量。

表 1-11　用于外照射监测的实用量一览表

辐射类别	待估计的防护量	实用量 [a]	
		场所监测	个人监测
强贯穿辐射	有效剂量 E	周围剂量当量 H*(10)	个人剂量当量 H_p(10)
弱贯穿辐射	器官当量剂量: $H_{眼晶体}$ $H_{皮肤}$	定向剂量当量 H*(3) 定向剂量当量 H'(0.07,Ω) [b]	个人剂量当量 H_p(3) 个人剂量当量 H_p(0.07)

注:[a] 括号内的数字代表关注的深度,单位:mm;
[b] Ω 代表所关注的辐射入射方向。

适用范围：只用于低剂量率、小剂量照射的常规放射防护。切不可用于造成大剂量急性照射的事故情况。对 X 射线来说 Q=1 即在 X 射线照射下组织中某一点的剂量当量与该点的吸收剂量数值相等，但其概念和意义不同。

（三）周围剂量当量

ICRU 球是由软组织等效物质构成的直径为 30cm 的一个球体，系模拟人体躯干的一种体模。因为它是由国际辐射单位与测量委员会最先提出的，故放射防护领域称之为"ICRU 球"。

若设备的方向响应是各向同性的，则在辐射场 r 点处仪器的读数，将反映与 r 点相应的齐向扩展场在 ICRU 球中，对着齐向场方向的半径上，深度 d 处的剂量当量，且两者存在一一对应的数值关系。

对于场所检测，评价有效剂量的运行实用量是周围剂量当量 $H^*(10)$，其定义为：辐射场中某点的周围剂量当量 $H^*(10)$，是由相应的齐向扩展场在 ICRU 球体内逆齐向场方向的半径上深度 d（10mm）处所产生的剂量当量，其单位是 $J \cdot kg^{-1}$，专用名称是希沃特（Sv）。

对于强贯穿辐射，10mm 深度是经常使用的，$H^*(10)$ 表示在 10mm 深度处，$H^*(10)$ 应当是有效剂量的合理近似。周围剂量当量主要用于强贯穿的防护检测。

（四）定向剂量当量

定向剂量当量 $H'(d, \Omega)$，也是对辐射场内所关注的一个点 r 定义的。

若监测仪的方向响应是等方向的，则在辐射场 r 点，对于从任一方向入射的辐射，仪器读数将反映：与 r 点相应的扩展场在 ICRU 球中，指定 Ω 方向的半径上，深度 d 处的剂量当量；两者存在一一对应的数值关系。

定向剂量当量 $H'(d, \Omega)$ 的单位，依然取 Sv。显然，用于测量 $H'(d, \Omega)$ 的仪器，应具有等方向的方向响应，并且应该用 $H'(d, \Omega)$ 的数值对仪器读数进行校正。

通常，定向剂量当量 $H'(d, \Omega)$ 用于弱贯穿辐射的监测。如若关注皮肤的照射，取 0.07mm，定向剂量当量记作 $H'(0.07, \Omega)$；若关注的是眼晶体，则取 3mm，定向剂量当量记作 $H'(3, \Omega)$。对于低能 X、γ 射线，β 射线，电子束，仪器测得的定向剂量当量 $H'(0.07, \Omega)$ 或 $H'(3, \Omega)$ 可作为仪器所在位置上，人体皮肤或眼晶体当量剂量的合理估计值。

（五）个人剂量当量

以上周围剂量当量和定向剂量当量均是用于场所监测的实用量，用于个人辐射监测的实用量是个人剂量当量 $H_p(d)$，它是对人体定义的一个量。

个人剂量当量 $H_p(d)$ 定义是人体指定一点下，深度 $d(mm)$ 处，软组织的剂量当量。个人剂量当量 $H_p(d)$ 的单位仍然取 Sv。

可以用一个佩戴在人体表面适当位置的探测器（个人剂量计）测量个人剂量当量 $H_p(d)$，测量个人剂量当量 $H_p(d)$ 的探测器，应覆盖相应厚度 d 的组织替代物（例如，有机玻璃或塑料）。用于测量个人剂量当量 $H_p(d)$ 的个人剂量计应有：等方向的方向响应。

论及个人剂量当量 $H_p(d)$ 的数值时，必须同时说明相关的深度 d，对强贯穿辐射，取 10mm，弱贯穿辐射，取 0.07mm，分别记作 $H_p(10)$ 和 $H_p(0.07)$。

放射防护评价中可用作有效剂量的估计值；$H_p(0.07)$ 则用作局部皮肤当量剂量的估计值。罕见情况下，可能用到与 d=3mm 相应的个人剂量当量 $H_p(3)$，以此作为眼晶状体当量剂量的估计值。

由于人群中个体差异性较大，入射辐射在各人身体内的散射、吸收情况不尽相同。因此，即使个人剂量计佩戴在相同部位，受到相同情况的照射，个人剂量计的辐射响应也会因人而异。就是同一个人，个人剂量计佩戴在身体的不同部位，其辐射响应也有差别；即使人体所处位置不变，佩戴同一部位的剂量计，其辐射响应也会因个人相对于辐射源的朝向改变而变化。所以，给出个人剂量当量数值时，还应说明个人受照情况及剂量计的佩戴部位。

（六）辐射检测仪器测量原理

1. 防护测量仪器的基本类型　目前，防护测量仪器根据设备原理大致分为三类：①气体探测器（包含电离室、正比计数管、G-M 计数管）；②闪烁体探测器；③半导体探测器。

2. 防护测量仪器的基本原理

（1）气体探测器

1）电离室工作原理：入射粒子通过气体时，与气体分子发生相互作用，使气体分子电离或激发，在粒子通过轨迹上产生大量离子对（电离能大约 30eV），在电场作用下电子和正离子以相反方向向不同的电极漂移（由于电子和离子分布不均匀还存在扩散）。使两个电极上感生的电荷发射变化，从而形成电流/电压脉冲，原理图见 1-10。电离室是最早出现的气体探测器。它的特点是收集入射粒子在电离室中形成的全部电子对，外加电场使其既不产生复合也不发生气体放大。按气体的压力分为常压电离室和高压电离室。

2）正比计数器的原理：气体探测器工作于正比区，在离子收集的过程中将

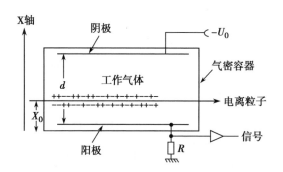

图 1-10 电离室原理图

出现放大现象,即被加速的原电离电子在碰撞中逐次倍增而形成电子的雪崩。于是在收集电极感生的脉冲幅度是原感生脉冲幅度的 M 倍(100~10 000)。

3) G-M 计数器的原理:在 G-M 区,雪崩过程中受激发的原子退激会发射大量紫外光子,由雪崩向四面发射,大部分光子能够再次打出光电子,新的电子又会在阳极附近再次雪崩,很快 $10^{-7}s$ 遍及整个灵敏区,经过上述多次雪崩后,大量电子很快被收集,而正离子却几乎不动地包围着阳极,构成正离子鞘,于是阳极附近的电场随着正离子鞘的形成而逐渐衰弱,以致新电子无法再增殖,放电终止。正离子鞘在电场作用下向阴极漂移,当它离开雪崩区后,被削弱的电场重新恢复,有可能再次"雪崩"。

与正比计数器相比,G-M 计数器的工作电压很高,可使气体自持放电,体积小,灵敏度高,主要用于 X、γ 个人报警仪、现场测量仪器的主机内置,见图 1-11。G-M 计数器不适合用于低能 X 射线和低能 γ 射线的测量。

(2)闪烁探测器

闪烁探测器原理:X 射线或 γ 射线入射到闪烁体上,使闪烁体的分子或原子产生电离或激发;闪烁体的分子或原子在复合和退激过程时,以光的形式发射出来,即闪烁体的发光;光子被收集到光电倍增管的光阴极上打出光电子;光电子经电子倍增器倍增,被收集在阳极上而形成电压脉冲信号(图 1-12)。此信号有电子仪器记录。输出电流与电离辐射的量成正比,达到检测电离辐射剂量的目的。闪烁探测器不仅能测带电粒子,也能测 γ 射线和中子,不仅能测放射源活度,还可以测粒子的能量。是目前应

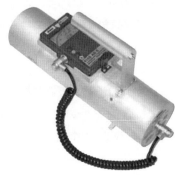

图 1-11 G-M 计数器

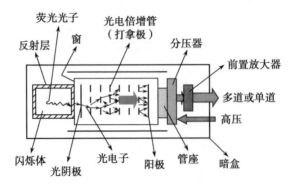

图 1-12　闪烁探测器原理图

用最广的探测器类型。有机闪烁体大多为芳香族碳氢化合物，按其状态可分为三类：有机晶体、塑料闪烁体、液体闪烁体。有机晶体：蒽晶体和联三苯。联三苯适用于强 γ 场中低能 β 的测量。常见闪烁体检测仪器见图 1-13。

（3）半导体探测器：半导体探测器是以半导体材料为探测介质的辐射探测器。最通用的半导体材料是锗和硅，其基本原理与气体电离室相类似，故又称固体电离室。半导体探测器的基本原理是带电粒子在半导体探测器的灵敏体积内产生电子-空穴对，电子-空穴对在外电场的作用下漂移而输出信号。常用半导体探测器有 P-N 结型半导体探测器、锂漂移型半导体探测器和高纯锗半导体探

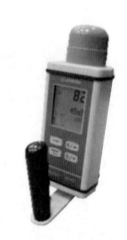

图 1-13　闪烁体检测仪

测器。

3. 防护测量仪器的性能和参数　进行检测时，要根据现场的情况，应考虑所选设备的能量响应、时间响应、仪器的量程。

（1）仪器的能量响应：仪器的能量响应是指仪器的剂量响应随辐射能量的变化。任何辐射剂量测量仪器都存在对辐射的能量响应问题。对辐射剂量测量仪器而言，其能量响应的范围越宽，则仪器的适用性就越强。当检测仪器的能量响应下限低于辐射场待检射线的能量时，仪器将无法有效探测到该辐射场的辐射剂量。

当待测辐射场的辐射能量高于仪器的能量响应上限，则仪器可以用，但可能会因能量响应上限的局限性带来测量误差。对此情况应该进行相关修正。

所以,检测技术人员在检测辐射场辐射剂量之前,必须了解待测辐射场的源项和射线的辐射能量,以便正确选择能量响应适宜的检测仪器。

根据辐射源的能量,选取的检测仪器能量响应应当涵盖辐射源的能量的设备。目前,国内外现有的X、γ辐射剂量监测仪器,其能量响应范围通常在30keV~3MeV,部分设备其能量响应可达15keV~7MeV,甚至更宽。少数辐射剂量测量仪器的能量响应下限可达到6keV。对中子周围剂量当量(率)检测设备其中子的能量响应通常在热中子~15MeV以上,有的慢化体大一些的中子周围剂量当量(率)仪器上限能量响应可达20MeV。对于超高能中子辐射剂量的测量,采用加大慢化体厚度的方法,可测量能量高达5GeV(5×10^3MeV)。

(2)仪器的量程是指仪器的最小非零指示值到最大指示值之间的范围。仪器说明书一般给出了测量范围,按说明书,看是否满足要求。

(3)仪器的时间响应是指仪器从接收到输入信号到输出稳定结果所需的时间。医疗设备中如DR曝光时间较短,在检测时要考虑所选设备的时间响应,能否满足需要,根据实际情况进行修正。

五、与群体相关的放射防护量

与群体相关的放射防护量,都是与特定辐射实践(例如:核武器制造、原子能发电、放射性同位素生产和应用)相关联的。关于群体的剂量评价,重点在于因辐射导致的随机性健康危害的个体数,而非单个个体的效应诱发概率。为评价特定辐射实践对受照群体造成的健康危害会用到:

集体器官当量剂量 S_T 和集体有效剂量 S_E。

由于地理位置、生活习惯等方面的差异,受照群体中的不同个体未必都会受到相同水平的照射。

例如:受照群体中,器官当量剂量水平为 H_{Ti} 或有效剂量水平为 E_i 人数有 N_i 个,集体器官当量剂量 S_T 或集体有效剂量 S_E 定义分别为公式 1-31 和公式 1-32:

$$S_T = \sum N_i \cdot H_{Ti} \qquad\qquad 公式\ 1\text{-}31$$

$$S_E = \sum N_i \cdot E_i \qquad\qquad 公式\ 1\text{-}32$$

集体剂量的单位是:man·Sv。

集体剂量其实就是受照群体中个体剂量的总和。给出集体剂量的数值时,必须同时说明相关的辐射实践、受照的时间和涉及的人数。

由于拟采取的防护措施、需投入的防护资金都取决于个体的受照水平,所以给出集体剂量时,还需提供集体剂量按受照水平的分布。由于小人群大剂量、大人群小剂量可能对应相同的集体剂量值,为合理比较不同实践的健康危害,有效保护高水平的受照射个体,还须给出人均当量剂量或人均有效剂量公式 1-33 和公式 1-34。

$$H_T = \frac{S_T}{N} \qquad\qquad 公式\ 1\text{-}33$$

$$E = \frac{S_E}{N} \qquad\qquad 公式\ 1\text{-}34$$

第四节　放射生物学基础

人们对电离辐射的生物学效应的了解始于第二次世界大战期间核武器研发的背景,但其历史可追溯至更早时期对电离辐射的初步应用。早在 1906 年,两位法国物理学家发表了关于多种组织和器官对电离辐射敏感性的研究成果。他们指出,细胞对电离辐射的敏感性与它们的分裂活动成正比,而与分化程度成反比。这一发现至今仍具有重要意义,并且是放射治疗癌症的理论基础之一。自那时起,一个庞大的关于电离辐射生物学效应的数据库逐渐建立,主要基于对职业暴露人员的观察,为诊断和治疗辐射暴露患者提供了宝贵的数据支持。

1955 年,成立了联合国原子辐射效应科学委员会(United Nations Scientific Committee on the Effects of Atomic Radiation,UNSCEAR),旨在研究全球范围内的电离辐射水平,并评估电离辐射暴露的影响。UNSCEAR 由来自 21 个成员国的科学家组成,研究对象包括那些暴露于核武器残骸、核反应堆事故(如苏联切尔诺贝利核电站事故)以及临界事故导致辐射损伤的人群。这些研究的成果巩固了辐射风险评估和辐射安全标准的科学基础。

尽管电离辐射与生命活动之间的许多联系尚待进一步探索,但对电离辐射在分子、细胞和器官层面影响的理解尤为关键。随着大量数据的积累,健康专家能够确定环境辐射水平和工程控制措施,确保核技术在科学、医学和工业应用中的风险处于公众可接受的安全范围内。

一、电离辐射的生物学效应

电离辐射生物学效应指在一定条件下,基本生命物质和分子吸收辐射能量并经过一系列复杂的物理、化学和生物学变化,引起生物体组织细胞和生命各系统间功能、调节和代谢的改变,产生各种生物学效应的过程。电离辐射与人体相互作用会造成机体的分子、细胞、器官的形态和功能方面损伤的后果。电离辐射生物学效应的性质和程度主要取决于人体组织吸收的辐射能量。机体组织、器官、系统本身及它们之间的相互关系也在不断变化,过程十分复杂,大致可分为4个阶段。

（1）物理阶段:$10^{-18}\sim10^{-12}$ s,此时电离粒子穿过原子,同原子的轨道电子相互作用,通过电离和激发发生能量沉积。

（2）物理化学阶段:$10^{-12}\sim10^{-9}$ s,从原子的激发和电离引起分子的激发和电离,分子变得很不稳定,极易发生反应形成自由基。

（3）化学阶段:$10^{-9}\sim1$ s,此时自由基扩散并与关键的生物分子相作用,形成分子损伤。

（4）生物化学阶段:从秒延续到年,分子损伤逐渐发展表现为细胞效应,如染色体畸变、细胞死亡、细胞突变等,最终可能造成远期癌变、机体死亡及后代的遗传改变等。

射线引起的生物效应是非常复杂的。按照放射生物学观点,DNA(或者基因组)是受照细胞的主要靶分子。辐射可以通过直接作用和间接作用导致DNA损伤,包括碱基损伤、DNA链断裂和交联,继而启动不同机制的损伤修复,一旦修复不能完成则导致细胞生长停滞、细胞衰老或死亡以及肿瘤的发生等,决定细胞命运的不只是损伤的程度,修复能力和修复机制也十分重要。

（一）辐射生物效应的分类

1. 确定性效应(组织反应)　组织或器官受到高剂量照射后导致大部分细胞死亡(或功能丧失),就会表现为一定的临床症状而产生确定效应,这样的效应以前称为确定性效应,现在 ICRP 称为组织反应。确定性效应的阈剂量是0.1~0.2Gy,每个器官和组织以及每个人引起效应的阈值存在一定的差异,超过阈值时电离辐射效应发生率和严重程度随剂量的增加而增加。确定性效应的发生基础是器官或组织的细胞死亡,确定性效应包括除了癌症、遗传和突变以外的所用躯体效应和胚胎效应及不育症等。

照射小于100mGy剂量,不论是单次急性照射还是慢性小剂量照射均不可能导致组织反应。成人或儿童接受低于100mGy/年的连续多年照射,不会出现严重的组织反应。

2. 随机性效应　随机性效应即癌症和遗传效应,包括由于个体细胞突变而在受照个体内形成的癌症和由于生殖细胞突变而在其后代身上发生遗传疾病。

其特点是不存在剂量阈值,其严重程度与剂量大小无关,但效应发生的概率与剂量相关。由于电离辐射击中靶的概率是随机的,所以引起随机性效应实际上是体细胞和生殖细胞突变的结果,最终可导致癌效应和遗传效应。

机体受到辐射照射后,一些细胞受到损害而死亡,而有些细胞发生了变异且没有死亡,有可能形成一个变异了的小细胞克隆,当机体的免疫功能不健全时,经过不同的潜伏期后,由一个变异的但存活的体细胞生成的这个细胞克隆可能导致恶性病变,即发生癌症。如果这种变异发生在性腺细胞(精子或卵子),基因变异的信息会传给下一代,而产生的效应为遗传效应。

3. 躯体效应、遗传效应和远期效应

(1) 急性躯体效应:急性躯体效应发生在短时间内受到大剂量辐射照射事故情况下,属于确定性效应。

电离辐射可以杀死人体组织的癌细胞,同样可以杀死人体组织内的正常细胞。人体组织中的细胞能不断分裂生长出新细胞,毛发和指甲不断生长是细胞不断分裂的结果,血液细胞在不断死亡并由分裂生成的新细胞取代。电离辐射可以损伤细胞的分裂结构,使细胞不能分裂。如果直接被杀死和分裂结构被破坏了的细胞数目太大,超过了某个阈值,损伤的机体无法用其他正常细胞分裂生成的新细胞来修复,整个机体组织就被破坏和严重损伤,产生足以观察到的损害,表现为急性躯体效应。

(2) 遗传效应和远期效应:在辐射防护通常遇到的剂量范围内,遗传效应是一种随机性效应,表现为受照者后代的身体效应。

动物实验结果表明,电离辐射可以引起细胞基因突变。如果这种突变发生在母体的生殖细胞上,且刚好由这个发生突变的生殖细胞形成受精卵,那么就会在后代个体上产生某种特殊变化,这就是辐射的遗传效应。所发生的遗传改变的种类与原初 DNA 损伤类型有关。

遗传效应可以被利用,如辐射育种就是利用辐射引起的细胞基因突变,配合其他的育种手段得到优良品种的。人类在长期的历史发展过程中,经过自然选择,有益的、适于生存的自然突变结果被保存下来,有害的突变结果被逐渐淘汰。从慎重的观点出发,一般认为在已有的人体细胞中,基因的自然性突变基本上是有害的,所以必须避免人工辐射引起的人体细胞内的基因突变。

电离辐射的远期效应是一种需要经过很长时间潜伏期才显现在受照者身上的效应,是一种随机性效应,主要表现为白血病和癌症。辐射能够诱发癌症和白血病已为实际调查材料证实。其具体机制不甚明了,一般看法是辐射使体细胞发生某种突变所致。

（二）影响电离辐射生物学效应的因素

电离辐射作用于机体产生生物效应,影响电离辐射生物学效应的因素很多,可以归纳为三个方面,一是与辐射有关的因素,称为物理因素;二是与机体有关的因素,称为生物因素;三是与介质有关的因素。

1. 物理因素 物理因素主要是指电离辐射的类型、电离辐射的剂量、剂量率及照射方式等。以下讨论电离辐射的类型、剂量率、照射部位和照射的几何条件等对电离辐射生物学作用的影响。

（1）辐射类型:不同类型的辐射产生的生物效应不同,电离辐射密度和穿透能力是影响其生物学作用的主要因素。例如,X射线和γ射线穿透能力很强,它们与组成集团的各种物质相互作用时,转移其能量,随着能量的降低,速度减慢,与机体作用的概率加大,电离密度增高。α粒子质量较大,电离密度大,运动较慢,在短距离内引起物质较多电离。β粒子质量小,β粒子径迹的末端电离密度最大,照射肿瘤组织时,绝大部分电离将发生在受照射组织的较深部位。β粒子在深部组织产生最大的电离作用。而α粒子由外照射对机体的损伤作用小。在其他条件相同的情况下,就α射线、β射线、γ射线引起的危害程度来说,外照射时,$\gamma>\beta>\alpha$;内照射时 $\alpha>\beta>\gamma$。

（2）辐射剂量:照射剂量与生物效应之间存在一定的相依关系。总的规律是剂量越大,效应越显著,但不全呈线性关系。衡量生物效应可以采用不同的方法和判断指标,机体的死亡率或存活率就是判断生物效应的2个指标。

半数致死量（median lethal dose,LD_{50}）:将引起被照射机体死亡50%所需的剂量称为半致死剂量,作为衡量机体放射敏感性的参数。

LD_{50}数值愈小,机体放射敏感性愈高。$LD_{50/30}$ 表示30日内引起机体50%死亡的剂量。

目前对人体损伤的剂量-效应关系主要是根据核事故损伤,参考动物实验资料而进行估计的,人体受照剂量小于250mGy时,病理变化不明显。

（3）辐射剂量率及分次照射:剂量率是指单位时间内机体所接受的照射剂量。照射剂量大小是决定辐射生物效应强弱的首要因素,在吸收剂量相同的情况下,一般剂量率越大,效应越显著。剂量率为0.01~1Gy/min时,这种关系明显。图1-14所示为X射线及中子辐照后的存活曲线。但有些生物学效应当剂量增大到一定程度后,效应不再增强。在一定剂量范围内,同等剂量照射时,剂量率高者效应强。同时,由于生物体对辐射损伤有一定的恢复作用,生物效应还与给

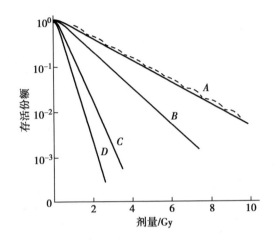

图 1-14　X 射线及中子辐照后的存活曲线
注:A 曲线为 X 射线,0.01Gy/min;B 曲线为 X 射线,1.0Gy/min;
C 曲线为中子,0.01Gy/min;D 曲线为中子,1.0Gy/min

予剂量的分次情况有关。在受照总剂量相同时,一次大剂量急性照射与相同剂量下分次慢性照射产生的生物效应迥然不同。分次越多,各次照射间隔时间越长,生物效应就越小。另外,全身照射比局部照射生物效应要强。例如,若人的一生全身均匀照射的累积剂量为 2Gy 的 X 射线,并不会发生急性辐射损伤;若一次急性照射的剂量为 2Gy,同样的 X 射线,则可能产生严重的躯体效应,在临床上表现为急性放射病。

(4) 照射部位与面积:照射方式可分为内照射、外照射和混合照射。内照射是指放射源进入体内放出射线作用于机体的不同部位;外照射是指由体外射线作用于机体的不同部分或全身。机体受照部位及面积对生物效应有明显的影响。机体受照部位不同,所产生的生物效应亦不尽相同。其严重程度为腹部、盆腔>头颈>胸部>四肢。当照射的其他条件相同时,受照面积越大,损伤越严重。

(5) 照射的几何条件:外照射情况下,人体内的剂量分布受到入射辐射的角分布、空间分布及辐射能谱的影响,并且与人体受照射的姿势及在辐射场内的取向有关。因此,不同的照射条件造成的生物效应有很大的差别。

2. 生物因素　影响辐射效应严重程度的因素也有很多来自机体方面。辐射生物学研究表明,当照射的各种物理因素相同时,不同的细胞、组织、器官或个体对辐射的反应有很大的差异,这是因为不同的细胞、组织、器官或个体对辐射的敏感程度是不同的。我们把在照射条件完全一致情况下,细胞、组织、器官或个体对辐射作用反应的强弱或其迅速程度,称为所论细胞、组织、器官或个体的辐射敏感性。

(1)辐射敏感性:是指当一切照射条件完全严格一致时,机体的组织、器官对辐射作用的反应强弱快慢不同;若反应强、速度快,其敏感性就高,反之则低。在放射生物学研究中,常以死亡率作为判断放射敏感性的指标,也可用形态学的、功能的或遗传学的变化作为判断放射敏感性的指标。

当辐射的各种物理因素相同时,生物机体或组织对辐射的反应有较大的差别,即放射敏感性的差异。

(2)影响辐射敏感性的因素:机体各种组织和细胞的辐射敏感性高低与其形态结构与代谢特点、损伤修复水平、基因调控等有密切关系。人体各种组织对射线的敏感性与该组织或器官的实质细胞的分化程度、细胞增殖能力、代谢状况及细胞周围环境密切相关。一般规律:细胞分化程度低、细胞增殖活跃,比细胞分化程度高、细胞分裂不活跃或不能增殖、代谢不旺盛的组织对射线的敏感性高。

种系的放射敏感性。不同种系的生物对电离辐射敏感性的差别很大,总趋势是种系演化越高、组织结构越复杂,放射敏感性就越高。

个体发育的放射敏感性。哺乳动物的放射敏感性因个体发育所处的阶段不同而有很大差别,一般规律是放射敏感性随着个体发育过程而逐渐降低。一般而言,随着个体发育阶段的推进,其对辐射的敏感性会逐渐降低。植入前期的胚胎对射线最敏感,人的这一阶段为妊娠第0~9天;器官形成期受到照射时,主要出现先天畸形,因此应避免对妊娠子宫进行照射,这一阶段是受孕35天左右,胎儿期放射敏感性较低。出生后幼年比成年放射敏感性高,老年相对不敏感。电离辐射对个体发育影响的研究,对临床医学和卫生防护都有重要的实际意义。

不同器官、组织和细胞的辐射敏感性。不同细胞和组织对辐射的反应有很大差别。成年动物的各种细胞的放射敏感性与其功能状态有密切关系。一种组织的放射敏感性与分裂活动成正比,与分化程度成反比。以照射后组织形态变化作为敏感程度的指标,人体各种组织的放射敏感性的顺序排列如下。

高度敏感组织:淋巴组织(淋巴细胞和幼稚淋巴细胞);胸腺(胸腺细胞);骨髓(幼稚红、粒和巨核细胞);胃肠上皮(尤其是小肠隐窝上皮细胞);性腺(睾丸和卵巢的生殖细胞);胚胎组织。

中度敏感组织:感觉器官;内皮细胞;皮肤上皮;唾液腺;肾;肝;肺组织的上皮细胞。

轻度敏感组织:中枢神经系统;内分泌腺;心脏。

　　不敏感组织:肌肉组织;骨和软骨组织;结缔组织。

　　亚细胞和分子水平的放射敏感性。同一细胞的不同亚细胞结构的放射敏感性有很大差异,细胞核的放射敏感性显著高于胞质。细胞内各个"靶"分子的相对放射敏感性的顺序为:DNA>mRNA>rRNA 和 tRAN>蛋白质。

　　3. 介质因素

　　(1) 温度:机体受照射时,其内外环境温度的改变,可直接影响辐射生物学效应,称其为温度效应。进行放射治疗之前,先提高肿瘤组织局部温度,其放疗疗效有明显提高。若在零度条件下照射新生小鼠,即使用致死量(8Gy)X 射线照射,存活率仍可达 70%。温度改变影响效应程度的原因有几种可能:温度造成动物体内氧状况的改变;温度引起体内新陈代谢水平的改变;在低温或冰冻状况下,溶液中自由基扩散受阻。

　　(2) 氧:受照组织、细胞或溶液系统的辐射效应随周围介质中氧浓度的增加而增加,这种现象称为氧增强效应。实验发现,大(小)白鼠在人工缺氧或予以吸入低氧空气时进行照射时,其死亡率显著降低。目前为提高肿瘤组织对辐射的敏感性,在肿瘤局部注射血管扩张剂或让患者吸入 3~4 个大气压的氧气,以消除肿瘤组织中的"缺氧中心",就是利用辐射"氧效应"这一特性提高放射治疗效果。

　　(3) 化学物质:在溶液体系中,由于其他物质的存在而使一定剂量的辐射对溶质的损伤效应降低称为防护效应。如某些激素和化学制剂对机体起保护作用,可降低机体的辐射敏感性,这对研究提高机体对辐射耐受性的"抗放药物"有着重要的现实意义。细胞的培养体系中或机体体液中在照射前含有辐射防护剂,如含巯基的化合物可减轻自由基反应,促进损伤生物分子修复,能减弱生物效应。反之,如含有辐射增敏剂,如亲电子和拟氧化合物能增强自由基化学反应,阻止损伤分子和细胞修复,能提高辐射效应。目前,防护剂和增敏剂在临床放射治疗中都有应用,前者为保护正常组织,后者为提高放疗效果。

二、电离辐射对生物体的作用

　　电离辐射作用于机体,如何将能量传递给机体产生效应呢? 电离辐射作用于生物分子,以三种形式进行能量传递:激发传递、电子传递和自由基传递。前两种形式需要特定的分子结构较高的活化能,而自由基的能量传递则不需要上述条件,因此它是能量传递的重要方式。

（一）电离和激发

电离辐射的一个重要特点是能够在被作用物质的局部释放很大的能量，引起被作用物质的电离和激发。电离和激发是辐射原初作用的重要环节。

生物体是由各种物质的分子组成，除生物大分子（如蛋白质、核酸）和无机分子外，水分子占生物体重的 70% 左右。电离辐射作用于机体的生物大分子也作用于水分子，被作用的水分子产生的活性产物又可影响生物大分子。因此水分子的电离和激发过程对理解放射生物效应有重要的意义。

水分子受电离辐射作用时，将水分子中的轨道电子击出，发生电离作用，产生一个带正电的水离子和一个自由电子，水离子为不稳定离子，在水中迅即解离为氢离子和羟自由基。自由电子在其运动中又不断和水分子碰撞，击出其他水分子的轨道电子，引起次级电离。电子在碰撞过程中丧失其大部分能量，当其能量水平降至 100eV 以下而未被捕获时，可吸收若干水分子形成水合电子，辐射化学反应多数是水合电子引起。辐射也可以作用于细胞内的水分子，引起水分子的改变，水的辐射产物引起生物大分子的损伤。辐射作用于生物大分子或水分子均可引起电离和激发。

水分子受电离辐射作用时，若水分子所获能量不足以使电子击出，不能发生电离作用，而只使水分子的电子跃迁到较高能级的轨道上，使分子处于激发态，即称为水分子的激发。激发的水分子（H_2O^*）很不稳定，因为它比基态水分子具有更高的能量，足以使 H—O 键断裂而解离成 H^* 和 $^*OH$ 两种自由基，这些自由基能量较高，重组合的机会较多。

水的原发辐解产物见公式 1-35：

$$H_2O \rightarrow H + OH + \ell^-_{水合} + H_2 + H_2O_2 + H_3O^+ \qquad 公式 1\text{-}35$$

（二）自由基

1. 自由基的概念　　自由基是指能够独立存在的，带有一个或几个不成对电子的分子、原子、离子或基团。

2. 自由基的特点　　自由基具有高反应性、不稳定性和顺磁性等特点。高反应性是指自由基有未配对电子，具有强烈的夺取或丧失电子以成为配对电子的趋向。不稳定性是指绝大多数自由基是不稳定的，其寿命很短。顺磁性是指原子轨道电子中带有负电荷的电子在做自旋运动时会产生磁场，其自身的"轴"也会有一个相应的磁矩。

3. 氧自由基与活性氧　　有些活性氧是自由基，在这些自由基中，若不配对的电子位于氧,则称为氧自由基。

较氧的化学性质更为活跃的氧的代谢产物或由其衍生的含氧物质统称为活性氧,主要有:氧的单电子还原物,如超氧阴离子以及它们的质子型,氧的双电子还原物 H_2O_2,烷烃过氧化物 ROOH 及其均裂产物 R—氧基,R—过氧基,处于激发态的氧、单线态氧、羰基化合物等。活性氧的特点是含有氧,化学性质较基态氧活泼。所有的含氧自由基都是活性氧(不包括基态氧),但活性氧不一定都是自由基。如 H_2O_2 属活性氧,但不是自由基。

4. 自由基对生物分子的作用 细胞内含有大量水分,电离辐射作用于水分子产生大量自由基,这些自由基反应性强、寿命很短,属于瞬时自由基。这些由电离辐射间接作用产生的自由基对细胞的危害很大。

5. 生物抗氧化防御功能 为了防止在需氧代谢活动中,活性氧和氧自由基对机体的损伤,需氧生物在其进化过程中逐渐形成了一系列抗氧化防御功能,可以防止在需氧代谢活动中氧及其代谢产物对机体的有害效应。这些防御机制在高等动物和人体的细胞内保存下来。机体的抗氧化防御系统涉及诸多方面,主要有:抗氧化酶类、脂溶性抗氧化剂、水溶性小分子抗氧化剂和蛋白性抗氧化剂等。

(三) 传能线密度和相对生物效应

1. 传能线密度(LET) 是指直接电离粒子在其单位长度径迹上消耗的平均能量。损失的能量越大,机体损伤就越大。单位是 J/m,一般用每微米物质的千电子伏(keV/μm)表示。

电离辐射生物效应的大小与 LET 的高、低有重要关系。一般情况下,高 LET 射线在相同吸收剂量下其生物效应高,高 LET 的快中子要比低 LET 的 γ 射线更有效地产生生物效应。

2. 相对生物效能(RBE) 也曾称为相对生物效应、相对生物效率和相对生物效应系数。照射剂量相等,电离辐射种类不同所产生的生物效应则不同,高 LET 辐射的生物效应大于低 LET 的辐射效应,所以常用"相对生物效应"表示。

历史上沿用 250kV 的 X 射线作为比较的标准,现在 ICRP 建议采用 γ 射线为标准。见公式 1-36 和公式 1-37:

$$RBE = \frac{标准射线产生生物效应的剂量}{所试辐射产生相同生物效应所需的剂量} \qquad 公式 1-36$$

$$RBE = \frac{所试辐射产生的生物效应}{相同剂量标准射线产生的生物效应} \qquad 公式 1-37$$

需要说明的是:RBE 是一个相对量,可受多种因素的影响,如辐射品质、照射剂量、分次照射的次数、剂量率,照射时有氧与否等。不同 LET 的辐射 RBE 值不同。如果使用同一个射线,但观察的生物终点不同,则所得的 RBE 值也不同,所以最好在平均灭活剂量(D_{37})、平均致死剂量(D_0)或半数致死量(LD_{50})下,用同一生物终点进行生物效应比较。

3. LET 与 RBE 的关系　总的来说,RBE 与 LET 是正相关关系,但在不同的 LET 范围内,二者的关系不完全一样。当 LET 增加时,RBE 也随之慢慢地增加;当 LET 小于 $10keV/\mu m$ 时,RBE 随 LET 的增大上升得很小;当 LET 超过 $10keV/\mu m$ 时,RBE 上升加快,当 LET 到达 $100keV/\mu m$ 时,RBE 达最大值;如果 LET 继续增加超过 $100keV/\mu m$ 时,RBE 反而下降,这说明更多的射线能量并不能用于引起生物效应上,而是被浪费了。在治疗肿瘤时应予考虑。

(四)直接作用和间接作用

电离辐射对细胞的作用过程分为直接作用和间接作用。电离辐射的直接作用和间接作用是对组成细胞的重要生物大分子而言。

1. 直接作用　当辐射粒子照射活细胞时,通过电离与激发,与生物大分子 DNA 直接发生作用,导致细胞的损伤。在直接作用过程中,其生物效应和辐射能量沉积发生于同一分子,即生物大分子上。

2. 间接作用　辐射粒子与细胞内环境成分(主要是水)通过电离与激发生作用,产生自由基,自由基扩散再与 DNA 作用,导致细胞的损伤,这种形式称为间接作用。

在电离辐射的间接作用时,其生物效应和辐射能量沉积发生于不同分子上,辐射能量沉积于水分子上,生物效应发生在生物大分子上。

间接作用在电离辐射生物效应的发生上占有十分重要的地位。这是因为机体的多数细胞含水量很高,细胞内含有大量水分子,间接作用对生物大分子损伤的发生有重要意义。

以体外实验溶液中的稀释效应和电离辐射旁效应说明间接作用的存在。

稀释效应:稀释效应是指最大的相对效应发生在最稀的溶液中。这是因为一定数量的电离辐射产生固定数量的自由基,如果作用是间接的,那么失活的溶质分子数目就与溶液浓度无关,而只与电离辐射先作用于溶剂分子形成的自由基数量一致。失活分子的百分数随溶液浓度增加而下降,因为固定数量的自由基只能使固定数量的溶质分子失活。

电离辐射旁效应:电离辐射通过直接照射引起细胞损伤或功能激活,产生的损伤或激活信号可导致其共同培养的未受照细胞产生同样的损伤或激活效应。多种检测参数可以证实电离辐射旁效应的存在,如细胞存活、增殖、凋亡、基因表达、突变、染色体不稳定性等。

虽然在试验条件下可以区分出电离辐射的直接作用和间接作用,但在活细胞内两种作用经常是同时存在的,直接作用和间接作用是相辅相成的。至于两者所占比例,则因具体情况而异。

（五）氧效应与氧增强比

1. 氧效应　受照射的生物系统或分子的辐射效应随介质中氧浓度的增高而增加,这种现象称为氧效应。氧效应是放射生物学和放射肿瘤学中的一个重要问题。

2. 氧增强比（oxygen enhancement ratio,OER）　氧增强比是指缺氧条件下引起一定效应所需辐射剂量与有氧条件下引起同样效应所需辐射剂量的比值。常用来衡量氧效应的大小。对于低 LET 辐射其氧效应大而重要,如 X 射线和 γ 射线照射时,OER 值一般为 2.5~3.0。当辐射的 LET 增高时,OER 值随之降低。

3. 氧效应的需氧浓度　在有氧条件下细胞放射敏感性增高,但两者并不呈线性关系。氧效应对于放射治疗有重要意义。

4. 照射时间对氧效应的影响　照射时间对氧效应有十分明显的影响,一般来说,照射前引入氧,表现出氧效应,而照射后引入氧则无效。需要说明的是,照射后充氧,在一定条件下可产生保护效应,减轻细胞的辐射损伤。

三、电离辐射对 DNA 的损伤

DNA 是电离辐射重要的辐射靶分子,电离辐射对 DNA 结构的影响比较复杂,其辐射分解产物也多种多样。细胞的死亡取决于核的吸收剂量,与胞质或膜的吸收剂量无关。

（一）DNA 损伤的类型及生物学意义

DNA 是细胞繁殖遗传的重要基础,DNA 分子中特定的核苷酸顺序蕴藏着大量的遗传信息,DNA 通过转录将这些信息传给 RNA,RNA 通过密码的翻译规定了不同氨基酸的结构,控制蛋白质和酶的生物合成。在细胞中,当射线致 DNA 损伤的同时,也在一定范围内伴随着 DNA 的修复,见图 1-15:

DNA 分子具有双股螺旋结构,电离辐射作用以后,其结构一旦被破坏,若得不到及时修复,则必将引起遗传信息功能的错误表达。DNA 分子的放射损伤与

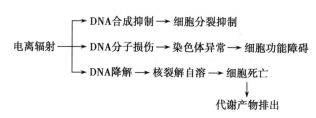

图 1-15　电离辐射对 DNA 的影响

细胞功能障碍、突变、癌变、染色体畸变、细胞死亡均有密切关系。

电离辐射导致的 DNA 损伤的类型有碱基损伤、DNA 链断裂、DNA 交联三种：

（1）DNA 链断裂（单链断裂和双链断裂）：DNA 双链中一条链断裂者称为单链断裂，两条互补链在同一对应处或相邻处同时断裂者称为双链断裂。在许多细胞中单链断裂比双链断裂高 10~20 倍，射线比紫外线引起的链断裂高，中子比 γ 射线产生的双链断裂多。

效应顺序：中子 > γ 射线 > 紫外线。

射线的直接和间接作用都可能使脱氧核糖破坏或磷酸二酯键断开而致 DNA 链断裂。脱氧核糖上的每个碳原子和羟基上的氢都能与·OH 反应，导致脱氧核糖分解，最后会引起 DNA 链断裂。

（2）氢键断裂和碱基损伤：碱基损伤主要是由·OH 自由基引起，包括 DNA 链上的碱基氧化修饰、过氧化物的形成、碱基环的破坏和脱落等。这些损伤可引起 DNA 双螺旋的局部变性，特异的核酸内切酶能识别和切割这种损伤，经过酶的作用产生链断裂。

（3）分子交联（DNA-DNA 交联）：DNA-DNA 链交联包括链间交联和链内交联。DNA 双螺旋结构中，一条链上的碱基与其互补链上的碱基以共价键结合，称之为 DNA 链间交联，DNA 链间交联多见于化学损伤，如氮芥、硫芥等；DNA 分子同一条链上的碱基相互以共价键结合，称之为 DNA 链内交联。紫外线照射能引起较多的 DNA 链内交联，而电离辐射的效应较小。

（二）DNA 辐射损伤的修复

针对不同类型的 DNA 损伤，需要大量、多样、特定的 DNA 修复机制。一些损伤是直接由蛋白质介导修复，而大多数修复过程则是由多种蛋白质介导的一系列催化反应。

1. DNA 修复的机制

DNA 修复根据损伤类型分为四种。

(1) 回复修复:甲基鸟嘌呤甲基转移酶具有甲基转移酶的活性,可以将鸟嘌呤 6 号位置的甲基($-CH_3$)直接移除。而在细菌内也有一个修复蛋白光分解酶,可以修复紫外线所造成的双嘧啶二聚体。由于这一类蛋白可以直接将遭受破坏的 DNA 或核苷酸还原,因此不需要另一条 DNA 链当作修复的模板。

(2) 切除修复(酶修复):特点是将损伤部位切除,然后用正确配对的、完好的碱基来替代。基本步骤:识别——切除——修补——连接。

(3) 重组修复:是两条链同时受到损伤,或单链损伤尚未修复就发生了复制,造成对应于损伤位置的新链缺乏正确模板指导合成。DNA"复制——重组——再合成"是一种复制前修复。

(4) SOS 修复:细胞处于危急状态下发生的一种修复,如 DNA 大面积损伤,诱导产生一种错误修复或突变修复,DNA 修复功能与肿瘤、衰老、寿命有密切关系,故用国际遇难信号 SOS 命名。

2. DNA 修复的生物学意义　受照细胞的结构、功能恢复,取决于 DNA 修复的结果。修复正确,细胞功能恢复正常;修复不成功,细胞可能死亡,或者带有遗传信息的变更或丢失,表现为突变和染色体畸变,这种遗传信息在辐射致癌中起重要作用。

DNA 具有两种生物学功能:①遗传中起传代作用。②决定生物体内蛋白质合成。

核酸具有很高的辐射敏感性,DNA 尤为突出,电离辐射作用后 DNA 的损伤被认为是细胞死亡的主要原因。

3. 电离辐射对蛋白质及能量代谢的影响

(1) 蛋白质合成的改变:辐射对蛋白质生物合成的影响往往是抑制和激活并存。不同蛋白质对辐射作用可能产生不同的效应。例如,哺乳动物受照后,人血白蛋白减少、球蛋白增多。

(2) 电离辐射对糖代谢的影响:急性辐射损伤时,机体内糖代谢发生紊乱。这种代谢紊乱的变化不仅取决于糖代谢本身,而且与蛋白质和脂肪代谢平衡失调有关,同时也受神经内分泌系统调节的作用。辐射敏感组织中糖代谢在照射后变化大,辐射敏感度低的组织中糖代谢变化较小。

四、电离辐射对细胞的影响

(一) 电离辐射的细胞效应

细胞是构成机体组织、器官的基本结构单位。电离辐射的整体效应,例如急性、慢性损伤,早期效应与迟发效应,均以辐射对细胞的作用为基础。细胞的损伤类型主要有两个,一个是细胞死亡,一个是细胞损伤和突变。电离辐射损伤细胞的数量和程度不同,可出现体内一系列生理变化,直至发生局部或整体的近期和远期效应等。

1. 细胞的放射敏感性 细胞对电离辐射的敏感程度存在很大差异。体内细胞按照更新速度分为 3 类,不断分裂、更新的细胞群体对电离辐射的敏感性较高,如造血细胞、胃肠黏膜上皮细胞、生殖上皮细胞等;不分裂的细胞群体对电离辐射有一定的抗性,如神经细胞、肌肉细胞、成熟粒细胞和红细胞等;基本不分裂或分裂的速率很低的细胞群体,相对不敏感,但受到刺激后可以迅速分裂,其放射敏感性随之增高,如再生肝细胞。

细胞周期不同时相细胞的放射敏感性不同,细胞由 S 相进入 G2/M 相时,DNA 已倍增,此时其放射敏感性最高。放射敏感性次序为:M>G2>G1>S。

2. 辐射引起的细胞死亡 电离辐射引起细胞死亡,是辐射整体效应的重要基础。电离辐射引起的细胞死亡分为两类,细胞凋亡和增殖死亡。细胞的增殖死亡发生于分裂、增殖的细胞,又名代谢死亡或延缓死亡。使细胞丧失增殖能力的平均致死量一般在 2Gy 以内。细胞凋亡是一种主动由基因导向的细胞消亡过程,中等剂量的电离辐射可使胸腺细胞凋亡的百分率明显增高。

3. 细胞的辐射损伤与修复 辐射诱导的细胞损伤与修复是以细胞内生物大分子的损伤与修复为基础的复杂生物学过程。

电离辐射引起的细胞损伤类型可分为 3 类:致死损伤、亚致死损伤、潜在致死损伤。受照射组织的损伤或修复过程可发生于 3 个水平,即组织水平、细胞水平和分子水平。组织水平的修复是由于未受损的正常细胞在组织中再植,形成新的细胞群体替代受损的细胞群体。细胞水平的修复可由 2 种方法诱导:改变照射后细胞的环境条件,分割照射剂量。分子水平的修复是通过细胞内酶系的作用使受损伤的 DNA 分子恢复完整性。影响细胞放射损伤及修复的因素有射线种类、剂量率、氧效应、辐射增敏剂、辐射防护剂、增温。

4. 细胞存活的剂量-效应关系 存活细胞是指凡是保留其增殖能力能无限产生子代的细胞,如有增殖能力的造血细胞、肿瘤细胞等。细胞受到不同辐射照射后,把辐射剂量和生物效应这两个变量绘制成曲线,以存活分数为纵坐标,以剂量为横坐标,即得出一条 S 形曲线;若纵坐标取对数,则存活曲线呈指数直线形。

(二)辐射对造血系统的损伤

成人造血系统由骨髓、脾脏、淋巴细胞和胸腺构成,是人体比较活跃的细胞更新系统之一。造血血液系统承担着机体防御、气体交换和止血等重要生理功能,同时还具有修复其他组织损伤的潜能。造血组织是电离辐射最敏感组织之一,在一定剂量范围内,它的变化速度和程度与机体受照剂量呈正相关。外周血淋巴细胞染色体畸变率改变与机体受照剂量成正比。

1. 造血组织的辐射损伤　不同组织器官的辐射敏感性不同,射线对它们的损伤可有很大的差别。造血器官的骨髓、脾脏、淋巴组织和胸腺均是辐射敏感器官。

造血免疫功能在辐射后可明显抑制。中性粒细胞和淋巴细胞数量减少,功能减弱,加之机体非特异性的防御能力下降,使机体极易罹患并发症。血小板数量下降、血液凝固系统障碍,导致出血综合征的发生。

一次或短时间(数天)内分次受到大剂量外照射所引起的损伤称为急性辐射损伤。造血器官的病理变化特点:照射后出现机能、代谢、形态变化,形态上出现三项基本变化。

细胞和组织的退行性变,包括变性和坏死。一方面射线的直接作用,另一方面神经体液的调节障碍,表现为细胞核固缩、核碎裂、核溶解、核及胞质空泡样变以及组织结构的坏死。

循环障碍,包括血管及血窦充血、出血、组织水肿等。

代偿适应性反应,包括炎症性反应(泛细胞炎症为特征),吞噬清除反应异常。

2. 造血细胞的辐射损伤

(1) 造血细胞对辐射敏感性规律

一般规律:幼稚阶段的细胞分裂活动强,则敏感;成熟者敏感性低,是因为成熟细胞不再分裂。

(2) 特殊规律及敏感顺序:对于淋巴细胞,与其他细胞不同,从幼稚到成熟各发育阶段都敏感。造血细胞辐射敏感性排序:淋巴细胞>幼红细胞>幼单细胞>幼粒细胞>巨核细胞>各系成熟血细胞>网状细胞与脂肪细胞。

(3) 造血干细胞急性损伤与修复:造血干细胞的急性损伤与细胞集落形成单位。大剂量电离辐射作用于人体,导致造血干细胞数量减少;照射停止后造血干细胞还有一个继续下降的过程,下降程度与照射剂量有关。剂量越大,下降越明显,这叫辐射后效应,也叫后效应。

造血干细胞增殖与分化特点。造血干细胞在放射损伤恢复过程中的增殖与分化机能是相互制约的。当干细胞大量破坏时,必须通过干细胞自身的增殖来补充其数量。同时,也要限制干细胞的分化速度,以加快干细胞数量的恢复。

造血干细胞数轻度减少时,可通过增殖和分化两种进行修复,其中分化>增殖。当干细胞遭到严重损伤时,数量急剧下降,此时干细胞的增殖速率>分化。当干细胞继续缩小到一定程度时,以自身更新为主。造血干细胞向各系分化是不均等的,向红系分化>粒系,与数量有关。

第五节　电离辐射来源

人体受到的电离辐射源可分为天然辐射源和人工辐射源两大类。天然辐射来自天然辐射源,人工辐射源为人工辐射源或加工的天然辐射源。生活在地球上的人类自古以来每时每刻都受到天然存在的各种电离辐射源的照射,这种天然照射称作天然本底照射,约占总照射85%。天然本底照射又可分为外照射和内照射两类。外照射是指来自地球外的宇宙射线和地球本身的天然放射性核素在衰变过程中释放出的射线作用于人体的照射;内照射就是环境中的放射性核素通过消化道和呼吸道等途径进入人体产生的辐射。近几十年来,由于医疗照射、核动力生产及放射性核素的应用和科学技术的发展,以及以往所进行的核试验,人类受到各种人工辐射源的照射,这种照射还在不断增加。

一、天然辐射源

天然电离辐射遍布人类生活的每个角落,每个人无时无刻不暴露在天然辐射中。日常生活中天然辐射占人们所接受辐射剂量的85%,人工辐射约占15%。因此对于大多数人来说,天然辐射是主要的电离辐射来源。天然辐射源包括来自大气层外的宇宙射线和来自地壳物质中存在的天然放射性核素。天然辐射源按起因可分为以下3类:

1. 宇宙射线　即来自宇宙空间的高能粒子流,其中有质子、α粒子、其他重粒子、中子、电子、光子等。

2. 宇生放射性核素　由宇宙射线与大气中的原子核相互作用而产生的放射性核素,如^3H、^{14}C、^7Be等。

3. 原生放射性核素　存在于地球地壳中的天然放射性核素,以^{238}U、^{232}Th和^{235}U为起始元素的3个天然放射系,以及独立的长寿命放射性核素,如^{40}K等。

天然辐射源对世界范围人类造成的照射人均年有效剂量水平约为2.4mSv,

其中内照射所致的有效剂量约比外照射高 1 倍。在内照射中辐射源 ^{222}Rn 的短寿命子体最为重要，它们造成的有效剂量约为所有内照射辐射源贡献的 70%。外照射中，宇宙射线的贡献略低于原生核素。个人的人均年有效剂量变化范围很大，在任何一个大群体中，约 65% 的人预期年有效剂量为 1~3mSv，约 25% 的人预期年有效剂量小于 1mSv，其余 10% 的人预期年有效剂量大于 3mSv。

（一）宇宙射线

所谓宇宙射线（cosmic ray），指的是来自宇宙中的一种具有相当大能量的带电粒子流。宇宙射线分为初级宇宙射线和次级宇宙射线。初级宇宙射线是宇宙空间存在的许多源自银河系、太阳系的高能粒子。在初级宇宙射线中，太阳粒子辐射占一定比例。太阳粒子辐射大部分是能量不足 10^8eV 的质子辐射，极少数质子的能量大于 10^{10}eV。在极高的海拔高度处，太阳粒子辐射产生的剂量率很高，但在地平面处只有少数高能质子宇宙射线。

对地球而言，初级宇宙射线进入地球大气层，与大气层中固有的原子核相互作用产生级联效应或次级反应，从而形成次级宇宙射线，包括质子、中子、π 介子和一些低原子序数的原子核。

初级宇宙射线与大气层中的某些原子核相互作用生成的放射性核素，称为宇生放射性核素。最重要的宇生放射性核素有 4 个，^{3}H、^{7}Be、^{14}C 和 ^{22}Na 见表 1-12。宇生放射性核素产生量的多少与海拔高度、地磁纬度不同而关联，同样受每 11 年一个周期的太阳事件影响，因为太阳事件对宇宙射线进入地磁场有调抑作用。宇生放射性核素主要是通过摄入途径进入人体的。

表 1-12　主要宇生放射性核素

核素	半衰期	全球存量/($\times 10^{12}$Bq)	年有效剂量/μSv
^{3}H	12.33a	1 275	0.01
^{7}Be	53.29d	413	0.03
^{14}C	5 730a	12 750	12
^{22}Na	2.002a	0.44	0.15

（二）地球辐射

陆地上的各种物质和生物组织及器官内都或多或少地存在着天然放射性核素，天然放射性核素统称为原生放射性核素。原生放射性核素核衰变释放出的 β 射线和 γ 射线可对人体产生外照射。在人体内存在的痕量原生放射性核素,核衰变释放出的 α 粒子、β 粒子和 γ 射线对人体产生内照射(主要贡献者为氡及其子体)。

一些半衰期特别长的放射性核素,如 ^{40}K、^{238}U、^{232}Th,从地球形成时起就存在于地壳中。这些放射性核素和他们的子体分布在自然界中,构成对人体的主要自然本底照射。在陆地物质和生物组织内还有 ^{235}U 系、^{87}Rb、^{138}La、^{147}Sm 和 ^{176}Lu 等原生放射性核素的存在。

(三) 人为活动增加的天然辐射照射

人为活动可能引起天然辐射源照射的增加,例如化石燃料及其他放射性伴生矿的开发、利用,乘坐飞机等;另外一些活动则可能引起天然辐射源照射的减少,例如利用天然放射性核素含量低的材料铺路,乘火车、汽车、轮船旅行等。

飞机上的乘客和机组人员受到宇宙射线照射的剂量率比在地面上的人受到的剂量率大很多。随着海拔高度的增加,宇宙射线的强度增强,因此乘飞机旅行所受到的辐射照射增加。一次规定的飞行中受到的剂量大小取决于所经过的地磁纬度和不同海拔高度处受宇宙射线照射的时间。

煤含有铀、钍、镭、钾等天然放射性核素,不同地方不同煤种的天然放射性核素的含量差别很大。个别煤矿中铀的丰度高到可以用煤作为原料提取生产核燃料所用的铀。煤矿的开采将引起氡向环境的释放,煤中所含的铀、钍、镭等放射性核素也会通过大气或水途径向环境释放,引起附近的大气、水、土壤等环境介质中天然放射性核素含量的增加。

石油和天然气开采、加工过程有可能使天然放射性核素积累而超出正常水平,主要放射性核素是 ^{226}Ra 和 ^{228}Ra,它们分别是 ^{238}U 和 ^{232}Th 的衰变产物。磷酸盐岩是生产所有磷酸盐产品的原材料,也是生产磷肥的主要原材料,由于磷酸盐岩含有较高水平的天然放射性核素 ^{238}U,其开采以及磷肥生产、使用和其他副产品的使用都可能增加对公众的辐射照射。

二、人工辐射源

人工辐射主要来自核动力生产、核武器爆炸、放射性同位素的应用、射线装置、医疗照射等,伴生矿的开采造成的环境污染也是由人类生产活动造成的,也属于人工辐射。人工辐射源是职业照射的主要来源(飞行机组人员的职业照射来自天然辐射),也是控制对公众照射的重要对象。在人工辐射源的影响中,医疗照射所占的份额越来越大。

（一）放射源

许多放射性核素按照某种方式集成在一起称为放射源。放射源属于人工辐射来源之一。将放射源按密封性能分类，可分为密封源和非密封源。按放射源的辐射类型分类，可以分成 α 源、β⁻源、β⁺源、γ 源、中子源等。目前，可以利用的放射性核素有 100 多种，制成的放射源种类在 1 500 种以上。

放射源的种类和用途很多，它们的主要区别在于不同的放射性核素和放射性活度。国际原子能机构（International Atomic Energy Agency，IAEA）和我国国务院令第 449 号《放射性同位素与射线装置安全和防护条例》（2005 年 12 月 1 日起施行；国务院令第 653 号，2014 年 7 月 29 日施行；国务院令第 709 号修订，2019 年 3 月 2 日施行）根据人们在无防护措施下接触和接近放射源时对人体健康和环境的潜在危害程度，从高到低将放射源分为 5 类，即 I 类（极度危险源）、Ⅱ类（高度危险源）、Ⅲ类（危险源）、Ⅳ类（低危险源）、Ⅴ类（极低危险源）。

（二）射线装置

除放射性源是辐射的重要来源外，射线装置是另一类人工辐射源。射线装置主要包括 X 射线装置和粒子加速器。前者主要产生的射线为 X 射线，后者除能产生 X 射线外，主要能产生高能量的粒子。

我们常遇到的有医用放射诊疗设备，例如，DR、CR、DSA、医用直线加速器等设备，它在医学上的用途非常大。在火车站，汽车站等地常见到的辐射安全检查设备在公共安全上起着关键性作用。在工业领域运用的探伤机、工业用加速器、核子秤、分析仪等，辐射设备也起着重要的作用。另外，可以产生各种可能辐射的设备（α、β、γ、n、p、重粒子等）。当高能轨道的电子跳回低能轨道时，也会产生 X 射线，可应用在金属元素的定性和定量分析工作上，等等。

（三）人工辐射源应用

辐射源的运用涉及各行各业。

1. 军事应用　核试验和核武器制造。

2. 核能生产　主要是核能发电，表 1-13 以 100 万 kW 煤电厂与核电厂燃料消耗的比较，可以看出核能的优势。

3. 工农业应用　工业应用包括辐照灭菌，工业透视、探伤、测厚、称重、料位、仪器仪表；农业应用有育种、防虫；其他如探矿、找水等。

4. 医学应用　放射诊断、核医学、放射治疗。

5. 环境保护中的应用　未来的核技术涉及的领域如航天、地球安全、改造地球。

表 1-13　核能优势

	核电厂	煤电厂
燃料排出物	20~30 吨	200 万~300 万吨（100 车皮/d）
二氧化碳		600 万~700 万吨
二氧化硫		5 万~10 万吨
氮氧化物	—	2 万~3 万吨
一氧化碳		3 000~6 000 吨
颗粒物		2 000~3 000 吨
乏燃料	统一收集处理，不存在大面积污染	—

三、成年人受照剂量

纵观天然辐射源照射对全世界公众的年平均有效剂量（表 1-14），可以看到全世界公众的年平均有效剂量近似 2.4mSv。对估计的平均照射数值不能过分考虑精度，因为它包含变化范围较宽的数值的平均结果。对于个体而言，年照射的有效剂量范围从 1mSv 延伸到 2 倍或 3 倍的世界平均值。

从表 1-14 可以看到，氡对人体产生内照射的年平均有效剂量占天然辐射源照射产生的年平均有效剂量的 1/2，所以自 20 世纪 70 年代以来，氡照射已引起人们关注。

表 1-14　人类受天然辐射源照射的全世界年平均有效剂量

辐射源	年有效剂量/mSv	
	平均值	典型范围
宇宙射线	0.39	0.3~1.0[a]
陆地辐射外照射	0.48	0.3~0.6[b]
吸入照射（氡）	1.26	0.2~10[c]
食入照射	0.29	0.2~0.8[d]
总计	2.4	1~10

注：[a] 由海平面到高海拔地区的整个范围；

[b] 与土壤和建筑材料中放射性核素含量有关；

[c] 与氡在室内的累积有关；

[d] 与食品和水中放射性核素含量有关。

本章思考题

1. 原子核衰变的类型有几种？分别进行阐述。
2. 何谓"剂量当量"？适用于什么场合？给出它的 SI 单位及其专门名称。
3. 何谓"确定性效应""随机性效应"？试述它们的起因、它们的量效关系。
4. 对于确定性效应，人体哪些器官或组织比较敏感？
5. 简述电离辐射的来源。

（本章编者：李鹏　孙亮）

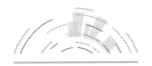

第二章

放射防护体系

　　1895 年伦琴发现 X 射线,1896 年贝克勒尔发现天然放射性现象后不久,就有了人体损伤的相关临床资料,如红斑、脱发和皮炎等。1896 年 1 月末,美国的格鲁柏在制造 X 射线管并进行 X 射线实验时,手上发生了皮炎,以至晚年做了手指的部分切除手术。1896 年 3 月,美国的埃迪森在改进 X 射线管和制造 X 射线荧光透视装置时,数小时后感到眼痛,继而发生了结膜炎。1896 年 4 月,美国的丹尼尔在用 X 射线确定头颅中异物位置时,发现了 X 射线可引起头发脱落。1896 年 7 月,德国的马修斯记述了 X 射线透视后引起脱毛和皮炎。由此人们认识到了电离辐射对人体组织是有害的,开始注意并研究放射损伤及其预防,先后发布了一些放射防护方面的法规和建议,放射医学与防护应运而生,并随着电离辐射的应用不断发展。

　　1928 年国际 X 射线及镭防护委员会(International X-Ray and Radium Protection Committee,IXPRC)成立,公布了它的第一个建议书,采用"耐受剂量"的概念,规定其为"红斑剂量"的一个份额来限制照射,人类第一次正式采用"剂量"定量控制电离辐射的有害效应。1950 年 IXPRC 改组,更名为国际放射防护委员会(International Commission on Radiological Protection,ICRP),并发表了以"关键器官"概念为基础的剂量限制体系,并用"容许剂量"取代了"耐受剂量"。容许剂量定义为,"按现有的知识水平,预期接受到该剂量的电离辐射在一生任何时刻都不会对个人造成可觉察的躯体损伤"。ICRP 定义的辐射损伤"包括皮肤损伤、白内障、贫血及生殖能力受损" 等确定性效应。直到 1977 年 ICRP 发表了第 26

号出版物,首次提出放射防护体系的三个基本原则,即实践的正当性、防护最优化和个人剂量限值三原则。ICRP 第 26 号出版物的发布,是放射防护工作的一个里程碑,至此,以放射防护三原则为核心的放射防护体系逐渐建立。

放射防护体系是人类为更好地利用电离辐射,并限制其危险而制定的科学规范,从字面上不难理解,它是指与放射防护相关联的若干事情或意识相互联结而构成的整体,是放射防护效能的综合体。其目的旨在提供保护人类及其后代的健康和环境安全的适当标准,而不过分限制有益的引起照射的实践活动。对电离辐射进行管理和控制,防止确定性效应的发生,并保证采取所有合理的措施,减少随机性效应的发生,使随机效应的危害降低到可合理达到的程度。而伴随着放射防护体系的研究深入,一系列放射防护标准应运而生,因此,随着放射生物学、辐射剂量学、放射卫生学等学科的发展和放射防护实践经验的积累,放射防护体系和相关标准也总是处于不断地发展和日趋完善之中。

第一节　放射防护目的和原则

无论是天然辐射还是人工辐射,均会造成人员受照剂量增加,据资料统计公众接受的电离辐射约 80% 来自天然辐射,约有 20% 来自人工辐射,尽管人工辐射造成的人均年有效剂量很低,但它往往只集中在少数人群照射,因此造成个人受照剂量极大地高出天然本底照射,甚至于出现各种放射损伤效应。因此,为了规范辐射行为,限制人工辐射实践中出现放射损伤效应,就必须规划好各类辐射实践的运行程序,设定一个明确的放射防护目的,避免有害的放射损伤效应出现,减少致癌、致遗传效应的发生。

一、辐射实践

(一) 实践

实践又称辐射实践,指的是任何引入新的照射源或照射途径、扩大受照射人员范围、改变现有的源的照射途径网络而使人们受到的照射或受到照射的可能性或受照射人数增加的人类活动。具体可以是:①源的生产和放射性物质在医学、工业、农业或教学与科学研究中的应用,包括与涉及或可能涉及放射性物质照射的应用有关的活动;②核能的生产,包括核燃料循环中涉及或可能涉及放射性物质照射的各种活动;③还包括某些加以控制的涉及天然源照射的实践等。概括起来就是与辐射相关的,增加了受照剂量的人类活动,统称为辐射实践。

（二）照射情况

2007 年 ICRP 第 103 号出版物新修订的防护体系中,将以往过程方法(实践和干预)的防护体系转变为对所有可控照射情况的防护体系,把照射情况更为条理化,大致归纳为三种状态:其一是为开发、生产和应用的目的,经计划慎重选择引进的受控正常运行的源(如各种辐射实践);其二是在计划运行过程中,因操作失误、设备故障或自然灾害等或恶意事件而演变成的失控状态的源;其三是早已存在的源(如天然源等)。概括起来就是计划照射情况、应急照射情况和现存照射情况。

1. 计划照射情况　计划照射情况是指那些在照射发生之前可以对放射防护进行预先计划的,以及那些可以合理地对照射的大小和范围进行预估的照射情况。在引入一项计划照射情况时,应当考虑与放射防护相关的所有方面。包括场所的选址、设计、建造、运行、退役、废物管理、以前占用的土地和设施的恢复,并将考虑潜在照射及正常照射。计划照射情况也包括对患者的医疗照射,以及患者的抚育者和陪护者。一旦紧急情况已得到控制,计划照射情况的防护原则也适用于与现存和应急照射有关的计划工作。计划照射情况的建议与辐射实践的正常作业和医学防护的那些建议,没有实质性变化。所有类型的照射都可能在计划照射情况中发生,即:职业照射、公众照射和医疗照射。计划照射情况的设计与开发应当对偏离正常作业条件引起的潜在照射有适当的重视。应当对潜在照射评价和辐射源安全与安保的相关问题给予应有的关注。

如果在潜在照射评定中已经考虑到的事件或一系列事件确实已发生,可将其作为计划照射情况处理,或如果已宣布紧急状态,也可作为应急照射情况处理。

2. 应急照射情况　应急照射情况系指由事故、恶意行为或任何其他意外事件所引起的照射情况。例如由于核事故、恶性或恐怖行为或其他任何意外放射事故的发生,都可能出现应急照射情况。这就需要采取快速响应、可持续对策和补救行动,以便避免或减少不利的短期和长期后果。在应急情况下参与事故后恢复的公众、应急响应人员、工作人员和志愿者都可能受到辐射照射。

3. 现存照射情况　现存照射情况(或称既存照射情况),系指在需要实施监管控制的必要性做出决定时已存在的照射情况。由天然源所造成的照射是典型的现存照射,而以往核事故或辐射事件所造成环境中的长寿命放射性残留物的持续照射,也属于现存照射情况。

现存照射情况可能是很复杂的,它们可以涉及多个照射途径,并且它们通常产生从很低到(极个别情况下)几十豪希弗宽范围内的年有效剂量分布。例如住宅和工作场所中的氡照射、宇宙射线对空勤人员和宇航员的照射以及天然存在的放射性物质等。

（三）照射类型

此处的照射类型是指人工辐射，一般情况下不包括天然照射，ICRP 第 60 号出版物中建议，依据照射的对象不同，将照射分为职业照射、公众照射和医疗照射三种类型。

1. 职业照射　2007 年 ICRP 第 103 号出版物把职业照射定义为：工作人员在其工作的时候所受到的辐射照射。因此对工作人员的界定必须明确，ICRP 将工作人员定义为任何专职、兼职或临时性受雇于雇主的人员，而且这些人员清楚关于职业放射防护的权利和义务，自主经营者既是雇主又是工作人员，从事涉及电离辐射的医疗职业工作人员所受照射属于职业照射。我国 GB 18871—2002《电离辐射防护与辐射源安全基本标准》对于职业照射的定义为：除了国家有关法规和标准所排除的照射以及根据国家有关法规和标准予以豁免的实践或源所产生的照射以外，工作人员在其工作过程中所受的所有照射。并且特别指出下列情况下天然源照射所引起的工作人员照射也列入职业照射：①工作人员因工作需要或因与工作直接有关而受到的氡的照射，不管这种照射是高于或低于工作场所中氡持续照射情况补救行动的行动水平（500~1 000Bq/m³）；②工作人员在工作中受到氡的照射虽不是经常的，但所受照射的大小高于工作场所中氡持续照射情况补救行动水平（≥1 000Bq/m³）；③喷气飞机飞行过程中机组人员所受的天然源照射。

2. 医疗照射　患者(包括不一定患病的受检者)因自身医学诊断或治疗所受的照射、知情但自愿帮助和安慰患者的人员(不包括施行诊断或治疗的执业医师或医技人员)所受到的照射以及生物医学研究计划中志愿者所受到的电离辐射的照射。在受到医疗照射的群体中以诊治疾病的患者占绝大多数，对于这一受照群体国内外尤为关注。ICRP 第 103 号出版物中建议把医疗照射特别加以限定称为患者的医疗照射。

可见患者的医疗照射是指在放射诊断、介入放射学诊疗、核医学诊疗和放射治疗程序中患者所接受的医用电离辐射的照射。但是在放射治疗中对患者的抚育者和陪护者以及生物医学研究中的志愿者的防护也应给予专门的考虑。

上述医疗照射均属于计划照射情况。但由于其有特殊的一面，又需要与其他计划照射情况不同的防护方案。患者的医疗照射的特殊性表现为：①患者和受检者从自身诊治疾病或保健体检的目的出发是自愿的、有意识接受的照射；②照射所带来的利益与潜在危险同在一个个体身上体现；③这一类照射是显著不均匀的，只限身体有限部分，其剂量大小因人、照射方式、照射部位和照射频率变化较大。

3. 公众照射　公众照射是指公众成员所受的辐射源的照射，包括获准的源和实践所产生的照射和在干预情况下受到的照射，但不包括职业照射、医疗照射和当地正常天然本底辐射的照射，通常将怀孕工作人员的胚胎和胎儿照射当作公众照射。

二、辐射干预

辐射干预又称干预，定义为任何旨在减少或避免不属于受控实践的或因事故而失控的源所致的照射或潜在照射的活动。即通过影响现存形式而降低总的照射的人类活动（如移开现存的放射源、改变途径或减少受照人数）。需要实施干预行动的一般有两种情况，即应急照射情况下的干预与持续照射情况下的干预。

（一）干预的正当性

只有根据对健康保护和社会、经济等因素的综合考虑，预计干预的利大于弊时，干预才是正当的。在干预情况下，为减少或避免照射，只要采取的防护行动或补救行动是正当的，则应采取这类行动。所谓防护行动是指为避免或减少公众成员在持续照射或应急照射情况下的受照剂量而进行的一种干预，而补救行动是指在涉及持续照射的干预情况下，当超过规定的行动水平时所采取的行动，以减少可能受到的照射剂量。

在应急照射情况下，如果任何个人所受的预期剂量（指若不采取防护行动或补救行动，预期会受到的剂量，不是可防止的剂量。可防止的剂量是指采取防护行动所减少的剂量，即不采取防护行动的情况下预期会受到的剂量与在采取防护行动的情况下预期会受到的剂量之差）或剂量率接近或预计会接近可能导致严重损伤的阈值，则采取防护行动总是正当的。

在持续照射情况下，如果剂量水平接近或预计会接近国家标准规定的值时，则无论在什么情况下采取防护行动或补救行动总是正当的。只有当放射性污染和剂量水平很低不值得花费代价去采取补救行动时，或放射性污染非常严重和广泛，采取补救行动花费的代价太大时，采取补救行动不具有正当性。

（二）干预的最优化

为减少或避免照射而要采取防护行动或补救行动的形式、规模和持续时间均应是最优化的，即在通常的社会和经济情况下，从总体上考虑，能获得最大的净利益；也就是说，最优化过程是指决定干预行动的方法、规模及时间长短以谋取最大的利益。简单而言，弊与利之间的差额用同样的量表示。例如代价，包括"忧虑"的社会代价在内，对每一项所采取的防护行动应为正值，而且在计划这项行动的细节中应使其达到最大值。干预的代价不只是指能用金钱表示的代价，还指可能带来的非放射学危险或严重的社会影响。例如，居民短期离家未必花费很多钱，但可能使家庭成员暂时分离而造成"焦虑"、长期撤离或永久移居既要花费很多钱，而且有时也会带来精神创伤。在考虑进行干预的许多情况中，有不少是长期存在的，不要求紧迫行动。其他由事故引起的情况，如果不采取即时措施就可能造成严重照射。作出在应急情况下的干预计划应作为正常运行手续中的不可少的一部分。

（三）电离辐射警告标志

人类无法通过自身感觉去感知电离辐射的存在，因此在存在电离辐射的场所必须设置标志，以告知人们电离辐射的存在，提醒人们远离辐射场所。依据我国 GB 18871—2002《电离辐射防护与辐射源安全基本标准》，现行的有关电离辐射的标志分为两种，一种是电离辐射标志（图 2-1），另一种是电离辐射警告标志（图 2-2）。电离辐射标志通常张贴在放射性物质的外包装及其盛放容器或射线装置的外表面等处。电离辐射警告标志通常张贴在放射性工作场所控制区的出入口、通道、门及门楣等醒目之处。

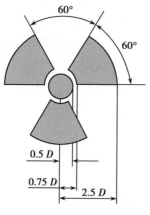

图 2-1　电离辐射标志

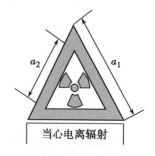

图 2-2　电离辐射警告标志

2007年IAEA、国际标准化组织(International Organization for Standardization, ISO)联合宣布启用一种新的放射性警告标志(图2-3),主要用于按IAEA分类的第Ⅰ、Ⅱ、Ⅲ类密封放射源。旨在更加形象和醒目地警示电离辐射的潜在危险,警告人们当接近有较大潜在危险的放射源时应快速远离。这是为了尽可能让公众更直观地了解与认识电离辐射危险,避免或减少公众受到有较大危险性放射源的意外伤害。目前这种警示标志,我国还没有引进和采纳。

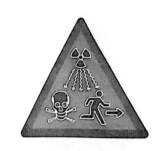

图2-3　新增放射性警告标志

三、放射防护目的

确定性效应和随机性效应共同构成电离辐射危害,这种危害不仅仅发生在受照者本人,也可能会发生在受照者的后代,人们可以通过一系列的防护手段,降低放射危害,但不能完全消除放射危害。基于这一现象,放射防护界就必须回答这样的问题:既然不可以完全消除电离辐射的危害,那么放射防护有什么作用? 放射危害降低到什么程度才能够被认为是安全的? 放射防护的目的是什么?

这些问题都不能以简单的方式予以回答,首先不能将电离辐射诱发的确定性效应和随机性效应相提并论。确定性效应存在阈剂量,对任何人,只要其器官、组织受到的辐射照射的剂量达到相应的剂量阈值时,必然出现确定性效应(有害的组织反应),而且确定性效应的严重程度也必然随着受照剂量的增加而加重。所以,在所有的辐射实践中,只要把人员受照剂量控制在器官或组织相应阈剂量以下,就可以避免确定性效应发生。就这一点说明,通过有效的放射防护,可以完全避免确定性效应的发生。

与确定性效应不同,随机性效应不存在剂量阈值,它的出现是由于单个细胞受电离辐射后出现的变异,这种变异不仅不能够被机体识别,还会通过细胞分裂的方式传给下一代细胞,甚至通过性细胞传给下一代个体,因此随机性效应不能完全被避免。在小剂量和低剂量率照射条件下,随机性效应发生概率和剂量之间呈线性关系,没有阈剂量,随机性效应一旦发生,其后果的严重性与辐射剂量无关。目前,在放射防护方面只能采取有效的措施或方法把随机性效应的发生概率限制到可以接受的水平,这个水平大约相当于职业人员的正常死亡率,即在概率范围内。由此说明,通过有效的放射防护,不能完全消除随机性效应的发生,只能降低其发生概率,这个概率可以被接受的范围就是职业人员的正常死亡率。

电离辐射是把双刃剑,人们在从事电离辐射相关的实践中获得利益,但也存在照射风险。放射防护的目的就是针对所有的辐射实践,采取有效的干预措施,以防止确定性效应的发生,减少随机性效应的诱发,使之达到可以接受的水平。

四、放射防护原则

放射防护的基本原则是放射防护体系的基础,ICRP 早在 1999 年建议书中,就提出了放射防护的三项基本原则,即实践的正当性、放射防护最优化和个人剂量限值。在 2007 年的 ICRP 第 103 号出版物中又再次强调了三项原则的应用,其中两项原则(实践正当性原则和防护最优化原则)是源相关的,适用于所有照射情况,而个人剂量限值涉及的是受控源职业照射和公众个人受照剂量,是个人相关的,它适用于除医疗照射患者以外的所有计划照射情况。

(一)实践的正当性

任何一项辐射实践,在开展之前均需要综合考虑实践带来的利益和为此冒的风险。正当性原则是源相关的,为实现对源的控制,减少辐射实践对职业人员和公众的照射,在引入伴有辐射照射的任何实践之前,都必须经过正当性判断。它要求在进行任何伴有辐射的实践活动时,必须权衡利弊,只有在考虑了社会、经济和其他相关因素之后,引入的实践给个人或社会带来的利益足以弥补其可能引起的辐射危害时,该实践才是正当的。若引进的某种实践活动不能带来超过代价的纯利益,则不能采用此种实践。

1. 正当性原则的应用　针对职业照射和公众照射,正当性原则的应用有两种不同的方法,它取决于是否可以直接控制源。第一种方法用于引入新的活动,在这里对放射防护预先进行了计划且可以对源采取必要的行动。正当性原则应用于这些情况,要求只有当计划的照射对受照射个人或社会能够产生净利益以抵消它带来的辐射危害时才可以引入。必须注意,当有新信息、新方法、新技术出现时,该项辐射实践的正当性需要重新审视判断;第二种方法用于主要通过改变照射途径的行动而非直接对源施加作用能够控制照射的情况。在现存照射情况和应急照射情况下,正当性原则用于决定是否采取行动以避免进一步的照射。减小剂量的任何决定,都会带来某些不利因素,必须要由做出这种决定带来的利益大于危害来证明其是正当的。

在两种方法中,判断正当性的责任通常落到政府或国家管理部门身上,以确保最广泛意义上的国家和社会整体利益,因而不必对每个个人有益。然而,用作正当性判断的信息可能包括许多方面,也可能是由政府部门以外的用户或其他组织或人员告知。同样,正当性判断将经常通过公众磋商过程告知,依据之一就是相关源的大小。正当性包含很多方面,不同的组织将会参与且负有责任。在这样的背景下,放射防护考虑将作为重要决策过程的一个依据。

2. 非正当照射　在下列实践中,通过添加放射性物质或通过活化从而使有关日用商品或产品中的放射性活度增加都是不正当的。包括:①涉及食品、饮料、化妆品或其他任何供人食入、吸入、经皮肤摄入或皮肤敷贴的商品或产品的实践;②涉及辐射或放射性物质在日用商品或产品(如玩具等)中无意义的应用的实践;③在未查询临床症状情况下,为了职业、健康保险或法律目的而开展的放射检查,除非此检查预期能够为被检查个人的健康提供有用的信息,或能够为重要的犯罪调查提供证据。这几乎总是意味着必须对获得的影像进行临床评估,否则照射就不是正当的;④对无症状的人群组进行涉及辐射照射的医学筛选检查,除非对受检查个人或整个人群的预期利益足以弥补经济和社会成本(包括辐射危害)。应当考虑筛选程序检查疾病的可能性,对查出疾病给予有效治疗的可能性,以及对于某些疾病,控制这些疾病给整个社会带来的利益。

在引入实践的计划照射情况之外,对于现存和应急照射情况就不是选不选择这种源的问题,而主要是通过改变照射途径的行动而非直接对源施加作用来控制照射的。这是实现正当性原则的另一种方式。在这种情况下,正当性原则用于决定是否采取行动以避免进一步的照射,原因是减少剂量的任何决定,都会带来某些不利因素,此时采取某种行动,只有带来的利益大于危害才是正当的。

3. 医疗照射的正当性判断的特殊性　医疗照射的正当性判断的职权经常是归于专业人员,而非政府部门。医疗照射的主要目标是照射给患者带来纯利益,采用某一特定程序的正当性就成了从业医师的责任。医生经周密权衡认为使用某一放射诊疗程序会给患者带来净利益,那么这种专业上的判断就构成了使患者接受这种照射的正当理由。为此医疗机构开展放射诊疗工作人员的执业条件十分重要。他们必须经过放射卫生防护专门培训,熟知所采用的程序及该程序的危险与利益。我国 GB 18871—2002《电离辐射防护与辐射源安全基本标准》中指出:医疗照射实践及其用源的申请者,在申请书中应说明执业医师在辐射防护方面的资格;承诺只有具备有关法规、规定的或许可证中写明的辐射防护专业资格的职业医师,才允许开具使用其源的检查申请单或治疗处方。

医疗照射本质上是患者在不同程度知情同意情况下自愿接受的,患者个人是直接健康的受益者,同时也是放射危害的承受者。确保对患者利大于弊,净效益为正,是医疗照射的首要目标,同时应恰当地考虑对放射工作人员和其他人员的辐射照射危害。由于医用辐射实践的独特性质,对患者的医疗照射,需要采取与其他计划照射情况不同的、更加细致的正当性判断方法。

(二)放射防护的最优化

对个人剂量或危险限制的防护最优化原则是防护体系的核心,适用于所有的三种照射情况,即计划照射情况、应急照射情况和现存照射情况。在过去的几十年中,最优化原则的应用已显著地降低了职业照射和公众照射的剂量水平。

只要一项实践被判定为正当的并予以采纳,就需要考虑如何有效地使用资源来降低对职业人员和公众的照射与危险,放射防护最优化的本质是在付出代价与所获得净利益之间进行权衡,求得以最小的代价获得最大的利益,因此放射防护最优化定义为:在考虑了经济和社会因素后,受照射的可能性、受照射人员数以及个人所受剂量的大小均应保持在可合理达到的尽可能低的水平(as low as reasonably achievable, ALARA),因此最优化原则又被称为 ALARA 原则。这意味着在主要情况下防护水平应当是最佳的,取利弊之差的最大值。为了避免这种优化过程的严重不公平的结果,应当对个人受到特定源的剂量或危险需要加以限制(剂量约束或危险约束以及参考水平)。

ICRP 2007 出版物提出了放射防护最优化的分步优化法,即最优化总是旨在达到主要情况下防护的最佳水平,通过以下持续、反复的过程:①估计照射情况,包括任何潜在照射(过程的框架);②选择剂量约束或参考水平的适宜值;③鉴明可供选择的可能的防护方案;④选择情况下的最佳防护方案;⑤实施所选择的防护方案。

由上述过程可知:防护最优化并非剂量的最小化,而是经过仔细地对放射危害和保护个人可利用资源进行权衡的评价结果,最优化就是通过持续、反复的过程,寻求达到防护的最佳水平(如:选择和实施主要情况下的最佳防护方案等)。

放射防护最优化应在计划的立项阶段就予以考虑,它贯穿于实践或设施的选址、设计、操作、运行和退役的全过程,并应定期审核,以确定是否需要调整。

最优化是一个前瞻性的反复过程,旨在防止或降低未来的照射。

1. 可合理达到的尽可能低的水平 怎样理解可合理达到的尽可能低的水平呢? ICRP 已经作出结论指出可通过运用代价与利益分析的程序来解释,并在 ICRP 第 26 号出版物中指明了进行这种分析的一种简单的方法。

对一项含有辐射照射的实践,其正当性和最优化条件可用以下数学方程来帮助分析。

令 B 代表所产生的纯利益;

V 代表该项事业的价值(即毛利益);

P 代表该项事业所用的基本生产代价;

X 代表用于放射防护而付出的代价;

Y 代表该项事业带来的辐射危害代价;

S 为集体有效剂量(人·Sv)。

当利益与代价能用同一尺度表示时,则有公式 2-1:

$$B=V-(P+X+Y)=(V-P)-(X+Y)$$ 公式 2-1

式中:

V、P——与辐射照射无关的参数;

X、Y——集体有效剂量(S)的函数。

详见图 2-4。

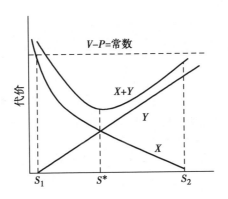

图 2-4 正当性与最优化示意图

正当性条件就是纯利益 B>0,即公式 2-2:

$$(V-P)>(X+Y)$$ 公式 2-2

最优化条件(即使引进的实践获得净利益达到最大)见公式 2-3:

$$\frac{\mathrm{d}B}{\mathrm{d}S}=\frac{\mathrm{d}}{\mathrm{d}S}(V-P)-\frac{\mathrm{d}}{\mathrm{d}S}(X+Y)=0 \qquad \text{公式 2-3}$$

$$\therefore \frac{\mathrm{d}}{\mathrm{d}S}(X+Y)=0$$

$$\frac{\mathrm{d}X}{\mathrm{d}S}+\frac{\mathrm{d}Y}{\mathrm{d}S}=0$$

集体剂量 S 对应于 $(X+Y)$ 的最低点的值 $S*$, 可写成公式 2-4:

$$\left(\frac{\mathrm{d}X}{\mathrm{d}S}\right)_{S*}=-\left(\frac{\mathrm{d}Y}{\mathrm{d}S}\right)_{S*} \qquad \text{公式 2-4}$$

式中表示减少单位集体有效剂量(人·Sv)所耗去的防护费用,必须与降低 1 人·Sv 而减少的危害相抵消。满足要求就是把剂量保持在"可合理达到的尽可能低的水平"。

2. 剂量约束和参考水平　最优化方法有多种,如直观分析法、多因素分析法、代价-利益分析法和决策分析法等。大多数防护最优化方法倾向于强调对社会及全体受照人口的利益与危害。但利益与危害不大可能在社会中以相同的方式分配,因而最优化可能在某一名个人与另一名个人之间引起相当大的不公平。为缩小或限制这种不公平,可以在最优化过程中对特定源使个人受到的剂量或危险加以限制,ICRP 引入了源相关的约束概念。但由于照射情况不同,这种限制和约束的称谓也不同。

ICRP 对计划照射情况(除患者的医疗照射外)这一剂量水平的限制沿用了术语"剂量约束";对应急照射和现存照射情况,则采用术语"参考水平"进行描述。诊断参考水平已经在医学诊断(即计划照射情况)中应用,以表明在常规条件下患者的剂量水平或某个特定的影像程序所注射的活度,对于该程序是异常高还是低。如果有问题,则需要启动一个地区性复查,以确定防护是否已经得到了充分优化,或是否需要采取纠正措施。

选定的剂量约束或参考水平数值依赖于所考虑照射的环境,无论是剂量和危险约束还是参考水平都不代表"危险"与"安全"的分界线,也不表示改变个人相关健康危害的梯级。

表 2-1 列出了 ICRP 2007 年报告防护体系中不同类型的剂量限制与照射情况、照射类型的关系。

表 2-1　ICRP 防护体系中用到的剂量约束和参考水平

照射情况类型	职业照射	公众照射	医疗照射
计划照射情况	剂量限值	剂量限值	诊断参考水平[d]
	剂量约束	剂量约束	(剂量约束)[e]
应急照射情况	参考水平[a]	参考水平	不适用[b]
现存照射情况	不适用[c]	参考水平	不适用[b]

注:[a] 长期的恢复作业应作为计划中的职业照射的一部分;
[b] 不适用;
[c] 在受影响区域内长期从事补救工作或从事延续性工作所接受的照射应作为计划中的职业照射的一部分,即使辐射源是"现存"的;
[d] 患者;
[e] 仅指抚育者、照顾者及生物医学研究志愿者。

（1）剂量约束:指除患者的医疗照射之外,计划引进的辐射实践活动中针对具体的源所引起个人剂量预先确定的一种限制,其限制性量值称为剂量约束值。其目的是为剔除任何导致个人剂量高于所选定剂量约束值的那些防护方案等情况,所以说它是对该源进行防护最优化时预期剂量的上限,用于放射源防护最优化时的约束条件。它是代表防护的基本水平,并非最佳。

实践对工作人员和公众成员照射的个人剂量约束值等于个人剂量限值,即工作人员为 20mSv/a、公众成员为 1mSv/a。在防护设计过程中不能把剂量约束值视为目标值,防护最优化将确定一个在约束值以下的可接受的剂量水平,这个最优化的剂量水平才是设计防护行动的预期结果。又如 GB 1887—2002 "放射性残存物持续照射的剂量约束"指出"剂量约束值通常应在公众照射剂量限值的 10%~30%（即 0.1~0.3mSv/a）的范围之内"。

对于职业照射,剂量约束是一个用来限制选择范围的个人剂量数值,因此在最优化过程中仅仅考虑那些预期所引起的剂量低于约束值的选择。对于公众照射,剂量约束是公众成员从一个特定可控源的计划作业中接受到的年剂量上界。必须强调剂量约束值不能用作或理解为规定的监管限值。

（2）危险约束:在计划照射情况下,可能存在不是计划发生的照射,即潜在照射。当引入一个辐射实践在应用正当性和最优化原则时就应当对潜在照射危险予以充分考虑。

危险约束与剂量约束一样,是源相关的,且原则上使来自各项获准实践的所有潜在照射所致的个人危险应与正常照射剂量限值所相应的健康危害处于同一数量级水平。对职业照射来说,20mSv/a 是个上限值,显然不能用它来估计危险。考虑到估计一个不安全状况的概率及其所致剂量时可能存在很大的不确定性,因此 ICRP 建议采用危险约束的通用值通常是适当的。在 ICRP 剂量限值体系已得到实施且防护得到最优化的情况下,根据既往正常职业照射的普遍情况来看,平均个人年职业照射有效剂量可达 5mSv。因此对工作人员的潜在照射,ICRP 推荐通用的危险约束值每年 2×10^{-4},它相当于平均职业年剂量 5mSv 的致死癌症概率。对于公众的潜在照射,ICRP 推荐为每年 1×10^{-5} 危险约束值。

(3) 参考水平:参考水平不是剂量限值,而是在应急照射情况或现存照射情况下,设定的一个剂量、危险或高度浓度水平。高于这个水平,允许照射的发生是不适当的;低于这个水平,防护与安全的最优化方案可继续执行。参考水平值的选择取决于照射实践的具体情况。最常用的参考水平有记录水平、调查水平、干预水平等,采用这些水平可以避免不必要或徒劳的工作而有助于有效地利用资源。

1) 记录水平:记录水平是这样一种水平,高于此水平的监测结果被认为有重要意义,需记录在案,而低于此水平的监测结果可被忽略。对于外照射个人剂量监测的记录水平,应当根据监测周期确定,记录水平不能低于每年 1mSv,但在实际执行时,记录水平往往从 0mSv 开始。

2) 调查水平:达到或超过年有效剂量限值、年摄入量限值、单位体积物质中活度浓度导出的限值和单位面积上核素污染活度控制水平的水平,称为调查水平。应当对出现这种情况的原因进行调查。可以根据预期的水平选定个人剂量和摄入量的调查水平,根据个人监测时间的周期选择相应的相关限值的一个份额作为调查水平。职业照射调查水平的剂量下限通常为每年 5mSv,在实际工作中往往取 1.25mSv/季度。

3) 干预水平:为减少非受控源或事故失控源对人员的照射剂量而采取的行动,称为干预。针对非受控源持续照射情况或针对应急照射情况合理确定的可防止的剂量水平,称为干预水平或称行动水平。当达到干预水平时,对于持续照射而言,应当采取补救行动;对于应急照射来说,应当采取防护行动。在职业照射情况下,在年有效剂量超过 20mSv 时,就应当考虑这种过量照射的产生原因有可能存在源失控,因此对这项辐射实践需要采取强制性的干预措施。

(三) 个人剂量限值

GB 18871—2002《电离辐射防护与辐射源安全基本标准》,是我国的现行放射防护标准,它大体包括两个部分:行为准则和剂量限值。剂量限值是指在正常情况下为了保护个人而制定的防护水平,即与人相关的。剂量限值仅适用于计划照射情况,不包括患者的医疗照射。

对于应用辐射源的计划照射,首先要执行源相关的防护原则,进行正当化分析判断和最优化防护设计。在此基础上,利用个人相关的防护原则,以个人剂量限值来确保职业人员和公众的安全。

1. 职业照射剂量限值

(1) 应对任何工作人员的职业照射水平进行控制,使之不超过下述限值:①由审管部门决定的连续 5 年的年平均有效剂量(但不可作任何追溯性平均),20mSv;②任何一年中的有效剂量,50mSv;③眼晶状体的年当量剂量,150mSv;④四肢(手和足)或皮肤的年当量剂量,500mSv。

2011 年 IAEA 在其出版物《国际辐射防护和辐射源安全的基本安全标准》中提出了修改建议,对于年龄在 18 岁以上的工作人员的职业照射,剂量限值为:①连续 5 年以上年平均有效剂量 20mSv(5 年内 100mSv),并且任何单一年份内有效剂量 50mSv;②连续 5 年以上眼晶体接受的年平均当量剂量 20mSv(5 年内 100mSv),并且任何单一年份内当量剂量 50mSv;③一年中四肢(手和脚)或皮肤接受的当量剂量 500mSv。

(2) 特殊人群职业照射剂量限值

1) 对怀孕或哺乳放射工作人员的照射,附加的限制是:对怀孕妇女工作中的防护方法应为胚胎或胎儿提供与公众成员完全相似的保护。即自发现怀孕之日起,怀孕放射工作人员的工作环境应该能确保在余下的孕期内胚胎或胎儿受到的附加剂量不得超过 1mSv。

2) 对于年龄为 16~18 岁接受涉及就业培训的学徒和年龄为 16~18 岁在学习过程中需要使用放射源的学生,应控制其职业照射使之不超过下述限值:①年有效剂量 6mSv。②眼晶体的当量剂量 50mSv/a(《国际辐射防护和辐射源安全的基本安全标准》中修改为 20mSv)。③四肢(手和脚)或皮肤的当量剂量 150mSv/a。

2. 公众照射剂量限值　实践使公众中有关关键人群组的成员所受到的平均剂量估计值不应超过下述限值:①年有效剂量 1mSv;②特殊情况下,如果 5 个连续年的年平均剂量不超过 1mSv,则某单一年份的有效剂量可提高到 5mSv;③眼晶状体的年当量剂量 15mSv;④皮肤的年当量剂量 50mSv。

3. 慰问者及探视人员的剂量限制　剂量限值不适用于患者的慰问者。例如,明知会受到照射却自愿帮助护理、支持和探视、慰问正在接受医学诊断或治疗的患者的人员。但是,应对患者的慰问者所受的照射加以约束,使他们在患者诊断或治疗期间所受的剂量不超过5mSv。应将探视食入放射性物质患者的儿童所受的剂量限制在1mSv以下。

剂量限值不适用于医疗照射,也不适用于无任何主要负责方负责的天然源的照射。剂量限值包括在规定期间内外照射引起的剂量和在同一期间内摄入放射性核素的内照射引起的待积剂量之和。

同样,剂量限值不适用于应急照射情况。但在应急照射情况结束时,承担恢复和重建作业的人员应视为职业受照人员,并应按正常的职业放射防护标准进行防护,他们所受到的照射不应超过职业剂量限值。正像GB 18871—2002所指出的“一旦应急干预阶段结束,从事恢复工作(如工厂与建筑物修理,废物处置,或厂区及周围地区去污等)的工作人员所受的照射则应满足本标准第六章(即职业照射)所规定的有关职业照射的全部具体要求。”

4. 医疗照射的剂量指导水平　由于医疗照射的目的是为患者提供健康信息与疾病治疗,患者是辐射实践的受益者,这种受益是不能以一个固定的指标值来限定的,因此对医疗照射没有固定的剂量限值;但患者也不能额外无限制地为此付出,因此必须对医疗照射的患者剂量加以约束,这就是医疗照射的剂量指导水平,它实际上是放射防护三原则中剂量限值原则的另一种表示方法,但仅适用于诊断性照射(包括放射诊断和核医学诊断)的安全防护管理和质量控制。

(四) 放射防护体系的伦理基础

ICRP在2018年发布的第138号出版物中阐述了放射防护体系的伦理基础,重在阐明伦理是放射防护体系中不可分割的一部分,该出版物首先针对的是放射防护领域,它同时也面向广大的权威机构、经营者、工人、医疗人员、患者、公众以及致力于人类和环境保护的代表组织。它对支持现有体系的四个核心伦理价值进行了描述:有利/无害;谨慎;公正和尊严。同时也论述了这些核心伦理价值与放射防护原则即放射实践的正当性、防护的最优化和个人剂量限值的关系。最后论及实际体系实施所要求的关键程序价值,强调责任、透明度和包容性。

(1) 有利/无害:这一原则强调在利用放射性技术时,应首先确保其对个人和社会带来的益处大于可能造成的伤害。它要求决策者在进行任何涉及放射性的活动前,进行充分的风险评估,并采取措施将潜在危害降至最低。同时,也要求在实施过程中持续监测,以确保辐射水平始终保持在安全限值以下,从而保护受照者免受不必要的伤害。

(2) 谨慎(prudence):谨慎原则要求在处理放射性物质时保持高度的警觉性和责任感。它强调在缺乏充分证据支持某项决策的安全性时,应采取保守态度,避免冒险行为。此外,谨慎还体现在对新技术、新方法的审慎评估上,确保在充分验证其安全性和有效性之前,不轻易推广使用。

(3) 公正(justice):公正原则要求放射防护资源的分配和使用应公平合理,不应因种族、性别、社会地位等因素而有所偏袒。在紧急情况下,应优先保护那些最容易受到伤害的人群,如儿童、孕妇和老年人。同时,公正也体现在对辐射暴露风险的合理分配上,确保高风险作业得到适当的补偿和保障。

(4) 尊严(dignity):尊严原则强调在放射防护工作中应尊重每个人的基本权利和尊严。这包括保护个人隐私,避免不必要的辐射暴露,以及在受到辐射伤害时提供及时、有效的医疗救治和心理支持。此外,尊严还体现在对受照者及其家属的尊重上,确保他们在整个过程中得到充分的告知、参与和决策权。

综上所述,这四个核心伦理价值共同构成了放射防护体系的基础框架,为确保放射性技术的安全应用提供了重要的道德指引。

(五) 豁免与豁免水平

经过国家审管部门确认,如果某项辐射实践经判断是正当的,能满足豁免准则的要求,并能满足审管部门根据豁免准则规定的豁免水平的要求时,则该实践和实践中的源可以被免除审管部门对其实施的管理控制,不作为辐射实践对待。这也是 GB 18871—2002 中的一个源项监管要求。

1. 豁免准则　①被豁免的实践或源对个人造成的辐射危险足够低,没有必要再对它们实施管理。②被豁免的实践或源引起的群体辐射危险足够低,通常情况下不值得再对它们实施管理控制。③被豁免实践和源具有其固有安全性,能满足前两项要求,并能始终得到保证。

如果经过审管部门确认,在任何实际可能的情况下,下列豁免准则都能得以满足的话,就可以不做进一步考虑而将实践或实践中的源予以豁免:①被豁免的实践或源使任何公众成员在一年内受到的有效剂量预计为 $10\mu Sv$ 量级或更小;②实施该实践一年内引起的集体有效剂量不大于 1 人·Sv,或防护最优化评价结果表明豁免是最优选择。

2. 可豁免的源与豁免水平　依据豁免准则、下列各种实践中的源经过审管部门认可后,可以被豁免:

(1) 具有审管部门认可型式的辐射发生器和电子管件(如显像用阴极射线管)。电子管件需符合下列条件:①正常运行操作条件下,在距设备的任何可达表面 0.1m 处引起的周围剂量当量率或定向剂量当量率不超过 $1\mu Sv/h$;②产生辐射的最大能量不大于 5keV。

(2) 符合以下要求的放射性物质,即任何时间段内在进行实践的场所存在的给定核素的总活度或在实践中使用的给定的活度浓度不应超过审管部门规定的豁免水平。

GB 18871—2002 附录 A 中给出的放射性核素的豁免活度浓度和豁免活度,是根据某些可能不足以可无限制使用的照射情景、模式和参数推导得出的,只能作为申报豁免的基础。在考虑豁免时,审管部门会根据实际的情况逐例审查,在某些情况下也可能会采取更严格的豁免水平。在应用 GB 18871—2002 附录 A 中给出的豁免水平时,必须注意以下几点:①这些豁免水平原则上只适于组织良好和人员训练有素的工作场所,即只适于以小量放射性物质和源的工业应用、实验室应用或医学应用。例如,利用小的密封点状源刻度探测器,将小量非密封放射性物质溶液装入容器内,或作为工业示踪剂,或作为低活度气体核素的医学应用等。②对于未被排除的天然放射性核素豁免的应用,只限于引入消费品中的天然放射性核素,或是将它们(如 ^{226}Ra、^{210}Po)作为一种放射源使用,或是利用它们(如钍、铀)的元素特性等情况。③对于一种以上的放射性核素,仅当各种放射性核素的活度或活度浓度与其相应的豁免活度或豁免活度浓度值之比值的和小于 1 时,才可能考虑给予豁免。④除非有关的照射已经被排除,否则对较大批量放射性物质的豁免,即使其活度浓度低于 GB 18871—2020《电离辐射防护与辐射源安全基本标准》附表 2 中给出的豁免水平,也需要由审管部门作进一步的考虑。⑤严格禁止为了申报豁免而采用人工稀释等方法降低放射性活度浓度。

遵守审管部门规定,例如达到与放射性物质的物理或化学形态有关的条件和与放射性物质的使用或处置有关的条件时,可以予以有条件的豁免。

第二节   外照射防护

电离辐射在应用过程中,根据其作用于人体的方式,分为外照射和内照射。存在于体外的电离辐射源对人体的照射称为外照射。外照射包括:X 射线照射、γ 射线照射、β 射线照射、高能 α 粒子照射和中子照射等;以及浸没照射,如放射性气溶胶或惰性气体的 β 射线,γ 射线混合照射和污染的水体的 β 射线,γ 射线混合照射等等。本小节将重点介绍外照射的工作场所、时间防护、距离防护及屏蔽防护三种防护手段的原理及常用的屏蔽材料等,为实际应用提供参考。

一、工作场所

存在于体外的辐射源对人体的照射,统称为外照射。可能受到外照射危害的人员包括职业人员、受检者或患者和公众等。总体上,外照射防护是一个系统性工程,涉及相关的设备、人员和场所,对于外照射的防护,一般采取选址、布局、分区、屏蔽、通风、设置警示用语、警告标志以及管理等防护设施和措施。

对于一个已经经过正当性判断的实践中的源,在考虑了经济和社会因素的前提下,个人有效剂量的大小、受照的工作人员数目和可能发生但并未实际接受的照射都应当保持在可以合理做到的尽量低的程度。为此,在安全管理方面应当按 GB 18871—2002 中规定,将工作场所区划为控制区和监督区。

1. 控制区 为了下述目的把要求或可能要求采取专门防护措施或做出安全规定的区域指定为控制区。①在正常工作条件下控制正常照射或防止污染扩散;②防止潜在照射或限制其程度。

在确定任何一个控制区的边界时,必须考虑预期的正常照射的大小和潜在照射的可能性及其大小,以及所需防护与安全程序的性质和范围。应当采用实体手段划定控制区边界;当实在难以做到之时,应采用某些其他适宜的手段。

当某项源投入使用,或仅仅间歇性运行,或从一处移到另一处时,可以采取适当的方法划定相应的控制区并规定照射时间。

在控制区进出口处和控制区内相应位置设立醒目的符合标准规定的电离辐射警告标志。制定在控制区的职业防护与安全措施,包括适用于控制区的规则、程序以及安全联锁以限制人员进出控制区,定期审查控制区的工作条件,以确定是否有必要修订防护措施或安全规定,或是否需要更改控制区边界。

2. 监督区 将未被指定为控制区,且通常不需要采取专门防护手段和安全措施但要不断检查其职业照射水平的区域。在考虑到监督区放射危害的性质和范围之后,必须:①采用适当方法划定监督区边界;②在监督区出入口处适当位置设立电离辐射警告标志;③定期审查该区域的工作条件,以确定是否需要采取防护措施和做出安全规定,或更改监督区边界。

二、防护措施

前面已经介绍过,放射防护的目的是避免发生有害的确定性效应,并把随机性效应的发生概率限制在可以接受的水平。无论是避免发生有害的确定性效应,还是降低随机性效应的发生概率,从根本上讲,就是减少射线对人体的照射,亦即减少射线对人体所传递的能量。根据这个要求及外照射的特点,减少外照射剂量的技术措施可以分为以下三种:时间防护、距离防护和屏蔽防护。以下就这三种防护措施逐一进行介绍。

(一) 时间防护

不论何种照射,在剂量率一定的情况下,人体受照射累积剂量的大小与受照时间成正比。接触射线的时间(在辐射场内停留的时间)越长,受照剂量就越高,其危害就越严重。时间防护就是利用这一原理,尽可能缩短受照射时间,使受照剂量减少到可以合理达到的最低程度。

时间防护是一种无须付出经济代价而简单易行的防护措施。作为职业受照者(放射工作人员)从事照射的实践行为,则需要有熟练而准确的操作技能、周到而详尽的准备工作与计划安排以及强烈的时间防护意识,才能做到缩短照射时间,有效地保护自己。

对医疗照射而言,放射诊疗人员同样需要技术熟练、操作准确、以缩短 X 射线透视的累积曝光时间;进行 X 射线摄影时要优选照射条件,尽量减少废片,以避免重复照射,从而尽可能减少患者的受照剂量。作为公众人员,应尽量避免或缩短在辐射场内的停留时间,例如:在 X 射线机房门、窗外逗留、陪同患者在照相室停留等。

(二) 距离防护

距离防护系指采取尽可能远离辐射或散射线的办法来减少受照剂量,达到防护的目的。这种方法对任何辐射源或散射体都是有效的。但从严格的物理、数学意义上考虑,只有当电离辐射源可以视为点状源,且周围介质对电离辐射的吸收很小,甚至可以忽略时,人体受到的剂量率接近与距离的平方成反比,即距离延长一倍,剂量率则减少到原来的 1/4。此规律简称为距离平方反比定律。

对医学诊断、介入用 X 射线可视为点状源。若忽略空气对 X 射线的吸收,则可以认为参考点 X 射线的照射量与距离的平方成反比。散射线随距离的延长而减弱的规律与直射线基本相同,所以用长柄夹具操作点状 γ 源、用遥控装置操作外照射源或者射线装置曝光时应使一切工作人员 (除受检者)尽量远离 X

射线管和散射体,都是距离防护的灵活运用。

（三）屏蔽防护

屏蔽防护即利用一定厚度的物质可以吸收和减弱射线的原理,在人体与辐射源或散射体之间设置一定的屏蔽,使人体受照剂量合理降至尽可能低的水平。屏蔽防护的类型要根据使用辐射源的种类、用途和操作方式等来确定,其原则是既要达到防护目的,又不影响实际操作。大致可分以下几种:

1. 固定式防护设施 例如各类照射室的防护墙、门、窗,铅玻璃、铅房、防护屏。

2. 移动式防护装置 例如与放射装置配套的各式防护屏,介入用铅悬挂防护屏/铅防护吊帘、床侧防护屏/床侧防护帘、移动铅防护屏风等。

3. 个人防护用品 放射工作人员自身穿戴的防护衣物(如铅橡胶围裙、铅橡胶帽子、铅防护眼镜、铅橡胶手套等),受检者或陪检者使用的防护用品(如铅橡胶性腺防护围裙或方巾、铅橡胶颈套、铅橡胶帽子、大领铅橡胶颈套等)。

在放射防护工作中,为了尽量减少不必要的照射,上述三种防护措施通常相互配合使用。

三、屏蔽材料

由于不同种类的射线,在不同的屏蔽材料的衰减不同,因此在选择屏蔽材料时,必须考虑射线与物质相互作用的特点。

（一）不同类型粒子与射线相互作用

在外照射防护中,常见的电离辐射类型主要有 β 射线、X 射线、γ 射线及中子,由于上述粒子与物质相互作用时具有不同的特点,如果选材不当,不仅经济上造成浪费,更重要的是在屏蔽效果上适得其反,下表给出了各种射线与不同材料的作用特征及屏蔽材料的选择举例(表 2-2)。

表 2-2 各种射线的作用特征

射线种类	与物质作用的主要形式	屏蔽材料种类	屏蔽材料举例
α 射线	电离和激发	一般物质	一张纸
β 射线	电离和激发、韧致辐射	轻物质+重物质	铝或有机玻璃+铁
X 射线、γ 射线	光电效应、康普顿效应、电子对效应	重物质	铅、铁、普通混凝土
中子	弹性散射、非弹性散射、吸收	轻物质	水、石蜡

（二）屏蔽材料的选择

一般来说,任何物质或多或少都能使穿过的射线受到衰减,但并不都适合作屏蔽材料。在选择屏蔽材料时,必须从材料的防护性能、结构性能、稳定性和经济成本等方面考虑。

1. 防护性能　防护性能好的屏蔽材料,应具有吸收射线的能力强(即铅当量高),散射线量小的特性。材料的防护性能常用铅当量表示。所谓铅当量,即为了便于比较各种屏蔽材料的防护性能,常用铅作为比较的标准,把达到一定厚度的某屏蔽材料相同防护效果的铅板厚度,称为该一定厚度屏蔽材料的铅当量,单位为 mmPb。有时还采用比铅当量的概念,所谓比铅当量,是指单位厚度防护材料的铅当量。

需要注意的是,屏蔽材料的铅当量不是固定不变的,它随光子的能量和材料的厚度而变化。因此,凡谈到防护材料的铅当量,必须说明多厚的某种材料,在多大射线能量下的铅当量。

2. 结构性能　结构性能包括材料的物理形态,力学性质、机械强度和加工工艺。

3. 稳定性能　稳定性能则关系到材料能否经久耐用,为保证屏蔽效果不随时间而衰减,要求材料具有耐高温、耐腐蚀、耐辐射的特性。

4. 材料来源　材料易得,经济成本较低和易于加工。上述因素的综合权衡还要根据具体屏蔽对象和要求来确定。

（三）常用屏蔽材料

目前常用的 X 射线屏蔽材料依据结构特点和用途大致分为以下几类:

1. 重金属硬质防护材料常用的有铅、铁、铜和钨等,主要用于防护门、移动式防护屏蔽等。

（1）铅(Pb):原子序数 82,密度 $11.34g/cm^3$,熔点 327.4℃,具有耐腐蚀和强衰减 X、γ 射线的特性,易加工成型,是一种良好的屏蔽材料,但铅具有化学毒性,机械强度差,用作防护材料需要固定在铁板或木板上,以防止重力作用下垂。

使用铅做屏蔽材料要注意以下几点:

1）铅对 250kV 以下的"低能"X 射线吸收能力特别强,但产生的散射线量也较大,其返回散射线的强度是铁的 1.05 倍,为铝的 8.9 倍,在实际应用,为减少散射线强度,可采用铅、铝复合材料。

2）铅对 250kV 以上的"高能"X 射线,其防护性能相对降低。与混凝土相比,对 100kV 的 X 射线,1mmPb 约相当于 64mm 混凝土的防护效果;而对 6MeV

的高能 X 射线,则 1mmPb 约相当于 6.3mm 混凝土的防护效果,其减弱能力下降至低能射线的 1/10。

3)现在仍有使用铅板贴附在 X 射线机房或 CT 机房内墙壁上作防护材料的情况,不但造价高而且机房内的反向射线增多,并增加了铅对环境的污染,这种方法是不可取的;可以使用钡水泥抹墙面或使用复合防护板来增加防护厚度。

(2)铁或钢:放射防护时,铁与钢相同。铁(Fe)原子序数 26,密度 7.87g/cm³,熔点 1 536℃,铁的机械强度高,易加工,廉价,易于获得,有较好的防护性能,因此是防护性能与结构性能兼优的屏蔽材料,通常用于移动式防护屏蔽,有时用作防护门的材料,不锈钢多用于防护门的包装材料和支撑材料。

对 100kV 以下的 X 射线,6mm 厚的铁板大约相当于 1mm 厚铅板的防护效果,因此可在某些用途中用铁代替铅。而且铁常与铅复合应用,作为屏蔽体的骨架或铅板的夹持物用于 X 射线的防护。

铁对高能 X 射线的防护性能相对提高,例如对 150~300kV 的 X 射线,其比铅当量约为 0.077mmPb/mm 材料,而对 6MV 的 X 射线,铁的比铅当量上升到 0.56mmPb/mm。

2. 建筑用墙体防护材料

(1)混凝土(简称为"砼"):普通混凝土密度为 2.3g/cm³,由水泥粗骨料(石子)、沙子和水泥混合而成,其成分按重量约为 50% 的硅砂,内含少量的金属氧化物和一定数量的水分,混凝土有碳质和硅质混凝土之分。混凝土的成本低廉,有良好的结构性能,在工程中多用作固定的防护屏蔽。用在放射防护建筑上,既可防 X 射线、γ 射线,也可防中子,是一种常用的墙体防护材料。有时,为了减少屏蔽厚度,缩小体积,使用高密度的混凝土,也称重混凝土。其办法是用铅沙、铁沙代替普通的沙子,用重晶石、矿石、铁矿石以至铸铁块、废钢块代替碎石来提高混凝土的密度,增加防护效果。不过这类混凝土的成本提高,不是特别需要时一般不用重混凝土。

(2)黏土实心砖:砖的密度为 1.6g/cm³,廉价、通用、来源容易。对低能的 X 射线,砖的散射线较低,是屏蔽防护的好材料。在医用诊断 X 射线范围内,砖厚(240mm)实心砖墙约为 2mm 的铅当量,但在施工中应使砖缝内的灰浆饱满,不留空隙。

(3)复合防护材料:由多种吸收 X 射线的金属元素和硅砂等按一定的比例混合而成的干粉状防护材料,其基本成分为硫酸钡、氧化铁、氧化铝等,可采用重晶石矿粉、铁矿粉和铅矿粉混合制成。各成分之间的比例根据射线类型、能量及用途等通过试验确定,使之达到一定的铅当量。使用的方法:①掺入混凝土中浇筑作为粗、细骨料应用。②为防护填料,在两层砖墙之间稍加水湿润填充夯实。③与水泥黄沙按一定的比例混合加水搅拌成泥状抹墙,其施工方法与注意事项与墙面抹灰工艺相同。④制作成板状或砖状,用作墙体或顶棚防护。

硫酸钡作为目前使用率较高的复合防护材料,其防护性能略高于普通混凝土,密度高,强度低,造价适中。但是,其施工工艺条件要求高,尤其是对配比、挂网和保持饱满度要求高,需保证其附着力、密度和不开裂。另外,墙体所占空间稍大,容易开裂(须注意年检问题),一旦出现问题或者年检不合格,需把外装饰拆掉,解决防护问题后再重新恢复,给医院造成很大损失;无法重复使用,废弃时需要作为医疗废物进行专业处理。所以硫酸钡多用作配合材料。

3. 铅玻璃

(1) 铅玻璃:目前国产铅玻璃常用型号为 ZF 系列的 ZF$_3$ 和 GP 系列中的 GP$_2$,它们的密度分别是 4.46g/cm^3 和 4.2g/cm^3,对 80~120kV 的 X 射线的比铅当量分别是 0.24 和 0.22 左右,透过度≥80%,铅玻璃中含铅量越高,其密度越大,比铅当量越高,但其颜色变黄,表面硬度降低,而且更容易氧化变色,致使透光率降低。从实用性考虑,若不考虑厚度限制,医学上应用一般以 ZF$_2$ 和 GF$_2$ 为宜。

铅玻璃主要用作诊断 X 线机房、CT、介入等机房以及 X 射线摄影防护室、防护屏上的观察窗等。所需屏蔽厚度可根据计算确定。

购买铅玻璃注意索要检验合格证,一般铅玻璃包装箱内应附有检验合格证和使用说明书,防护玻璃板在左下角不少于 10mm 距离的表面上,应永久性标明生产厂家或供应商的名称或商标、产品型号、产品规格和标称衰减当量。

(2) 有机铅玻璃(含铅透明树脂板):目前市面上常见的有机铅玻璃密度约为 1.6g/cm^3 左右,浅黄色,随厚度和含铅量的增加而颜色逐渐变深,对 80~120kV 的 X 射线的比铅当量约为 0.042mmPb/mm 材料。

4. 水　水是一种良好的阻挡剂,可以将放射性物质困在一定范围内,从而减少辐射对人类的影响。在核电站、核反应堆、核武器等设施中,通常会使用大量的水作为屏蔽材料,以保护工作人员和公众免受辐射的伤害。这些水可以作为冷却剂,也可以在事故发生时起到防护作用。另外,在紧急情况下,如核泄漏、核爆炸等,大多也是使用水进行稀释、清洗和冷却等操作,以降低辐射的强度和影响范围。因此,在一些核反应堆中,水被用作中子减速剂和屏蔽材料。

第三节　内照射防护

电离辐射在使用过程中,根据其作用于人体的方式,分为内照射和外照射。内照射是指放射性核素进入人体并参与组织代谢,其衰变时释放的射线对人体造成的照射。内照射不同于外照射的显著特点是,即便停止接触放射性物质以后,已经进入人体内的放射性物质仍将产生照射。而同一数量的放射性物质进入人体内后所引起的危害大于其在体外作为外照射源时所造成的危害。因此,内照射防护的基本原则是采取各种措施,尽可能地隔断放射性物质进入人体内的各种途径,减少其进入人体内的一切机会。

本节将重点讲述内照射风险来源、放射性核素的摄入途径、内照射防护目的、内照射防护措施等内容。

一、内照射来源与特点

对于操作非密封放射性物质,由于其极易扩散,从而污染工作场所表面或环境介质,形成的表面污染、放射性气溶胶及空气污染,直接或间接地进入人体引起内照射;对于职业人员而言,放射性核素进入人体的途径是通过呼吸系统、消化系统、皮肤及伤口,其中经由呼吸道系统进入人体是主要途径,也有通过误食或伤口等进入人体内部造成内照射的。对临床核医学诊疗患者而言,除上述渠道外,主要的方式是口服、静脉注射或肌内注射。

(一) 放射性核素进入人体途径

1. **呼吸道吸收**　非密封放射性物质操作场所空气受到放射性核素污染的概率较大,放射性核素以气态、气溶胶或微小粉尘的形式存在于空气中,气态放射性核素(氡、氚、氙、碘等)易经呼吸道黏膜或透过肺泡被吸收入血。核素经呼吸道的吸收,以肺泡吸收为主,吸收速度相当迅速。鼻腔及气管的表面积较小,但其黏膜的通透性很高。因此,核素经鼻腔、气管的吸收亦不容忽视。肺泡上皮细胞对脂溶性和水溶性分子或离子都具有高度的通透性,故对可溶性核素化合物,或易透过生物膜且易转移的核素,吸入后可迅速地分布到全身。

粉尘或气溶胶态的放射性核素在呼吸道内的吸收决定于粒径大小及化合物性质。一般粒径愈大,附着在上呼吸道黏膜上愈多,进入肺泡内愈少,吸收率低;粒径大于 $1\mu m$ 者,大部分被阻滞在鼻咽部、气管和支气管内;粒径在

0.01~1μm 的放射性尘埃危害最大,大部分沉积在肺部(包括细支气管、肺泡管、肺泡、肺泡囊)。部分吸收入血,部分被吞噬细胞吞噬后滞留在肺内成为放射灶。其中沉积在鼻咽部,气管和支气管的放射性灰尘大部分通过咳痰排出体外或吞入胃内,仅少部分吸收入血。难溶性化合物,或难透过生物膜且难转移的核素,则难以自肺泡吸收,并且肺泡内气流缓慢,难以清除,甚至长期滞留或沉积,使肺脏成为长期受照射的靶器官。呼吸是不受意识支配的自律性生理运动。人无时无刻不与外环境进行气体交换,因此呼吸道尤其是肺吸收是核素污染最危险的途径。

2. 消化道吸收　放射性核素可经过污染的手,或饮用被污染的水、食物、药品等,也可通过食物链经消化道进入体内。其中吸收率最高的是碱族元素(钠、钾、铯)和某些非金属元素(碘、碲),可达 90% 以上;其次是碱土族元素(锶、钡)为 10%~40%;镧系和锕系元素的吸收率最低,为 0.01%~0.1%。

放射性核素污染环境后,可由大气、水和土壤进入食物链(food chain)而自胃肠道吸收进入体内。胃肠道对核素的吸收率主要取决于化学性质,碱族和卤族元素极易溶于水,吸收率较高。由于胃肠道各段的 pH 不同,故放射性核素的酸性或碱性盐可分别在胃和小肠内并主要由小肠通过被动扩散方式吸收,哺乳动物胃肠是吸收营养物质和电解质的具有多种特殊功能的转运系统。有些放射性化合物可通过主动转运系统而被吸收。肠道上皮细胞还可通过吞噬和胞饮作用吸收或固着某些固体颗粒。难以吸收的放射性核素,可沉积于肠黏膜的褶皱内,短寿命核素可产生有害首过效应(first-pass effect)。

3. 皮肤伤口吸收　完好的皮肤是一道天然屏障,可以抵挡大部分放射性核素的侵入,但当皮肤受到创伤时,放射性物质通过伤口进入,吸收率较高。伤口和皮肤黏膜沾染放射性核素后,若不及时洗消,放射性核素将通过伤口和皮肤黏膜的渗透、吸收进入体内。有些放射性核素不但能被吸收而且吸收率较高,如气态或蒸汽态的放射性碘核素和氚水(HTO),溶于有机溶剂和酸性溶液的化合物,都能透过皮肤而吸收,在含 HTO 的环境中工作,HTO 经皮肤吸收入血的量与经肺吸收的量几乎相等。核素经皮肤吸收,主要依赖于简单扩散方式,先透过表皮脂质屏障进入真皮层,再逐渐移入毛细血管;也可经汗腺、皮脂腺和毛囊进入体内,但其量甚微,不占重要位置。放射性核素经皮肤的吸收率除受核素理化性质影响外,还受皮肤被污染的面积、皮肤部位、持续污染的时间、温度及湿度等因素的影响,皮肤涂有有机溶液或皮肤充血,可使吸收率增高。

（二）内照射特点

1. 放射性核素在人体内的代谢　进入体内的放射性物质可通过胃肠道、呼吸道、泌尿道以及汗腺、唾液腺和乳腺等途径从体内排出。①胃肠道，经口摄入或吸入后转移到胃肠道的难溶性或微溶性放射性核素，在最初的 2~3 天内，主要由粪便排出体外。如 ^{144}Ce、^{239}Pu、^{210}Po 由粪便可排除 90% 以上。②呼吸道，气态放射性核素（如氡、氚），以及挥发性放射性核素，主要经呼吸道排出，而且排出率高，速度快。如氡和氚进入体内后排出，在最初 0.2~2 小时内大部分经呼吸道排出。而停留在呼吸道上段的放射性核素，可随痰咳出。③泌尿道，经各种途径进入体内吸收入血的可溶性放射性核素，主要经肾随尿排出。如 ^{131}I、^{3}H 等进入体内后第 1 天尿中排出量占尿总排出量的 50% 左右，3 天内占尿总排出量的 90% 左右。

放射性核素从体内排出的途径、速度和排出率与放射性核素的理化性质和代谢特点有关。①经呼吸进入肺部的放射性核素一部分转移到体液中，一部分被呼出体外，一部分到消化道。各部分所占的比例与气溶胶的颗粒大小，与放射性物质的化学性质，与涉及个体的生理特征有关系。②食入的放射性物质，一部分被消化道吸收而转移到体液中，一部分随粪便排出体外，被吸收的比例也与放射性物质的化学性质和个体生理特征有关系。③从皮肤伤口进入的放射性物质经皮下组织直接进入体液，在体液中的放射性核素仍有一部分可能通过皮肤、肾、肝脏、肠道、肺随同汗、尿液、粪便排出体外，其余将沉积在与它相亲和的器官组织中（例如，碘主要沉积在甲状腺，钚主要沉积在骨和肝中）。

在生物体或给定器官或组织中的放射性核素排出速率近似地服从指数规律，由体内自然排出。而使机体内或给定器官或组织内核素的总活度减少一半所需的时间，称为该核素的生物半排期，记作 Tb；放射性活度按指数规律减少一半所需的时间，称为该核素的物理半衰期，记作 Tp；在生物机体内或给定器官或组织中的放射性核素由于其物理半衰期和生物半排期的综合作用近似地按指数规律减少到其总活度一半所需的时间，称为该核素的有效半减期，记作 Te。则见公式 2-5：

$$Te=Tp\times Tb/(Tp+Tb)$$

公式 2-5

2. 内照射危害特点

（1）呈持续性照射：放射性核素一经进入体内，对机体就产生连续性照射，直至放射性核素完全衰变成稳定性核素或全部排出体外，对机体的照射才会停止。

（2）选择性损伤：大多数放射性核素在体内选择性蓄积于组织器官中。在放射性核素沉积较多、比放射性高、吸收剂量大而排泄慢的组织器官受到的损伤最重。一般把某放射性核素引起内照射损伤最重的器官称为该核素的紧要器官，或称危象器官。例如，^{131}I 大部蓄积于甲状腺，^{90}Sr 主要蓄积于骨骼。甲状腺和骨骼分别称为放射性核素 ^{131}I 和 ^{90}Sr 的紧要器官。

二、内照射防护措施

有效的内照射防护基本措施包括以下内容：

（一）围封包容

围封，指把放射性物质限制在一定空间不让其外泄；包容，指在操作过程中将放射性物质密闭起来。对于操作人员、用工作服、帽、口罩、鞋、围裙、气衣等将其围封起来，以防止放射性物质进入体内。

包容与屏蔽是内照射防护的主要措施。包容，是将非密封放射性物质的使用控制在密封的空间内（如在手套箱、分装柜、通风橱内对非密封放射性物质进行操作），或在应急过程中，应急人员穿上气衣、把自己封闭起来，均为将非密封放射性物质与人员隔离开来，以防止污染的核素对人员侵入；屏蔽，狭义上是指使用有效的屏蔽材料，将非密封放射性物质发出的射线限制在控制区内，确保监督区辐射水平在安全允许的范围内。屏蔽材料一般固定在物理实体结构上（如墙体、顶棚和地板上），以确保控制区稳固安全。

（二）保洁去污

任何放射性核素的操作者都必须遵守安全操作规定，防止或减少污染的发生，保持工作场所内的清洁与整洁，对受到污染的表面应及时去污，有条件者建议安装空气净化装置。

1. 放射性表面污染的去污方法

（1）实验设备、地面、器械和物品的去污方法：对于橡胶制品，可用肥皂、合成洗涤剂做一般清洗，或用稀硝酸冲洗和刷洗；对于玻璃制品，可用肥皂、合成洗涤剂刷洗，也可用铬酸混合液、盐酸浸泡后冲洗；对于金属器皿，可用合成洗涤剂做一般清洗，可用稀硝酸浸泡后冲洗；对于油漆类，可用温水、水蒸气和合成洗涤剂等对污染局部进行擦洗，也可用碱性浓溶液擦洗。其他材料，根据不同的性质使用不同的去污方法。

（2）个人防护用品的去污处理及常用去污剂：个人防护用品主要包括乳胶手套、工作服、工作帽、工作鞋或工作靴、内衣、袜、围裙和袖套等，去污工作应包括污染个人防护用品的收集、分类、清洗、烘干和污染程度监测等步骤。将个人防护用品按不同的质料进行分类。如棉织、薄膜、合成纤维等分开。因为不同的质料,选用的去污剂不同,如棉织品要用腐蚀性小的去污剂,而薄膜和合成纤维则可选用腐蚀性较强的去污剂。

1) 乳胶手套、塑料围裙和袖套的去污:乳胶手套、塑料围裙和套袖的污染,可用肥皂或加 EDTA-Na$_2$(乙二胺四乙酸钠)的去污皂清洗,若经过 2~3 遍的清洗,污染低于控制水平时,则可晾干后重复使用;若经监测仍高于控制水平,则作为污染废物集中处理。

2) 工作服等棉织品的去污:对于大量的工作服等棉织品的去污,应由专人负责进行。如污染不甚严重的一类物品,可直接用洗衣机清洗;对于二、三类污染物品应加去污剂,如 6% 的柠檬酸反复清洗。对局部严重污染的物品,在清洗前应将其剪除,以免造成其他物品的再污染。为了提高去污效果,应采用软水清洗。对使用去污剂的物品,应反复多次地用清水漂洗,经污染监测确定是否可以重复使用。

(3) 皮肤表面的去污处理及常用去污剂:皮肤污染往往伴随着复杂的物理化学作用过程,污染的时间愈久,则愈难去污。所以,当皮肤受到放射性物质污染时,应及时用大量清洁温水冲洗,加用普通肥皂擦洗皮肤纹理处,再用软毛刷刷洗,经 2~3 遍清洗,一般均能达到去污要求。当皮肤受到严重污染或污染时间较久时,采用一般清洗法不能达到满意的效果。可根据所污染的放射性核素种类,选用肥皂、加 EDTA-Na$_2$(乙二胺四乙酸钠)的去污皂或陶土糊剂,加温水刷洗 2~3 遍,清水冲洗后可得很好效果。也可采用饱和高锰酸钾溶液浸泡数分钟后,清水冲洗,再用 5% 的亚硫酸氢钠或草酸溶液浸泡,清水冲洗,可得很好的去污效果。

在皮肤去污时,应注意切勿使用具有腐蚀性的强酸、强碱;切勿使用破坏皮脂的有机溶剂。不宜使用过热的水和硬毛刷去污,以防毛细血管扩张而增加皮肤的通透性,或擦伤皮肤,造成放射性核素被吸收。当放射性物质污染伤口时,立即用清净的流动水多次冲洗,并尽可能地使伤口流血(大出血例外),以达到尽量冲掉或排出放射性污染物的目的。

2. 空气净化　通过空气过滤等方法,尽量降低工作场所空气中放射性气溶胶的浓度、不断以清洁的空气替换被污染的空气,也就是通常所说的通风换气,工作场所通风换气能净化空气,改善空气质量。按空气流动的动力来源不同可将通风分为机械通风和自然通风;按驱动空气的方式不同可分为抽出式通风和送入式通风；按通风范围不同可分为全面通风和局部通风。按上述通风分类可以组合成多种通风方式。换气次数视空气被污染的水平而定，为防止环境污染，污染空气要经过滤才允许排入大气中。非密封放射性物质工作场所级别不同，要求的通风方式各异，通风换气次数也不同。通风换气量取决于机械通风量。通风换气次数的多少与所操作的非密封放射性物质活度、放射毒性、操作方式等因素有关。

（三）个人卫生防护

操作非密封放射性物质的人员，应根据工作性质正确穿戴相应的防护用品如工作服、工作帽、鞋靴、口罩等，必要时可穿戴隔绝式或活性炭过滤面具或特殊防护口罩。拟定安全操作规则，限制暴露于污染环境中的时间，并遵守相应的操作规程。

1. 建立安全操作制度　安全操作制度应当包括下述基本内容：①严禁在非密封放射性物质工作场所进食、饮水、吸烟及在冰箱内存放食物；②离开工作场所之前应洗手或淋浴去污染和接受污染检测；③不可以擅自将污染区内的物品携带至清洁区；④进入污染区的外来人员必须穿戴个人防护用具和直读式个人剂量计；⑤每天湿式清洁污染区或实验室，清洁工具应专用，不应当带到清洁区使用；⑥操作发射 γ 辐射的核素时，应当在配有可移动防护屏的通风柜内进行；⑦放射性物料或样品分装、蒸发、烘干应当在通风柜内操作；⑧未经部门负责人批准，非职业照射人员不可以随意进入污染区。

2. 使用个人防护用品　操作非密封放射性物质的人员，应根据工作性质正确穿戴相应的防护衣具如工作服、工作帽、靴鞋、手套和口罩，必要时可穿戴隔绝式或活性炭过滤面具或特殊防护口罩。限制暴露于污染环境中的时间。工作人员在非密封放射性物质工作场所或污染区应遵守相关安全操作制度。

个人防护用品包括通常情况下穿戴的工作帽、防护口罩、工作服、工作鞋和防护手套等，在有些特殊情况下需要补充采用的某些个人防护用品。例如，气衣、个人呼吸器、塑料套袖、塑料围裙、橡胶铅围裙、橡胶手套、纸质鞋套和防护眼镜等。

3. 工作人员卫生习惯　工作人员在控制区内应严格遵守有关辐射安全的安全规定，养成良好的工作作风和个人习惯，避免污染和污染扩散，比如在控制区内，身体不要随意靠在墙上、设备上，不要随意坐在地上，手不要乱摸墙壁、扶手，不要推眼镜，更不要摸自己的脸部，特别是嘴、鼻等部位。坚持工作后进行表面污染监测和出控制区后洗手的好习惯。

（四）稀释排放与妥善处理放射性废物

操作非密封放射性物质过程将会或多或少地产生液体放射性废物、固体放射性废物和气载放射性废物。采取合理而有效的措施治理放射性"三废"，是保护工作环境，减少放射性核素体内转移的重要内容。

收集和贮存放射性废物的原则是：减少产生、控制排放、净化浓缩、减容固化、严密包装、就地暂贮和集中处置。

废物收集的要求是：及时收集，防止流失；避免交叉污染，非放射性废物与放射性废物分别收集；短与长寿命核素的废物分别收集；液体与固体废物分别收集；可燃性废物与不可燃性废物分别收集。经过处理的放射性废液，在低于解控水平后，经相关审管部门允许后方可稀释排放。

废物贮存的要求是：在规定暂贮期限内废物能够回取，不能流失，确保废物容器的完好性；贮存库应防盗、防水、防火、有通风和屏蔽防护设施；废物应有记录，废物贮存量不应当超过设计容量；贮存期满应当适时进行处理。

非密封放射性物质应当贮存在贮源库内，由专人负责保管，贮源库应当加锁。在盛源容器表面加贴电离辐射标志、核素名称、核素理化特征、活度、进货日期和使用情况等。建立贮存放射源的明细账目和领用制度，定期清点所贮存的放射源，账物应相符合。非密封放射性物质管理的总目标是：使放射源始终处在受控制状态。

三、工作场所

内照射防护是比较复杂的，有关国际组织和国家都很重视，为了保护工作人员安全，达到内照射防护目的，必须采取综合措施，包括工作场所的选址、设计、建造、室内配置及设施等各个环节进行。

（一）非密封放射性物质的毒性分组

为判定非密封放射性物质工作场所的级别，便于对工作场所提出防护要求和确定防护下限，需要认识不同放射性核素并对其毒性进行分组。GB 18871—2002 按照开放源对工作场所可能导致的空气污染程度不同，依据核素的导出空气浓度，将放射性核素分为四组：低毒组、中毒组、高毒组和极毒组（详细分组可参看 GB 18871—2002 附录 D 放射性核素的毒性分组）。极毒组核素，包括 ^{226}Ra、^{241}Am、^{252}Cf 等；高毒组核素，包括 ^{10}Be、^{60}Co、^{90}Sr 和 ^{210}Pb 等；中毒组核素，包括 ^{125}I、^{131}I、^{137}Cs、^{153}Sm 和 ^{192}Ir 等；低毒组核素，包括 ^{18}F、^{40}K 和 ^{99m}Tc 等。

（二）非密封放射性物质工作场所选址、分区与分级

操作非密封放射性物质的工作场所应实行分级管理,工作场所应划分出监督区和控制区,合理布局工作场所,做好人流、物流、气流路径规划,妥善收集、暂存和处理放射性废物。

1. 放射工作场所选址　操作非密封放射性物质工作场所的选址原则是要选距离居民区尽量远且人较少到的地方,操作场所应尽量选择在单位内偏僻的区域,宜建在单独的建筑物内,或集中于建筑物的一端或底层,设置相应的物理隔离、单独的人员通道和单独的物流通道;与非放射性工作场所有明确的分界隔离,且放射性物质应设有单独的出入口,场所集中排风口的位置尽可能远离周边高层建筑。

2. 分级　在相同的防护条件下,操作的放射性活度越大,对环境的污染和对工作人员潜在危害的可能性就越大,依据非密封放射性物质日等效最大操作量将非密封放射性物质工作场所分为甲、乙、丙三级(表 2-3)。

表 2-3　非密封放射性物质工作场所的分级

分级	日等效最大操作量/Bq
甲级	$>4\times10^9$
乙级	$2\times10^7\sim4\times10^9$
丙级	豁免活度值$\sim2\times10^7$

注:日等效操作量=实际日操作量×毒性组别修正因子/操作方式有关的修正因子。

前面提到在 GB 18871—2002 中,将目前已知的放射性核素按其毒性不同分为 4 组,并给出了不同核素的毒性组别修正因子、操作方式与放射源状态的修正因子。

其中,极毒组、高毒组、中毒组和低毒组放射性核素毒性组别修正因子依次为 10、1、0.1 和 0.01。操作方式分为源的贮存、很简单的操作、简单操作和特别危险的操作,相应的修正因子详见表 2-4。

表 2-4　操作方式与放射源状态修正因子

操作方式	放射源状态			
	表面污染水平低的固体	液体溶液、悬浮液	表面有污染的固体	气体、蒸汽、粉末,压力高的液体,固体
源的贮存 [a]	1 000	100	10	1

续表

操作方式	放射源状态			
	表面污染水平低的固体	液体溶液、悬浮液	表面有污染的固体	气体、蒸汽、粉末，压力高的液体，固体
很简单的操作 [b]	100	10	1	0.1
简单操作 [c]	10	1	0.1	0.01
特别危险的操作 [d]	1	0.1	0.01	0.001

注：[a] 把盛放于容器中的核素的溶液、样品和废液密封后放在工作场所的通风柜、手套箱、样品架、工作台或专用柜内。这类操作发生污染的危险较小；

[b] 把少量稀溶液合并、分装或稀释，或洗涤污染不太严重的器皿等，这类操作过程中会有少量液体洒漏或飞溅；

[c] 溶液的取样、转移、沉淀、过滤或离心分离、萃取或反萃取、离子交换、色层分析、吸移或滴定核素溶液等。这类操作可能会有较多的放射性物质扩散，污染表面和空气；

[d] 放射性核素溶液加温、蒸发、烘干，强放射性溶液取样，粉末物质称量或溶解，干燥物质收集与转移等等。这类操作过程中会产生少量气体或气溶胶。操作过程发生污染事故的概率较大，后果也较严重。

3. 工作场所分区

（1）控制区：对于非密封放射性物质工作场所，凡是涉及非密封放射性物质使用、存储（包括放射性废物）的区域划为控制区。划定控制区的目的是在正常工作条件下，控制正常照射或防止污染的扩散，并防止或限制潜在照射的程度和范围。

实际工作中，要采用实体边界划定控制区，采用实体边界不现实时，也可以采用其他适当的手段，在源的运行或开启只是间歇性的或仅是把源从一处转移至另一处的情况下采用与主导情况相适应的方法划定控制区，并对照射时间加以规定。

对控制区采取屏蔽、包容等防护措施，控制区出、入口设置卫生通过间，并给出相应的辐射水平和污染水平的指示；制定职业防护与安全措施，包括适用于控制区的规则与程序；运用行政管理程序（如进入控制区的工作许可证制度）和实体屏障（包括门锁和联锁装置）限制进出控制区；限制的严格程度应与预计的照射水平和可能性相适应；按需要在控制区的入口处提供防护衣具、监测设备和个人衣物贮存柜；按需要在控制区的出口处提供皮肤和工作服的污染监测仪、被携出物品的污染监测设备、冲洗或淋浴设施以及被污染防护衣具的贮存柜；定期审查控制区的实际状况，以确定是否有必要改变该区的防护手段或安全措施或该区的边界。如果区域内要操作和制备高活度或高挥发性放射性核素或放射性药物，应按制备工艺流程及所要求的空气洁净级别进行合理布局，并且放射性操作区应保持负压,并与非放射性工作区隔开。

(2) 监督区:毗邻控制区,未被确定为控制区的区域划为监督区。监督区有极高的放射性污染可能,这种污染通常源于控制区的播散,因此尽管不需要采取专门防护手段和安全措施,但要定期检测放射性污染水平,确保在监督区工作职业人员的辐射安全。

4. 非密封放射性物质工作场所防护要求　操作非密封放射性物质的各级工作场所应符合下述基本防护要求:门、窗、内部设计和设备等尽量简单;地面与墙壁相交处和墙壁与墙壁相交处应成弧形;地面有一定坡度趋向于地漏;地面、墙面、顶棚和工作台面等表面采用不易渗透的抗酸碱腐蚀的材料作覆面或喷涂;水、电、暖气、通风管道线路应力求暗装;自来水开关采用脚踏式、肘开式或感应式;通风柜内保持一定负压,开口处负压气流速度不应小于 1m/s;通气柜排气口应设有废气净化装置,排出的废气不应当超过管理限值。

本章思考题

1. 放射防护的基本原则是什么?

2. 内照射的一般防护措施有哪些?

3. 简述放射工作场所的分区及其概念。

4. 外照射防护措施有哪些? 举例说明在实际工作中,如何做好外照射防护?

5. 常用屏蔽 X 射线或 γ 射线的材料有哪些? 它们各自的主要用途是什么?

(本章编者:张圆圆　陈娜)

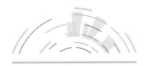

第三章

放射卫生法规与监督

ISO 的国家标准化管理委员会(Standardization Administration of the People's Republic of China,STACO)一直致力于标准化概念的研究,先后以"指南"的形式给"标准"的定义作出统一规定:标准是由一个公认的机构制定和批准的文件。它对活动或活动的结果规定了规则、导则或特殊值,供共同和反复使用,以实现在预定领域内最佳秩序的效果。在开发和使用电离辐射源时要以放射卫生标准中规定的个人剂量限值为准则,严格遵守放射防护三项基本原则。按适应范围不同,将标准分为国际标准、国家标准、地方标准、行业标准和团体标准。GB 18871—2002《电离辐射防护与辐射源安全基本标准》是我国电离辐射防护领域现行的放射卫生基本标准。放射卫生法律体系是卫生执法主体系统的行为准则,是监督执法工作的依据和准绳。放射卫生法律体系通常包括立法部门制定的法律、政府发布的法规和技术监督与主管部门发布的标准等。我国自 20 世纪 60 年代初开始逐步建立了适合我国国情的放射卫生法规体系和标准体系。这些法规和标准对保障人类健康、保护环境和促进放射性同位素与射线装置的广泛应用起到了极为重要的作用。本章主要介绍与放射卫生相关的法律法规、标准与监督等内容。

第一节　放射卫生法规的历史沿革与体系

国家和地方人民政府发布的有关放射卫生法律、法规、部门规章和文件是卫生行政执法的法律依据,广义上可以统称为放射卫生法规。放射卫生法规是放射卫生监督的法律依据,是放射工作人员、卫生执法人员、相关专业技术人员必须遵守的行为规范。卫生健康主管部门、疾病预防控制主管部门对贯彻实施放射卫生法规负有监督管理职责,应用核与放射技术的放射工作单位对本单位执行放射卫生法规承担主要责任。

一、放射卫生法规的历史沿革

我国的放射卫生防护工作起始于 20 世纪 50 年代中期。1956 年国家将放射性同位素的应用研究列入"十二年科技发展规划"。

1960 年,国务院批准发布了《放射性工作卫生防护暂行规定》,这是我国第一部放射卫生防护法规,为保护放射工作从业人员的健康起到了巨大的作用。《放射性工作卫生防护暂行规定》发布后,国务院有关部委参考国际上放射卫生防护管理的措施和经验,相继制定并发布了《电离辐射的最大容许量标准》《放射性同位素工作的卫生防护细则》《放射性工作人员的健康检查须知》等相关技术法规。这构成了我国最早的电离辐射防护法规标准。

1987 年国务院发布《关于加强放射性同位素和射线装置放射防护管理工作的通知》后,进一步加快了放射卫生法规的研制进度。为提高法规的针对性和可行性,基本做到一种类型放射工作制定一项规定,并有相应的标准配套实施。

1989 年国务院发布了《放射性同位素与射线装置放射防护条例》,标志着我国的放射卫生防护管理步入了法制化、规范化的轨道,使该项工作得到了进一步加强。1989 年至 1999 年期间国务院卫生行政部门根据《放射性同位素与射线装置放射防护条例》陆续制定和修订了多项部门规章和规范,形成了较为完善的法律体系。

1999 年以来,随着我国社会主义市场经济的建立和时间的推移,计划经济时代制定的规章中部分内容已不适应当时卫生体制改革与发展中行政执法的要求。遵照《国务院关于全面推进依法行政的决定》等文件精神,使卫生立法与卫生监督体制改革相结合并满足我国加入 WTO 的需要,原卫生部开始对现行放射卫生管理规章进行清理和修订。2001 年发布的《放射工作卫生防护管理办法》《放射事故管理规定》和《放射防护器材与含放射性产品卫生管理办法》就是清理修订后发布的放射卫生管理规章。

2001 年发布的《中华人民共和国职业病防治法》是适应新形势、保护劳动者职业健康和相关权益的重要法律,也是进行职业卫生和放射卫生管理的主要依据。为了贯彻实施《中华人民共和国职业病防治法》,卫生部组织制定了《国家职业卫生标准管理办法》(卫生部令第 20 号)、《职业健康监护管理办法》(卫生部令第 23 号)、《职业病诊断与鉴定管理办法》(卫生部令第 24 号)、《职业卫生技术服务机构管理办法》(卫生部令第 31 号)、《放射诊疗管理规定》(卫生部令第 46 号)、《建设项目职业病危害分类管理办法》(卫生部令第 49 号)、《放射工作人员职业健康管理办法》(卫生部令第 55 号)等职业卫生管理规章,并于 2002 年后陆续发布。《中华人民共和国职业病防治法》及其配套的职业卫生管理规章的调整范围包括放射卫生防护,其相应条款规定了对职业性放射性疾病的防治要求,适用于放射卫生防护管理。

中央编办于 2010 年 10 月 8 日印发了《关于职业卫生监管部门职责分工的通知》(中央编办发〔2010〕104 号),重新规定了卫生、安全监管、人力资源社会保障和工会等部门或机构对职业卫生的监督管理职责。国家安全监管总局依据《关于职业卫生监管部门职责分工的通知》的规定,于 2011 年 5 月 20 日发布《国家安全监管总局关于做好职业卫生检测评价技术服务机构资质认定和监督管理工作的通知》(安监总安健〔2011〕79 号)。为适应新形势下相关部门职责调整和职业卫生监管工作的需要,《中华人民共和国职业病防治法》于 2018 年 12 月 29 日进行了第四次修订。

除国务院卫生行政部门外,其他行政部门也根据各自管理工作需要制定了职业健康与生产安全相关的部门规章,其中部分条款也是职业卫生和放射卫生法律体系的组成部分。

二、放射卫生法规体系

(一)体系框架与主要法规名称

我国现行放射卫生法律体系如图 3-1 所示。《中华人民共和国职业病防治法》与《中华人民共和国放射性污染防治法》是放射卫生管理所依据的最高层级的法律,《放射性同位素与射线装置安全和防护条例》是针对放射性同位素与射线装置的安全和防护。

《中华人民共和国突发事件应对法》是包括核与辐射事件在内的所有突发事件的预防、应急准备和处置中应当遵循的原则。突发公共卫生事件、核与辐射事件属《中华人民共和国突发事件应对法》调整的性质不同而相互关联的两类事件,各自形成了法规系列。前者除《突发公共卫生事件应急条例》外,后又发布了《国家突发公共事件医疗卫生救援应急预案》《国家突发公共卫生事件应急

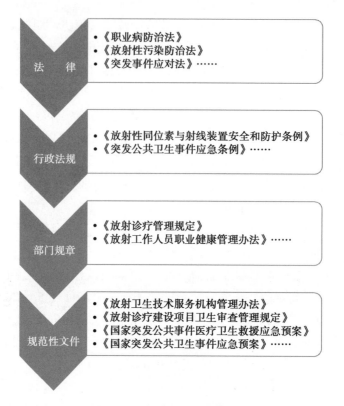

图 3-1   现行放射卫生法律体系

预案》等卫生应急有关文件,用于指导公共卫生事件的应急准备与处置工作。

书的附录列出了近年来国家卫生健康委员会陆续发布的有关放射卫生管理的重要文件、文号及发布时间。这些文件是为实施放射卫生相关管理规章,适应当时管理工作的需要而制定的,具有很强的针对性、可操作性和时效性,是放射卫生法律体系不可或缺的组成部分。但是随着核与辐射应用的发展、防护情况的变化和管理规章的修订,部分文件会失效、废止或被新的文件替代。2006年 10 月 11 日卫生部发布的《卫生部关于实施〈建设项目职业病危害分类管理办法〉有关问题的通知》解释了"评价报告书"与"评价报告表"的应用范围、控制效果评价报告书的审查、甲级和乙级职业卫生技术服务机构的评价范围、"卫生部制定的放射防护技术机构"的含义等建设项目职业病危害评价管理中遇到的具体问题。

2012 年发布了《放射诊疗建设项目卫生审查管理规定》,关于建设项目的规定一直沿用至今,2025 年正在修订的《放射卫生技术服务机构管理办法》有了很多改变,评价机构不再区分甲级和乙级。

（二）《中华人民共和国职业病防治法》（国家主席令第 60 号）对放射性职业病防治的规定

2001 年 10 月 27 日,《中华人民共和国职业病防治法》在第九届全国人大常委会第二十四次会议上获得通过,同日以中华人民共和国主席令第 60 号予以公布,2002 年 5 月 1 日起施行。之后,根据社会发展的需要,《中华人民共和国职业病防治法》经历了几次修订。

2011 年,《中华人民共和国职业病防治法》第一次修订,出台背景:2010 年官方报告职业病病例为 27 240 例。职业病诊断难,成为社会的关注焦点,如张海涛开胸验肺事件、云南水富尘肺事件、湖南籍深圳放炮工尘肺群发事件等。《中华人民共和国职业病防治法》第二版于 2011 年 12 月 31 日公布并开始施行（国家主席令第 52 号）;

2016 年,《中华人民共和国职业病防治法》第二次修改,出台背景:全国上下要求尽可能减少审批环节。官方数据,2016 年职业病报告 31 770 例。2016 年7 月 2 日,《中华人民共和国职业病防治法》第三版公布并开始施行（国家主席令第 48 号）;

2017 年,《中华人民共和国职业病防治法》第三次修订,出台背景:职业病诊断难依然存在,职业病发病情况依然严重。2017 年 11 月 5 日,《中华人民共和国职业病防治法》第四版公布并开始施行（国家主席令第 81 号）;

2018 年,《中华人民共和国职业病防治法》第四次修订,出台背景:顺应国家机构改革,职业病防治分别由原来的安监部门,卫生部门统一归由卫生行政部门监管。职业病诊断机构取消由省级卫生行政部门批准的硬性规定。2018 年 12月 29 日,《中华人民共和国职业病防治法》第五版公布并开始施行（国家主席令第 24 号）。由于国务院下属部委机构的撤并调整,这是最大的一次修订,修改条款达 45 处。

《中华人民共和国职业病防治法》的适用范围是:中华人民共和国领域内的职业病防治活动。这里所称职业病,是指企业、事业单位和个体经济组织等用人单位的劳动者在职业活动中,因接触粉尘、放射性物质和其他有毒、有害因素而引起的疾病。

放射性危害属于较严重的职业危害。放射事故不仅会造成人员伤亡和财产损失,还往往使大范围人群产生严重的心理恐惧,影响社会的安定和相关应用产业的可持续发展。因此,《中华人民共和国职业病防治法》在下列条款中对放射性危害和放射性职业病防治作出了特殊规定。

第十九条规定:国家对从事放射性、高毒、高危粉尘等作业实行特殊管理。具体管理办法由国务院制定。

第二十五条规定:对放射工作场所和放射性同位素的运输、贮存,用人单位必须配置防护设备和报警装置,保证接触放射线的工作人员佩戴个人剂量计。

第二十九条规定:向用人单位提供可能产生职业病危害的化学品、放射性同位素和含有放射性物质的材料的,应当提供中文说明书。说明书应当载明产品特性、主要成分、存在的有害因素、可能产生的危害后果、安全使用注意事项、职业病防护以及应急救治措施等内容。产品包装应当有醒目的警示标识和中文警示说明。贮存上述材料的场所应当在规定的部位设置危险物品标识或者放射性警示标志。

进口放射性同位素、射线装置和含有放射性物质的物品的,按照国家有关规定办理。

第七十五条规定:有下列情形之一的,由卫生行政部门责令限期治理,并处五万元以上三十万元以下的罚款;情节严重的,责令停止产生职业病危害的作业,或者提请有关人民政府按照国务院规定的权限责令关闭:

可能发生急性职业损伤的有毒、有害工作场所、放射工作场所或者放射性同位素的运输、贮存不符合本法第二十五条规定的。

第八十七条规定:对医疗机构放射性职业病危害控制的监督管理,由卫生行政部门依照本法的规定实施。

(三)《中华人民共和国放射性污染防治法》(国家主席令第6号)的有关规定

2003年6月28日第十届全国人民代表大会常务委员会第三次会议通过的《中华人民共和国放射性污染防治法》(国家主席令第6号)中以下条款属于或涉及放射卫生监督管理:

第八条规定:国务院环境保护行政主管部门对全国放射性污染防治工作依法实施统一监督管理。国务院卫生行政部门和其他有关部门依据国务院规定的职责,对有关的放射性污染防治工作依法实施监督管理。

第三十条规定:新建、改建、扩建放射工作场所的放射防护设施,应当与主体工程同时设计、同时施工、同时投入使用。放射防护设施应当与主体工程同时验收;验收合格的,主体工程方可投入生产或者使用。

第三十一条规定:放射性同位素应当单独存放,不得与易燃、易爆、腐蚀性物品等一起存放,其贮存场所应当采取有效的防火、防盗、防射线泄漏的安全防护措施,并指定专人负责保管。贮存、领取、使用、归还放射性同位素时,应当进行登记、检查,做到账物相符。

第三十三条规定:生产、销售、使用、贮存放射源的单位,应当建立健全安全保卫制度,指定专人负责,落实安全责任制,制定必要的事故应急措施。发生放射源丢失、被盗和放射性污染事故时,有关单位和个人必须立即采取应急措施,并向公安部门、卫生行政部门和环境保护行政主管部门报告。

第六十一条规定:规定劳动者在职业活动中接触放射性物质造成的职业病的防治,依照《中华人民共和国职业病防治法》的规定执行。

公安部门、卫生行政部门和环境保护行政主管部门接到放射源丢失、被盗和放射性污染事故报告后,应当报告本级人民政府,并按照各自的职责立即组织采取有效措施,防止放射性污染蔓延,减少事故损失。当地人民政府应当及时将有关情况告知公众,并做好事故的调查、处理工作。

(四)《放射性同位素与射线装置安全和防护条例》(国务院令第449号)的有关规定

2005年12月1日开始实施的国务院发布的《放射性同位素与射线装置安全和防护条例》(国务院令第449号)中以下条款属于或涉及放射卫生监督管理:

第三条规定:国务院环境保护主管部门对全国放射性同位素、射线装置的安全和防护工作实施统一监督管理。国务院公安、卫生等部门按照职责分工和本条例的规定,对有关放射性同位素、射线装置的安全和防护工作实施监督管理。

第七条规定:生产、销售、使用放射性同位素和射线装置的单位申请领取许可证,应当具备符合国家环境保护标准、职业卫生标准和安全防护要求的场所、设施和设备的条件。

第八条规定:使用放射性同位素和射线装置进行放射诊疗的医疗卫生机构,还应当获得放射源诊疗技术和医用辐射机构许可。

第二十九条规定:生产、销售、使用放射性同位素和射线装置的单位,应当严格按照国家关于个人剂量监测和健康管理的规定,对直接从事生产、销售、使用活动的工作人员进行个人剂量监测和职业健康检查,建立个人剂量档案和职业健康监护档案。

第三十七条规定:放射防护器材、含放射性同位素的设备和射线装置,以及含有放射性物质的产品和伴有产生X射线的电器产品,应当符合放射防护要求。

不合格的产品不得出厂和销售。

第三十八条规定:使用放射性同位素和射线装置进行放射诊疗的医疗卫生机构,应当依据国务院卫生主管部门有关规定和国家标准,制定与本单位从事的诊疗项目相适应的质量保证方案,遵守质量保证监测规范,按照医疗照射正当化和放射防护最优化的原则,避免一切不必要的照射,并事先告知患者和受检者辐射对健康的潜在影响。

第四十一条规定:县级以上人民政府环境保护主管部门应当会同同级公安、卫生、财政等部门编制辐射事故应急预案,报本级人民政府批准。

第四十二条规定:发生辐射事故时,生产、销售、使用放射性同位素和射线装置的单位应当立即启动本单位的应急方案,采取应急措施,并立即向当地环境保护主管部门、公安部门、卫生主管部门报告。

环境保护主管部门、公安部门、卫生主管部门接到辐射事故报告后,应当立即派人赶赴现场,进行现场调查,采取有效措施,控制并消除事故影响,同时将辐射事故信息报告本级人民政府和上级人民政府环境保护主管部门、公安部门、卫生主管部门,按照职责分工做好相应的辐射事故应急工作。卫生主管部门负责辐射事故的医疗应急。环境保护主管部门、公安部门、卫生主管部门应当及时相互通报辐射事故应急响应、调查处理、定性定级、立案侦查和医疗应急情况。

第四十四条规定:辐射事故发生后,有关县级以上人民政府应当按照辐射事故的等级,启动并组织实施相应的应急预案。

县级以上人民政府环境保护主管部门、公安部门、卫生主管部门,按照职责分工做好相应的辐射事故应急工作。卫生主管部门负责辐射事故的医疗应急。环境保护主管部门、公安部门、卫生主管部门应当及时相互通报辐射事故应急响应、调查处理、定性定级、立案侦查和医疗应急情况。

第四十五条规定:发生辐射事故的单位应当立即将可能受到辐射伤害的人员送至当地卫生主管部门指定的医院或者有条件救治辐射损伤患者的医院,进行检查和治疗,或者请求医院立即派人赶赴事故现场,采取救治措施。

第六十六条规定:劳动者在职业活动中接触放射性同位素和射线装置造成的职业病的防治,依照《中华人民共和国职业病防治法》和国务院有关规定执行。

(五)《放射诊疗管理规定》(卫生部令第 46 号)的有关规定

第一章(总则)介绍立法依据、适用范围、主管部门、主要管理制度和对诊疗单位的总体要求。为便于管理,将放射诊疗按技术复杂程度和诊疗风险分为四类：放射治疗、核医学、介入放射学、X射线影像诊断。

第二章（执业条件）规定了放射诊疗单位应具备的一般条件和放射治疗、核医学、介入放射学和X射线影像诊断的分科条件，包括人员、设备、防护设施等内容。这些条件是保证放射诊疗质量、保障患者和公众安全所必需的最低条件。

第三章（放射诊疗的设置与批准）规定了设置放射诊疗应依法履行的审批程序、准入的形式。许可条款设置严格遵守《中华人民共和国行政许可法》和《放射性同位素与射线装置安全和防护条例》的规定。

第四章（安全防护与质量保证）规定了对放射诊疗单位的日常监管内容，包括人员、设备、安全防护、质量保证措施、规章制度和事件报告等要求。与以往相关规章相比，本规定为了体现以人为本、建立和谐的医患关系的精神，适应放射诊疗新技术发展的需要，设置了放射危害告知、婴幼儿和育龄妇女保护等有利于保护患者权益的条款。

第五章（监督管理）规定了卫生行政部门监督检查的职责和内容。

第六章（法律责任）对医疗机构和卫生行政部门违法行为分别规定了处罚条款。

第七章（附则）规定了本规定部分用语的含义、解释部门和施行日期。

附件规定了"放射诊疗许可证""放射诊疗许可申请表"的格式和内容。

（六）《放射工作人员职业健康管理办法》（卫生部令第55号）的有关规定

第一章（总则）介绍了立法目的、依据和适用范围。重点规定了放射工作单位和放射工作人员的定义和范围。

放射工作单位，是指开展下列工作的企业、事业单位和个体经济组织：放射性同位素（非密封放射性物质和放射源）的生产、使用、运输、贮存和废弃处理；射线装置的生产、使用和维修；核燃料循环中的铀矿开采、铀矿水冶、铀的浓缩和转化、燃料制造、反应堆运行、燃料后处理和核燃料循环中的研究活动；放射性同位素、射线装置和放射工作场所的辐射监测；卫生部规定的与电离辐射有关的其他工作。

放射工作人员，是指在放射工作单位职业活动中受到电离辐射照射的人员。

第二章（从业条件与培训）依据《中华人民共和国职业病防治法》和《电离辐射防护与辐射源安全基本标准》规定了放射工作人员应当具备的基本从业条件。明确放射工作单位是放射工作人员的放射防护和有关法律知识培训的责任主体，培训应当由符合省级卫生行政部门规定条件的单位承担。本章还规定，放射工作人员上岗前，应当由所在单位负责向所在地县级以上地方人民政府卫生行政部门申请领取放射工作人员证。放射工作单位及时在放射工作人员证中记载放射工作人员的教育培训、个人剂量监测、职业健康监护情况。

第三章(个人剂量监测管理)明确放射工作单位有对本单位的放射工作人员实行个人剂量监测的义务,分别规定了对放射工作单位、放射工作人员与个人剂量监测技术服务机构的具体要求。

第四章(职业健康管理)第十八条至第二十一条分别对放射工作人员上岗前职业健康检查、在岗期间职业健康检查、离岗时职业健康检查、应急照射或事故照射健康检查和医学救治方面放射工作单位的责任作出规定。放射工作单位不得安排未经职业健康检查或者不符合放射工作人员职业健康标准的人员从事放射工作。第二十七条和第二十八条是关于职业健康监护档案管理的规定。放射工作单位应当为放射工作人员建立职业健康监护档案,保存期限为终生,规定了职业健康监护档案应包括的主要内容,放射工作人员有权索取本人的职业健康监护档案。

第五章(监督检查)县级以上地方人民政府卫生行政部门应当定期对本行政区域内放射工作单位的放射工作人员职业健康管理进行监督检查。

第六章(法律责任)依照《中华人民共和国职业病防治法》《放射性同位素与射线装置安全和防护条例》《职业健康监护管理办法》《职业病诊断与鉴定管理办法》《职业卫生技术服务机构管理办法》等相关规定,对放射工作单位、个人剂量监测技术服务机构、承担放射工作人员职业健康检查的医疗机构、卫生行政部门及其工作人员的违法行为分别规定了处罚条款。

三、放射卫生标准体系

(一) 标准体系的概念和特征

定义:一定范围内的标准按其内在联系形成的科学的有机整体,称为标准体系。也可以说标准体系是一种由标准组成的系统。放射卫生标准体系是卫生标准体系的一个重要分支。

标准体系具有六个特征:集合性、目标性、可分解性、相关性、整体性和环境适应性。

放射卫生标准是统一规定所有放射实践应共同遵守的放射防护与安全准则,是为保障人体健康与安全而制定的特殊技术要求,是我国卫生法制建设的重要组成部分,是放射卫生监督管理和放射卫生技术服务不可或缺的技术依据。

（二）标准的分类

我国放射卫生标准有多种分类方式：按标准发生作用的范围或标准的审批权限分、按标准的性质分、按标准的约束性分（企业标准规定的技术指标一般较国家标准更为严格）；按标准的性质分为技术标准、管理标准和工作标准。

1. 按标准发生作用的范围或标准的审批权限分为国家标准、行业标准、地方标准、团体标准和企业标准五大类。

（1）国家标准：是指由国家机构通过并公开发布的标准。中华人民共和国国家标准是指对我国经济技术发展有重大意义、必须在全国范围内统一的标准。对需要在全国范围内统一的技术要求，应当制定国家标准。国家标准在全国范围内适用，其他各级标准不得与国家标准相抵触。国家标准一经发布，与其重复的行业标准、地方标准相应废止，国家标准是标准体系中的主体。国家标准分为强制性国家标准和推荐性国家标准。

（2）行业标准：是指没有推荐性国家标准、需要在全国某个行业范围内统一的技术要求。行业标准是对国家标准的补充，是在全国范围的某一行业内统一的标准。行业标准在相应国家标准实施后，应自行废止。行业标准也有强制性标准与推荐性标准之分，各个行业的行业标准代号都有所不同，例如卫生行业的行业标准代号为 WS，通信行业的行业标准代号为 YD。

（3）地方标准：是指在国家的某个地区通过并公开发布的标准。如果没有国家标准和行业标准，而又需要满足地方自然条件、风俗习惯等特殊的技术要求，可以制定地方标准。地方标准由省、自治区、直辖市人民政府标准化行政主管部门编制计划，组织草拟，统一审批、编号、发布，并报国务院标准化行政主管部门和国务院有关行政主管部门备案。地方标准在本行政区域内适用。在相应的国家标准或行业标准实施后，地方标准应自行废止。

（4）团体标准：所谓的团体（association）是指具有法人资格，且具备相应专业技术能力、标准化工作能力和组织管理能力的学会、协会、商会、联合会和产业技术联盟等社会团体。团体标准是由团体按照团体确立的标准制定程序自主制定发布、由社会自愿采用的标准。社会团体可在没有国家标准、行业标准和地方标准的情况下，制定团体标准，快速响应创新和市场对标准的需求，填补现有标准空白。国家鼓励社会团体制定严于国家标准和行业标准的团体标准，引领产业和企业的发展，提升产品和服务的市场竞争力。

2015 年国务院发布了《深化标准化工作改革方案》（国发〔2015〕13 号），将政府主导制定的标准整合精简为 4 类，分别是强制性国家标准和推荐性国家标准、推荐性行业标准、推荐性地方标准;市场自主制定的标准分为团体标准和企业标准。政府主导制定的标准侧重于保基本,市场自主制定的标准侧重于提高竞争力。同时建立完善与新型标准体系配套的标准化管理体制。根据国务院13号文件要求,质检总局、国家标准委2016年制定了《关于培育和发展团体标准的指导意见》,明确了团体标准的合法地位。

在国家鼓励推动团体标准发展的大前提下,国内一些放射卫生相关学术机构,如中华预防医学会、中华医学会、中国核学会、辐射防护学会、中国卫生监督协会等,相继开展了放射卫生团体标准的制修订。如新冠疫情防控期间,为了做好临时安装的CT方舱以及CT检查过程中的放射防护,中国卫生监督协会2020年利用几个月的时间,快速发布了T/WSJD 6—2020《CT方舱放射防护要求》,解决了疫情防控期间放射防护规范化的燃眉之急。为了规范辐射流行病学调查,2018年中国核学会推出了T/CNS 7—2018《辐射流行病学调查技术规范》。这些团体标准的加盟,极大地丰富了我国的放射卫生标准工作,推动了我国放射卫生事业的发展。

(5)企业标准:是指由企业根据自身技术能力、市场需求和管理需求,自主制定并实施的用于规范其产品、服务、生产过程或管理活动的技术或管理要求。其技术指标一般较国家标准更为严格。

2. 按标准的约束性分为强制性标准和推荐性标准　强制性标准是指保障人体健康和人身、财产安全的标准和法律、行政法规规定强制执行的标准。放射卫生防护标准多为强制性标准,地方工业产品的安全、卫生标准,是强制性标准,必须执行;而不涉及人体卫生、健康和人身、财产安全的非强制性标准,鼓励采用推荐性标准。放射卫生相关标准代号中文释义见表3-1。

表3-1　放射卫生相关标准代号中文释义

代号	中文释义	代号	中文释义
GB	强制性国家标准	EJ	核工业强制性标准
GB/T	推荐性国家标准	EJ/T	核工业推荐性标准
GBZ	强制性职业卫生标准	HJ	环保行业强制性标准
GBZ/T	推荐性职业卫生标准	HJ/T	环保行业推荐性标准
WS	卫生行业强制性标准	LD	劳动行业强制性标准
WS/T	卫生行业推荐性标准	LD/T	劳动行业推荐性标准
YY	医药行业强制性标准	NY	农业行业强制性标准
YY/T	医药行业推荐性标准	NY/T	农业行业推荐性标准

（三）放射卫生防护标准

截止到 2025 年 3 月，我国卫生防护标准体系中，共 131 项放射卫生防护标准。放射卫生防护标准体系由三种标准组成，即国家标准，现行有效的国家标准有 21 项，其中强制性标准 8 项（代号为 GB），推荐性标准 13 项（代号为 GB/T）；国家职业卫生标准，现行有效的国家职业卫生标准 81 项，其中强制性标准 34 项（代号为 GBZ），推荐性标准 47 项（代号为 GBZ/T）；卫生行业标准，现行有效的卫生行业标准 29 项，其中强制性标准 11 项（代号为 WS），推荐性标准 18 项（代号为 WS/T）。国家标准由标准化主管部门组织制定并发布；卫生行业标准由卫生行政主管部门组织制定、发布；而国家职业卫生标准，由卫生部门组织制定并公布。

这些标准按其性质和使用范围可以分为 8 类。

1. 基础标准　基础标准是具有广泛的适用范围或包含一个特定领域的通用条款的标准。

典型的是 2003 年 4 月 1 日实施的《电离辐射防护与辐射源安全基本标准》，标准全部技术内容为强制性的；该标准把"电离辐射防护"与"辐射源安全"并列，将"放射防护技术要求"与"管理要求"并重；突出强调医疗照射的防护，它是制定各类放射防护标准的基本准则；适用于实践和干预中人员所受电离辐射照射的防护和实践中源的安全，不适用于非电离辐射对人员可能造成的危害的防护。

此外，还有为剂量估算、术语定义提供基本参数或基础资料的标准属于放射卫生防护基础标准。

2. 计划照射与现存照射的放射防护要求　ICRP 103 号报告和 IAEA 于 2014 年发布的《国际辐射防护与辐射源安全的基本安全标准》（IBSS）中，将照射情况类型分为计划照射情况、应急照射情况和现存照射情况。对于三类照射情况中的每类情况下的放射防护要求，又进一步分为职业照射、公众照射和医疗照射（计划照射情况）三类。

在我国目前现行有效的电离辐射医学应用相关的防护要求标准中，大多在同一个标准中既包括医疗照射的放射防护要求，也包括相关职业照射和公众照射的放射防护要求。目前，放射卫生标准体系将医用辐射相关的放射防护标准通归为一个子类"电离辐射的医学应用"。

如 GBZ 130—2020《放射诊断放射防护要求》、GBZ 120—2020《核医学放射防护要求》、GBZ 121—2020《放射治疗放射防护要求》，对应于 X 线影像诊断、核医学和放射治疗中的放射防护要求,也是实施卫生监督检查最常用的放射卫生防护标准。

3. 放射性疾病诊断与处理　放射性疾病的分类方法较多:①按内、外照射方式和来源分为内照射和外照射放射病;②按受照剂量的大小、作用时间的长短和发病的急缓分为急性、亚急性和慢性放射病;③按受照范围的大小和部位的不同分为全身性和局部放射损伤;④按是否伴有其他致伤因素所致的损伤分为单纯放射损伤和放射性复合伤;⑤按效应出现的早晚分为近期和远期效应;⑥根据是否有职业接触可分为职业性放射性疾病和非职业性放射性疾病。如 GBZ 169—2020《职业性放射性疾病诊断程序和要求》。

4. 核与辐射卫生应急　自 1991 年 12 月我国第一座核电站—秦山核电站首次并网发电以来,核电的建设越来越快,在核电发展史上,发生过美国三哩岛核事故、苏联切尔诺贝利核事故、日本福岛核事故。为了应对可能发生的核事故,防止放射性危害,国家制定了相关的放射防护标准,此类标准包括核和辐射卫生应急准备、预案编制、人员培训与应急演练、辐射监测与评价、医学响应程序、应急情况下人员的放射防护、医学处置规范、公众心理沟通等方面。比较典型的有:GBZ/T 171—2006《核事故场内医学应急计划与准备》、GBZ/T 234—2010《核事故场内医学应急响应程序》、WS/T 467—2014《核和辐射事故医学响应程序》、WS/T 636—2018《核和辐射事故医学应急演练导则》、WS/T 827—2023《核与放射卫生应急准备与响应通用标准》。

5. 方法类标准　方法类标准可细分为医用辐射装置质量控制检测、个人监测与场所监测、受照人员剂量估算和放射性物质检测分析 4 小类。

典型的标准:GBZ 128—2019《职业性外照射个人监测规范》、GB/T 16148—2009《放射性核素摄入量及内照射剂量估算规范》、WS 76—2020《医用 X 射线诊断设备质量控制检测规范》。WS 76—2020 是日常工作中最常用的,是卫生监督执法人员评估放射诊疗设备使用合格与否的基本标准。

6. 建设项目放射防护评价　《中华人民共和国职业病防治法》的颁布,其目的就是要从源头上控制职业病危害,从放射卫生角度出发,就是要抓好产生放射性危害的建设项目,作为一名放射卫生技术服务人员,必须规范评价放射建设项目,对此,国家发布了一系列针对放射诊疗建设项目评价的标准,典型的有 GBZ/T 181—2024《建设项目放射性职业病危害评价报告编制标准》、GBZ/T 201.1—2007《放射治疗机房的辐射屏蔽规范　第 1 部分:一般原则》。

7. 健康管理　GBZ 98—2020《放射工作人员健康要求及监护规范》是健康

管理类标准中最重要的一个标准,也是判断放射工作人员能否适应放射工作的唯一标准。

8. 其他类　该类的标准主要是一次性医疗用品 γ 射线辐射灭菌标准、X 射线防护材料衰减性能的测定标准等。

第二节　放射诊疗机构的监督

当放射防护的硬件设施满足要求后,为了进一步预防和控制其职业危害,建立相应的放射防护管理的规章制度,采取严格的组织措施并使之得到贯彻执行是非常有必要的。近年来,随着核与放射技术的快速发展,我国放射工作人员数量逐年增加,放射工作人员的职业健康问题备受关注。

加强行业健康管理,掌握职业性放射性疾病特点和诊断鉴定,制定科学有效的放射防护管理制度,从源头上控制职业危害因素,减少或杜绝职业性放射性疾病的发生,对保障放射工作人员的职业健康至关重要。《中华人民共和国职业病防治法》《放射性同位素与射线装置安全和防护条例》《放射诊疗管理规定》《放射工作人员职业健康管理办法》等法规和部门规章对放射防护管理提出了相关要求。

此节主要内容涉及放射诊疗许可的监督、放射诊疗建设项目的监督和放射工作人员的监督三部分内容,放射诊疗设备、场所、防护设施和相应的管理措施的监督在第四章—第七章中详细阐述。

一、放射诊疗许可的监督

（一）许可依据

国家对开展放射诊疗工作的医疗机构实行放射诊疗许可制度,放射诊疗许可是卫生健康主管部门根据开展放射诊疗工作的医疗机构的申请,按照法律、法规、规章和卫生标准、规范进行审查,准予其开展放射诊疗工作的行政性管理行为。依据《中华人民共和国职业病防治法》《放射性同位素与射线装置安全和防护条例》及《放射诊疗管理规定》,开展放射诊疗工作的医疗机构须向卫生健康主管部门申请办理放射诊疗许可,经卫生健康主管部门审查合格后,发放放射诊疗许可证,医疗机构取得许可后方可开展放射诊疗工作。

《放射性同位素与射线装置安全和防护条例》第三条第二款规定:"国务院公安、卫生等部门按照职责分工和本条例的规定,对有关放射性同位素、射线装置的安全和防护工作实施监督管理。"第八条第二款规定:"使用放射性同位素和射线装置的医疗卫生机构,还应当获得放射源诊疗技术和医用辐射机构许可。"放射诊疗技术与医用辐射机构的准入,实质上就是放射诊疗的许可,应当包含对医疗机构开展放射诊疗工作具备的安全防护和质量控制条件的审查认可。

《放射诊疗管理规定》第四条第二款规定:"医疗机构开展放射诊疗工作,应当具备与其开展的放射诊疗工作相适应的条件,经所在地县级以上地方卫生行政部门的放射诊疗技术和医用辐射机构许可。"医疗机构放射诊疗许可以下简称"放射诊疗许可"。医疗机构取得放射诊疗许可证后,到核发医疗机构执业许可证的卫生行政执业登记部门办理相应诊疗科目登记手续。未取得放射诊疗许可证或未进行诊疗科目登记的,不得开展放射诊疗工作。

(二) 许可的监督管理

申请开展放射诊疗工作的医疗机构必须具备一定的条件才能取得放射诊疗许可证,依据相关的法律法规及规章的规定,应具备相应基本条件,人员,设备配置、安全防护装置、辐射检测仪器和个人防护用品配备以及警示标志设置均应符合要求。

1. 许可

(1) 基本条件:①具有经核准登记的医学影像科诊疗科目;②具有符合国家相关标准和规定的放射诊疗场所和配套设施;③具有质量控制与安全防护专(兼)职管理人员和管理制度,并配备必要的防护用品和监测仪器;④产生放射性废气、废液、固体废物的,具有确保放射性废气、废液、固体废物达标排放的处理能力或者可行的处理方案;⑤具有放射事件应急处理预案。

(2) 人员要求、设备要求和其他具体要求:详见第四章至第七章内容。

特别提示:医疗机构购买、使用大型医用设备需申请大型医用设备配置许可证。

2023 年大型医用设备配置许可目录:

1) 甲类大型医用设备目录:①重离子质子放射治疗系统;②高端放射治疗类设备,包括磁共振引导放射治疗系统、X 射线立体定向放射外科治疗系统(含Cyberknife) 等;③首次配置的单台(套)价格在 5 000 万元人民币及以上的大型医疗器械。

2) 乙类大型医用设备目录:①正电子发射型磁共振成像系统(PET/ MR);②X 线正电子发射断层扫描仪(PET/CT);③常规放射治疗类设备(包括医用直

线加速器、螺旋断层放射治疗系统、伽马射线立体定向放射治疗系统);④首次配置的单台(套)价格在 3 000 万~5 000 万元人民币的大型医疗器械。

2. 校验 校验是指卫生健康主管部门依法对放射诊疗机构的基本条件和执业状况进行检查、评估、审核,并依法作出相应结论的过程,按照《放射诊疗管理规定》和《放射诊疗许可证发放管理程序》要求,取得放射诊疗许可证的医疗机构达到校验期的应当向卫生健康主管部门申请放射诊疗许可证校验,具体校验事宜由核发医疗机构执业许可证的卫生健康主管部门负责。放射诊疗许可证与医疗机构执业许可证同时校验,校验对象床位在 100 张以上的综合医院、中医医院、中西医结合医院、民族医院以及专科医院、疗养院、康复医院、妇幼保健院、急救中心、临床检验中心和专科疾病防治机构,校验期为 3 年;其他医疗机构包括中外合资合作医疗机构校验期为 1 年。

《卫生部医政司关于医疗机构执业许可证有效期限问题的批复》(卫医管发〔1999〕66 号):①卫生部统一印制的"医疗机构执业许可证"及其副本要求注明的有效期限是指医疗机构执业许可证及其副本的有效使用期限;②根据《医疗机构管理条例》规定,医疗机构的校验期分为 1 年和 3 年两种,而医疗机构执业许可证副本可用于 5 次校验结果的登记。因此,一般情况下,医疗机构执业许可证及其副本的有效使用期限可依据持证医疗机构校验期的不同,分别定为 5 年和 15 年,地方性法规对有效期限另有规定的,按地方性法规办理。

放射诊疗许可证没有独立的有效期,其有效期依附于医疗机构执业许可证。医疗机构执业许可证的有效期终止,放射诊疗许可证自然失效,故放射诊疗许可证必须与医疗机构执业许可证同时校验。

卫生健康主管部门对申报材料进行审查,必要时可请有关专业技术人员或专业技术管理部门提出评价意见。主要审查如下资料:设备、人员变动情况,有无新配置设备,有无报废或不使用的设备,新增人员相关的资格证明,上岗前体检等情况;放射工作人员在岗期间职业健康检查报告;个人剂量监测及培训,设备、工作场所和防护设施年度合格的检测报告。经审查符合要求的,予以校验。不符合要求的,提出整改意见,要求医疗机构限期整改。对校验合格或经整改后合格的,在其放射诊疗许可证的正副本校验记录栏加盖印章。

3. 变更 医疗机构变更放射诊疗场所(如迁址)、诊疗设备或诊疗项目的,按照新办放射诊疗许可程序办理,应当向对变更项目有审批权的卫生健康主管部门申请办理变更手续。

医疗机构变更单位名称、法定代表人或负责人、地址的,应当向卫生健康主管部门申请提出变更,提供与变更事项相应的有效证明材料。

4. 注销

(1) 卫生健康主管部门注销:医疗机构有下列情形之一的卫生健康主管部门应当注销放射诊疗许可,并登记存档,予以公告:①医疗机构申请注销的;②逾期不申请校验或者擅自变更放射诊疗科目的;③校验或者办理变更时不符合相关要求,且逾期不整改或者整改后仍不符合要求的;④歇业或者停止放射诊疗科目连续一年以上的;⑤被依法吊销医疗机构执业许可证、大型医疗设备配置许可的。

(2) 医疗机构申请注销:医疗机构申请注销放射诊疗许可证时,应向发证卫生健康主管部门提出注销申请,并提交下列资料:①放射诊疗许可证的正副本(原件);②注销申请(含注销设备清单)及放射性同位素处置去向、接受单位证明。

卫生健康主管部门应自受理注销申请之日起 20 个工作日内完成审核,作出是否注销的决定。作出注销决定的卫生健康主管部门应将注销许可登记存档。

5. 撤销　有下列情形之一的,作出许可决定的卫生健康主管部门应当撤销放射诊疗许可证:①医疗机构以欺骗、贿赂等不正当手段取得放射诊疗许可证的;②卫生健康主管部门工作人员滥用职权,玩忽职守,给不符合条件的申请机构发放放射诊疗许可证的;③卫生健康主管部门工作人员超越法定职权发放放射诊疗许可证的;④依法可以撤销的其他情形。

6. 新增　《放射诊疗许可证发放管理程序》(卫监督发〔2006〕479 号)第十九条规定:"医疗机构变更放射诊疗场所、诊疗设备或诊疗项目的,应当按照本程序第六条至第八条的要求向有变更项目审批权的卫生行政部门申请办理变更手续,提交申请材料并在申请材料中注明变更内容。"即在许可程序和内容上,医疗机构新增放射诊疗设备(变更诊疗设备)等同于放射诊疗项目的变更,无论该医疗机构原有的放射诊疗项目是否改变,均应按照《放射诊疗许可证发放管理程序》第六条至第八条的要求准备资料,并向相应的卫生行政部门提出申请。若新增放射诊疗设备的同时增设了放射诊疗工作场所(机房),则新增放射工作场所需按规定程序向相应的卫生健康主管部门申请放射诊疗建设项目卫生审查,相关卫生审查完成后方可按上述《放射诊疗许可证发放管理程序》第六条至第八条的规定,办理放射诊疗许可变更手续。

(三) 违法行为查处

1. 未取得放射诊疗许可从事放射诊疗工作　该行为违反了《放射诊疗管理

规定》第十六条第二款的规定,依据《放射诊疗管理规定》第三十八条进行处罚。

2. 未办理诊疗科目登记或者未按照规定进行校验　未办理诊疗科目登记的行为违反了《放射诊疗管理规定》第十六条第二款的规定;未按照规定进行校验的行为违反了《放射诊疗管理规定》第十七条第一款的规定;依据《放射诊疗管理规定》第三十八条进行处罚。

3. 未经批准擅自变更放射诊疗项目或者超出批准范围从事放射诊疗工作　未经批准擅自变更放射诊疗项目的行为违反了《放射诊疗管理规定》第十七条第二款的规定;超出批准范围从事放射诊疗工作的行为违反了《放射诊疗管理规定》第三十八条第三项的规定;依据《放射诊疗管理规定》第三十八条进行处罚。

二、放射诊疗建设项目的监督

建设项目包括新建、改建、扩建和技术改造、技术引进项目等。建设项目的分类管理是依照建设项目是否产生放射性职业病危害以及职业病危害程度采取不同的管理方式。根据相关法律法规的要求,医疗机构应当在建设项目可行性论证阶段和申请竣工验收前,分别委托具备相应资质的放射卫生技术服务机构编制放射诊疗建设项目职业病危害放射防护预评价报告和放射诊疗建设项目职业病危害控制效果放射防护评价报告。危害特别严重类建设项目的预评报告和控评报告应当由甲级放射卫生技术服务机构编制。

医疗机构放射性职业病危害严重的建设项目的防护设施设计,应当经卫生健康主管部门审查同意后,方可施工。可能产生放射性职业病危害的建设项目竣工验收时,其放射性职业病防护设施经卫生健康主管部门验收合格后,方可投入使用。

在放射卫生监督执法工作中,重点加强对医疗机构放射性职业病危害建设项目开展预评价、控制效果评价、竣工验收等情况的监督检查。发现医疗机构放射性职业病危害建设项目未经预评价审核开工建设的应当立即责令停止;未进行控制效果评价、竣工验收开展诊疗活动的,应当要求立即停止诊疗活动,并依法依规严肃处理。

（一）建设项目分类

建设项目是指可能产生职业病危害的新建、改建、扩建项目和技术改造技术引进项目,医疗机构放射诊疗建设项目(以下简称放射诊疗建设项目)是以放射性职业病危害为主的建设项目,具体是指使用放射性同位素和射线装置并产生职业有害因素的建设项目。目前,放射诊疗建设项目按照可能产生的放射性危害程度与诊疗风险,依据《放射诊疗建设项目卫生审查管理规定》(卫监督发〔2012〕25 号),分为危害严重和危害一般两类。

(1) 危害严重类:危害严重类的放射诊疗建设项目包括立体定向放射治疗装置(γ 刀、X 刀等)、医用加速器、质子治疗装置、重离子治疗装置、钴-60 治疗机、中子治疗装置与后装治疗机等放射治疗设施,正电子发射计算机体层显像仪(positron emission tomography and computed tomography,PET/CT)与单光子发射计算机体层显像仪(single photon emission computed tomography,SPECT)及使用放射性药物进行治疗的核医学设施等建设项目。

(2) 危害一般类:危害一般类是指放射性职业病危险性和危害后果非常轻微的建设项目。危害一般类包括数字减影血管造影(digital subtraction angiography,DSA)、医用诊断 X 射线机、X 射线计算机断层扫描(computed tomography,CT)、数字 X 射线摄影(digital radiography,DR)、计算机 X 射线摄影(computed radio-graphy,CR)等建设项目。

(二)预评价

1. 预评价的目的　新建、改建建设项目和技术改造、技术引进项目可能产生放射性职业病危害的,建设单位在可行性论证阶段应当向卫生健康主管部门提交职业病危害预评价报告。《中华人民共和国职业病防治法》第十七条第一款规定:"新建、扩建、改建建设项目和技术改造、技术引进项目(以下统称"建设项目")可能产生职业病危害的,建设单位在可行性论证阶段应当进行职业病危害预评价。"放射诊疗建设项目职业病危害放射防护预评价是放射卫生技术服务机构依据法律、法规、标准及规范等,对建设项目可能产生的职业病危害因素、危害程度、健康影响、防护措施等进行分析、预测。评价放射诊疗建设项目在职业病防治方面的可行性,确定职业病危害类别。并针对存在问题,提出科学、合理及可行的职业病防治技术措施和管理对策。

建设单位应当向卫生健康主管部门提交放射性职业病危害预评价报告。卫生健康主管部门应当自收到预评价报告之日起三十日内(各地行政审批部门有其他时限规定的,按其规定执行),作出审核决定并书面通知建设单位。未提交预评价报告或者预评价报告未经卫生健康主管部门审核同意的,不得开工建设。

国家对放射性危害严重类的建设项目职业病危害放射防护预评价报告实行专家审查制度,危害一般类的放射诊疗建设项目职业病危害放射防护预评价报告是否需要组织专家审查依据各省级卫生健康主管部门规定执行。

2. 预评价报告　预评价报告分为评价报告书和评价报告表。危害严重类的建设项目应编制评价报告书,危害一般类的建设项目应编制评价报告表。同时具有不同危害类别的建设项目,应当按照危害较为严重的类别编制评价报告书。

危害一般类的建设项目的预评价报告可以不组织专家评审。

3. 预评价机构　2012年卫生部印发了《放射卫生技术服务机构管理办法》《放射诊疗建设项目卫生审查管理规定》和《放射卫生专家库管理办法》等文件,其中规定的放射卫生防护评价资质有甲级和乙级两种。

注:2025年正在修订准备发布新的《放射卫生技术服务机构管理办法》,评价资质不再分甲级和乙级。

（三）控制效果评价

1. 控制效果评价目的　放射诊疗职业病危害控制效果评价是在建设项目竣工验收前,对工作场所职业病防护措施及其效果、健康影响等做出综合评价。确认放射防护设施的防护效果和采取的防护措施是否符合法律、法规的规定和相关标准的要求,以避免职业病危害因素对劳动者健康造成不良影响或损害,也为行政部门对建设项目进行竣工验收和执法监督提供科学依据。

2. 控制效果评价报告　控制效果评价报告分为评价报告书和评价报告表。危害严重类的建设项目应编制评价报告书,危害一般类的建设项目应编制评价报告表。同时具有不同危害类别的建设项目,应当按照危害较为严重的类别编制评价报告书。

危害一般类的建设项目的控制效果评价报告可以不组织专家评审。

3. 控制效果评价机构　放射诊疗建设项目职业病危害控制效果评价必须由依法取得资质的放射卫生技术服务机构承担,并应当尽可能由原编制放射诊疗建设项目职业病危害预评价报告的放射卫生技术服务机构承担。

（四）建设项目的竣工验收

1. 竣工验收的要求　国家对放射诊疗建设项目实施建设项目职业病危害控制效果评价及竣工验收,目的是贯彻落实“预防为主、防治结合”的方针以及国家有关职业卫生方面的法律、法规、标准、规范,采取有效措施把职业病危害因素控制或消除在建设项目投入使用之前,防止职业危害事故或职业病的发生,保护放射工作人员、受检者及患者的健康权益。

《中华人民共和国职业病防治法》第十八条第二款规定:“建设项目的职业病防护设施设计应当符合国家职业卫生标准和卫生要求;其中,医疗机构放射性职业病危害严重的建设项目的防护设施设计,应当经卫生行政部门审查同意后,方可施工。"

第三款规定:"建设项目在竣工验收前,建设单位应当进行职业病危害控制效果评价。"

第四款规定:"医疗机构可能产生放射性职业病危害的建设项目竣工验收时,其放射性职业病防护设施经卫生行政部门验收合格后,方可投入使用。"

《放射诊疗管理规定》第十三条第一款规定:"医疗机构在放射诊疗建设项目竣工验收前,应当进行职业病危害控制效果评价。"

国家卫生健康委员会办公厅关于贯彻落实《中华人民共和国职业病防治法》做好医疗机构放射性职业病危害监督管理工作的通知中要求各级卫生健康主管部门要按照《中华人民共和国职业病防治法》和《放射诊疗建设项目卫生审查规定》的要求,切实做好医疗机构放射性职业病危害建设项目预评价报告审核和竣工验收工作。

完成职业病危害放射防护控制效果评价后,向审核建设项目职业病危害放射防护预评价的健康主管部门申请竣工验收。

2. 竣工验收的监督

(1) 进入医疗机构,通过听取介绍、询问相关人员、查阅资料,现场查看放射工作场所、放射诊疗工作人员和放射诊疗设备等方法检查放射诊疗建设项目职业病危害放射防护设施竣工验收情况。

(2) 现场查阅职业病危害放射防护控制效果评价报告,是否按照规定进行职业病危害放射防护控制效果评价。

(3) 现场查阅职业病放射防护设施验收批复文件,查看职业病放射防护设施是否经卫生健康主管部门验收,验收是否合格。

(4) 检查放射诊疗建设项目竣工验收分类管理、分级管理、程序规范性等情况,参照医疗机构放射诊疗建设项目职业病危害放射防护预评价情况监督检查的相关要求执行。

(五) 违法行为的查处

1. 未按照规定进行职业病危害预评价的:依据《中华人民共和国职业病防治法》第六十九条第(一)项"建设单位违反本法规定,有下列行为之一的,由卫生行政部门给予警告,责令限期改正;逾期不改正的,处十万元以上五十万元以下的罚款;情节严重的,责令停止产生职业病危害的作业,或者提请有关人民政府按照国务院规定的权限责令停建、关闭:(一)未按照规定进行职业病危害预评价的"、第八十七条"对医疗机构放射性职业病危害控制的监督管理,由卫生行政部门依照本法的规定实施"《放射诊疗管理规定》第四十条"医疗机构违反建设项目卫生审查、竣工验收有关规定的,按照《中华人民共和国职业病防治法》的规定进行处罚"规定,给予行政处罚。

2. 医疗机构可能产生放射性职业病危害的建设项目未按照规定提交放射性职业病危害预评价报告,或者放射性职业病危害预评价报告未经卫生健康主管部门审核同意,开工建设的:依据《中华人民共和国职业病防治法》第六十九条第(二)项"建设单位违反本法规定,有下列行为之一的,由卫生行政部门给予警告,责令限期改正;逾期不改正的,处十万元以上五十万元以下的罚款;情节严重的,责令停止产生职业病危害的作业,或者提请有关人民政府按照国务院规定的权限责令停建、关闭:……(二)医疗机构可能产生放射性职业病危害的建设项目未按照规定提交放射性职业病危害预评价报告,或者放射性职业病危害预评价报告未经卫生行政部门审核同意,开工建设的"、第八十七条"对医疗机构放射性职业病危害控制的监督管理,由卫生行政部门依照本法的规定实施"规定,给予行政处罚。

3. 建设项目的职业病防护设施未按照规定与主体工程同时设计、同时施工、同时投入生产和使用的:依据《中华人民共和国职业病防治法》第六十九条第(三)项"建设单位违反本法规定,有下列行为之一的,由卫生行政部门给予警告,责令限期改正;逾期不改正的,处十万元以上五十万元以下的罚款;情节严重的,责令停止产生职业病危害的作业,或者提请有关人民政府按照国务院规定的权限责令停建、关闭:……(三)建设项目的职业病防护设施未按照规定与主体工程同时设计、同时施工、同时投入生产和使用的"、第八十七条"对医疗机构放射性职业病危害控制的监督管理,由卫生行政部门依照本法的规定实施"规定,给予行政处罚。

4. 建设项目的职业病防护设施设计不符合国家职业卫生标准和卫生要求,或者医疗机构放射性职业病危害严重的建设项目的防护设施设计未经卫生健康主管部门审查同意擅自施工的:依据《中华人民共和国职业病防治法》第六十九条第(四)项"建设单位违反本法规定,有下列行为之一的,由卫生行政部门给予警告,责令限期改正;逾期不改正的,处十万元以上五十万元以下的罚款;情节严重的,责令停止产生职业病危害的作业,或者提请有关人民政府按照国务院规定的权限责令停建、关闭:……(四)建设项目的职业病防护设施设计不符合国家职业卫生标准和卫生要求,或者医疗机构放射性职业病危害严重的建设项目的防护设施设计未经卫生行政部门审查同意擅自施工的"、第八十七条"对医疗机构放射性职业病危害控制的监督管理,由卫生行政部门依照本法的规定实施"规定,给予行政处罚。

5. 未按照规定对职业病防护设施进行职业病危害控制效果评价的:依据《中华人民共和国职业病防治法》第六十九条第(五)项"建设单位违反本法规定,有下列行为之一的,由卫生行政部门给予警告,责令限期改正;逾期不改正的,处十万元以上五十万元以下的罚款;情节严重的,责令停止产生职业病危害的作业,或者提请有关人民政府按照国务院规定的权限责令停建、关闭:……(五)未按照规定对职业病防护设施进行职业病危害控制效果评价的"、第八十七条"对医疗机构放射性职业病危害控制的监督管理,由卫生行政部门依照本法的规定实施"规定,给予行政处罚。

6. 建设项目竣工投入生产和使用前,职业病防护设施未按照规定验收合格的:依据《中华人民共和国职业病防治法》第六十九条第(六)项"建设单位违反本法规定,有下列行为之一的,由卫生行政部门给予警告,责令限期改正;逾期不改正的,处十万元以上五十万元以下的罚款;情节严重的,责令停止产生职业病危害的作业,或者提请有关人民政府按照国务院规定的权限责令停建、关闭:……(六)建设项目竣工投入生产和使用前,职业病防护设施未按照规定验收合格的"、第八十七条"对医疗机构放射性职业病危害控制的监督管理,由卫生行政部门依照本法的规定实施"规定,给予行政处罚。

7. 拒绝卫生行政部门监督检查的:依据《中华人民共和国职业病防治法》第七十二条第(九)项"由卫生健康主管部门给予警告,责令限期改正,逾期不改正的,处五万元以上二十万元以下的罚款;情节严重的,责令停止产生职业病危害的作业,或者提请有关人民政府按照国务院规定的权限责令关闭:……(九)拒绝职业卫生监督管理部门监督检查的"、第八十七条"对医疗机构放射性职业病危害控制的监督管理,由卫生行政部门依照本法的规定实施"规定,给予行政处罚。

三、放射防护管理机构及职责

(一)放射防护管理机构

放射诊疗单位应成立放射防护管理机构,负责本单位的放射安全与防护工作的管理、监督和技术指导及日常事务的管理。应建立健全各项规章制度,定期组织召开例会,加强对本单位的放射源和射线装置的定期检查,以保证放射工作人员的身体健康。

其主要职责包括但不限于以下内容:负责核与辐射安全管理法律法规的制定及组织实施和监督检查;负责对核设施和辐射源进行现场监督检查;负责组织伴有辐射项目的、放射源登记管理和辐射源废源转移工作;协助有关主管部门对伴有辐射的项目"三同时"执行情况进行检查验收;负责组织核与辐射事故的调查处理和应急响应工作;负责核与辐射安全管理相关政策法律法规的宣传工作;负责组织核与辐射安全管理专业技术培训工作。

（二）放射防护规章制度

放射源和射线装置的使用单位应建立健全放射防护规章制度。规章制度应根据国家现行有效的法律法规进行修订。

主要的规章制度应包括但不限于以下内容:放射防护制度、放射监测制度、个人剂量监测及管理制度、放射工作人员职业健康监护和管理制度、放射防护知识培训制度、辐射源和射线装置操作规程、辐射源和射线装置及其防护设施检修维修制度、职业病危害警示与告知制度、放射防护用品管理、建设项目职业卫生"三同时"管理制度、放射事故处置与报告制度、职业病防治宣传教育培训制度。

第三节 放射工作人员的监督和管理

一、放射工作人员的从业条件

（一）法规要求

《放射工作人员职业健康管理办法》第五条规定:年满18周岁;经职业健康检查,符合放射工作人员的职业健康要求;放射防护和有关法律知识培训考核合格;遵守放射防护法规和规章,接受职业健康监护和个人剂量监测。

（二）国家标准要求

根据GBZ 98—2020《放射工作人员健康要求及监护规范》,放射工作人员应具备在正常、异常或紧急情况下,都能准确无误地履行其职责的健康条件。健康要求包括神志清晰、精神状态良好、无认知功能障碍、语言表达和书写能力未见异常;内科、外科和皮肤科检查未见明显异常,不影响正常工作;裸眼视力或矫正视力不低于4.9,无红绿色盲;耳语或秒表测试无听力障碍;甲状腺功能未见明显异常;外周血淋巴细胞染色体畸变率和微核率在正常参考值范围内;造血功能未见明显异常;白细胞和血小板不低于参考区间下限值,血细胞分析(静脉血仪器检测)参考结果见表3-2。

表 3-2　放射工作人员的血细胞分析参考区间

性别	血红蛋白 /(g·L⁻¹)	血红细胞 /(10¹²·L⁻¹)	白细胞 /(10⁹·L⁻¹)	血小板 /(10⁹·L⁻¹)
男	120~175	4.0~5.8	4.0~9.5	100~350
女	110~150	3.6~5.1	4.0~9.5	100~350

注:高原地区应参考当地标准。

　　严重的视听障碍患者,严重和反复发作的疾病(会使患者丧失部分工作能力,如严重造血系统疾病、恶性肿瘤、慢性心肺疾患会导致心肺功能明显下降、未能控制的癫痫和暴露部位的严重皮肤疾病等)未完全康复的放射性疾病患者,均不应从事放射工作。

二、职业健康监护的法律依据

　　20 世纪 50 年代,我国首次在法规中规定防治放射损伤。1957 年,卫生部首次把放射性疾病列为职业病管理。1960 年,国务院批准发布了《放射性工作卫生防护暂行规定》,成为我国第一部放射工作防护方面的管理规定。

　　《中华人民共和国职业病防治法》《放射性同位素与射线装置安全和防护条例》《放射工作人员职业健康管理办法》《职业健康检查管理办法》《放射诊疗管理规定》《电离辐射防护与辐射源安全基本标准》等法律、法规、部门规章和标准是指导放射工作人员的职业健康监护工作的主要法律依据。

　　(一)《中华人民共和国职业病防治法》有关规定

　　第十八条第一款:建设项目的职业病防护设施所需费用应当纳入建设项目工程预算,并与主体工程同时设计,同时施工,同时投入生产和使用。

　　第十八条第四款:医疗机构放射性职业病危害严重的建设项目的防护设施设计,应当经卫生行政部门审查同意后,方可施工。医疗机构可能产生放射性职业病危害的建设项目竣工验收时,其放射性职业病防护设施经卫生行政部门验收合格后,方可投入使用。

　　第十九条:国家对从事放射性、高毒、高危粉尘等作业实行特殊管理。具体管理办法由国务院制定。

　　第二十九条第一款:向用人单位提供可能产生职业病危害的化学品、放射性同位素和含有放射性物质的材料的,应当提供中文说明书。说明书应当载明产品特性、主要成分、存在的有害因素、可能产生的危害后果、安全使用注意事项、职业病防护以及应急救治措施等内容。产品包装应当有醒目的警示标识和中文警示说明。贮存上述材料的场所应当在规定的部位设置危险物品标识或者放射性警示标识。

第二十九条第三款:进口放射性同位素、射线装置和含有放射性物质的物品的,按照国家有关规定办理。

(二)《放射性同位素与射线装置安全和防护条例》有关规定

第二十九条:生产、销售、使用放射性同位素和射线装置的单位,应当严格按照国家关于个人剂量监测和健康管理的规定,对直接从事生产、销售、使用活动的工作人员进行个人剂量监测和职业健康检查,建立个人剂量档案和职业健康监护档案。

第四十五条:发生辐射事故的单位应当立即将可能受到辐射危害的人员送至当地卫生主管部门指定的医院或者有条件救治辐射伤患者的医院,进行检查和治疗,或者请求医院立即派人赶赴事故场,采取救治措施。

第六十六条:劳动者在职业活动中接触放射性同位素和射线装置造成的职业病的防治,依照《中华人民共和国职业病防治法》和国务院有关规定执行。

(三)《放射工作人员职业健康管理办法》有关规定

第四条:放射工作单位应当采取有效措施,使本单位的放射工作人员职业健康的管理符合本办法和有关标准及规范的要求。

第十八条:放射工作人员上岗前,应当进行上岗前的职业健康检查,符合放射工作人员健康标准的,方可参加相应的放射工作。放射工作单位不得安排未经职业健康检查或者不符合放射工作人员职业健康标准的人员从事放射工作。

第十九条:放射工作单位应当组织上岗后的放射工作人员定期进行职业健康检查,两次检查的时间间隔不应超过 2 年,必要时可增加临时性检查。

第二十条:放射工作人员脱离放射工作岗位时,放射工作单位应当对其进行离岗前的职业健康检查。

第二十一条:对参加应急处理或受到事故照射的放射工作人员,放射工作单位应当及时组织健康检查或医疗救治,按照国家有关标准进行医学随访观察。

第二十五条第一款:放射工作单位应当在收到职业健康检查报告的 7 天内,如实告知放射工作人员,并将检查结论记录在《放射工作人员证》中。

第二款:放射工作单位对职业健康检查发现不宜继续从事放射工作的人员,应及时调离放射工作岗位,并妥善安置;对需要复查和医学观察的放射工作人员,应当及时予以安排。

第二十六条:放射工作单位不得安排怀孕的妇女参与应急处理和有可能造

成职业性内照射的工作。哺乳期妇女在其哺乳期间应避免接受职业性内照射。

第二十七条:放射工作单位应当为放射工作人员建立并终生保存职业健康监护档案。

第二十八条:放射工作人员有权查阅、复印本人的职业健康监护档案。放射工作单位应当如实、无偿提供。

第二十九条:放射工作人员职业健康检查、职业性放射性疾病的诊断、鉴定、医疗救治和医学随访观察的费用,由其所在单位承担有权查阅、复印本人的职业健康监护档案。放射工作单位应当如实、无偿提供。

(四) GBZ 98—2020《放射工作人员健康要求及监护规范》的有关规定

3.1　放射工作人员:受聘用全日、兼职或临时从事放射工作的任何人员。

3.2　放射工作人员职业健康监护:为保证放射工作人员上岗前及在岗期间都能适任其拟承担或所承担的工作任务而进行的医学检查及评价。其主要包括职业健康检查和职业健康监护档案管理等。

5.1.2　职业健康检查包括上岗前、在岗期间、离岗时、应急照射和事故照射后的职业健康检查。

5.1.3　放射工作人员上岗前,应进行上岗前职业健康检查,符合放射工作人员健康要求的,方可参加相应的放射工作:放射工作单位不得安排未经上岗前职业健康检查或者不符合放射工作人员健康要求的人员从事放射工作。

5.1.4　放射工作人员在岗期间职业健康检查周期按照卫生行政部门的有关规定执行,一般为 1~2a,不得超过 2a,必要时,可适当增加检查次数;在岗期间因需要而暂时到外单位从事放射工作,应按在岗期间接受职业健康检查。

5.1.5　放射工作人员无论何种原因脱离放射工作时,放射工作单位应及时安排其进行离岗时的职业健康检查,以评价其离岗时的健康状况;如果最后一次在岗期间职业健康检查在离岗前三个月内,可视为离岗时检查,但应按离岗时检查项目补充未检查项目;离岗三个月内换单位从事放射工作的,离岗检查可视为上岗前检查,在同一单位更换岗位,仍从事放射工作者按在岗期间职业健康检查处理,并记录在放射工作人员职业健康监护档案中;放射工作人员脱离放射工作 2a 以上(含 2a)重新从事放射工作,按上岗前职业健康检查处理。

三、放射防护与法规知识培训监督

(一) 培训的管理

从事放射性作业的人员上岗前应进行放射防护知识培训,以便工作人员熟悉所从事工作存在的主要职业危害及其防护措施。放射工作人员培训管理主要包括以下内容。

1. 放射工作人员上岗前应当接受放射防护和有关法律知识培训,考核合格方可参加相应的工作。培训时间不少于 4 天。

2. 放射工作单位应当定期组织本单位的放射工作人员接受放射防护和有关法律知识培训。放射工作人员两次培训的时间间隔不超过 2 年,每次培训时间不少于 2 天。

3. 放射工作单位应当建立并按照规定的期限妥善保存培训档案。培训档案应当包括每次培训的课程名称、培训时间、考试或考核成绩等资料。

4. 放射防护及有关法律知识培训应当由符合省级卫生行政部门规定条件的单位承担,培训单位可会同放射工作单位共同制订培训计划,并按照培训计划和有关规范或标准实施和考核。

（二）培训的目的

为加强放射防护和辐射源的安全使用提供基本知识和技能并培养正确的态度。任何受到电离辐射职业照射的人员或在工作期间可能受到照射的人员均应接受放射防护和放射源的安全使用的充分培训。通过对受训人员进行放射防护与安全培训达到以下目标:了解本岗位工作中的放射防护与安全问题和潜在危险,并对其树立正确的态度;了解有关放射防护法规和标准的主要内容及与本岗位有关的安全规程;了解与掌握减少受照剂量的原理和方法,以及有关防护器具、衣具的正确使用方法;促进工作人员提高技术熟练程度,避免一切不必要的照射;了解与掌握在操作中避免或减少事故的发生或减轻事故后果的原理和方法,懂得有关事故应急的必需对策。

（三）培训的要求

1. 基本要求　放射防护与安全培训应根据培训对象的具体情况及工作性质采取相应方式,培训时要求上岗前一般为 4 天,在岗期间不少于 2 天。课堂教学可以基础知识为主,较系统地讲授内容;也可以某方面专题为内容举办培训班。在医学放射工作人员的防护培训中,应强调受检者与患者的防护,医疗照射的正当性判断和最优化分析须列为防护培训的重要内容;X 射线诊断、核医学和放射治疗的质量保证,应列入相应医学放射工作人员的防护培训课程;接触医用非密封放射性物质的工作人员的防护培训内容须包括内照射防护和放射性废物处理知识。

2. 标准的要求　GBZ/T 149—2015《医学放射工作人员放射防护培训规

范》中给出的可供选择的医学放射工作人员放射防护培训内容如下：原子核结构和放射性衰变，电离辐射的特点及其与物质的相互作用，电离辐射量与单位，天然与人工电离辐射源，放射生物效应，放射性物质的摄入、代谢与促排，放射防护的目的和任务，放射防护标准，放射防护法规，职业照射与工作人员防护，医疗照射的质量保证与患者防护，外照射的防护，内照射的防护，安全操作技术，放射防护设施和辅助防护用品，个人剂量监测，场所与环境防护监测，放射事故及其处理，放射损伤防治，放射性废物处理，物体表面放射性污染的清除，放射工作人员的健康管理。防护培训内容和深度应根据培训对象、工作性质和条件确定。

（1）医用X射线诊断工作人员的专题培训课程内容：医用X射线诊断设备作原理，X射线诊断技术的发展，X射线诊断设备的防护性能及其监测方法，医用X射线诊断放射卫生防护标准及有关防护管理法规，附加防护设备与辅助防护用品，工作人员的防护，受检者的防护，X射线诊断的质量保证，特殊类型X射线检查的防护，事故预防及处理。

（2）操作医用非密封放射性物质工作人员专题培训课程内容：放射性药物，放射性核素发生器，放射性物质的开瓶与分装，放射性物质的运输和保存，放射性废物处理，内照射防护，外照射防护，工作人员的防护，防护监测，内照射剂量估算，核医学的质量保证，防护设备和防护用品，有关防护标准与防护管理法规，污染的预防和清除，事故预防及处理。

（3）放射治疗工作人员的放射防护专题培训内容：放射治疗源，放射治疗设备工作原理，放射治疗设备的防护性能及其监测方法，放射治疗的物理基础和放射生物学基础，肿瘤放疗定位技术，肿瘤放射治疗剂量，放射治疗的质量保证，有关防护标准与防护管理法规，工作人员的防护，事故预防及处理。

四、个人剂量监测管理监督

（一）个人剂量监测管理

医疗机构应委托有资质的放射卫生技术服务机构对本单位从事放射性作业的工作人员定期进行个人剂量监测，建立个人剂量档案，并妥善保存。个人剂量监测和管理主要包括以下内容。

1. 法规要求　放射工作单位应当安排本单位的放射工作人员接受个人剂量监测，并遵守下列规定：外照射个人剂量监测周期一般为1个月，最长不应超过3个月；内照射个人剂量监测周期按照有关标准执行；建立并终生保存个人剂量监测档案;允许放射工作人员查阅、复印本人的个人剂量监测档案。

2. 个人剂量监测档案 档案应当包括:常规监测的方法和结果等相关资料,应急或者事故中受到照射的剂量和调查报告等相关资料。

3. 剂量计的佩戴 放射工作人员进入放射工作场所,应正确佩戴个人剂量计;操作结束离开非密封放射性物质工作场所时,按要求进行个人体表、衣物及防护用品的放射性表面污染监测,发现污染要及时处理,做好记录并存档;进入放射治疗等强辐射工作场所时,除佩戴常规个人剂量计外,还应当携带报警式剂量计。

4. 个人剂量监测工作 应当由具备资质的个人剂量监测技术服务机构承担。各监测机构应对所有受监测的人员建立个人剂量档案,放射单位应根据监测机构的监测结果报告建立个人剂量档案,并终生妥善保存。

5. 剂量评价 评价一般原则:①按照 GB 18871—2002 的规定,对职业照射用年有效剂量评价;②当职业照射受照剂量大于调查水平时,除记录个人监测的剂量结果外,并作进一步调查。本标准建议的年调查水平为有效剂量 5mSv,单周期的调查水平为 5mSv/年监测周期数;③当放射工作人员的年个人剂量当量小于 20mSv 时,一般只需将个人剂量当量视为有效剂量进行评价,否则,估算人员的有效剂量;当人员的眼晶状体、皮肤和四肢的剂量有可能超过相应的年剂量限值时,给出年有效剂量的同时估算其年当量剂量。

(二) 个人剂量监测

1. 个人剂量监测定义及目的

定义:个人剂量监测是指利用工作人员个人佩戴剂量计所进行的测量,或是测量在其体表、体内或排泄物中放射性核素的种类和活度及对这些测量结果的解释。

目的:首先是为得到有效剂量的评价,需要时获得受到有意义照射的组织中当量剂量的评价,以说明符合管理要求和法规的要求;其次是为控制操作和设施的设计提供信息;最后是在事故过量照射的情况下为启动和支持适当的健康监护和治疗提供有价值的信息。

2. 个人剂量监测分类 个人剂量监测包括外照射个人监测、内照射个人监测和皮肤污染的个人监测。①外照射监测可通过工作人员胸前佩戴的个人剂量计或报警式个人剂量仪来实现;②内照射监测可通过全身计数器体外测量或通过生物样品分析来估算;③体表和衣服表面污染可用 α、β 表面污染仪进行测量,也可用个人剂量计来监测只接受外照射的人员,在左胸前暴露部位佩戴一枚个人剂量计。

3. 监测方法

(1) 内照射监测时,一般可收集排泄物进行分析。有条件的单位可用体外直接测量法监测 γ 放射性核素。

(2) 外照射个人剂量计的测读周期一般为 1 个月,但最长不得超过 3 个月。

(3) 在常规情况下监测表面污染时,测量 α 射线污染的探头离污染表面的距离不得超过 0.5cm,测量 β 污染的探头离污染表面的距离以 1.0cm 为宜,且探头移动速度应与使用仪器的要求一致,切记不要污染探头。

(4) 局部皮肤表面污染监测时,应取大约 $100cm^2$ 面积上的测量均值作为剂量评价的依据。

4. 国家标准要求 GBZ 128—2019《职业性外照射个人监测规范》要求。

(1) 剂量计

1) 对于中子和 γ 射线混合辐射场,当中子剂量与 γ 剂量的比值不超过 10%,可只用光子剂量计测定光子剂量,然后根据光子剂量监测结果和两者粗略比值计算总剂量;当中子剂量与 γ 剂量的比值超过 10%,原则上应使用能分别测量中子剂量和光子剂量的鉴别式个人剂量计(中子剂量测量可使用固体核径迹探测器、热释光探测器 TLD 反照率剂量计等),分别测定中子和光子的个人剂量当量,然后计算总剂量。

2) 从事可能引起非均匀照射的操作时,在工作人员身体可能受到较大照射的部位宜佩戴局部剂量计(如头箍剂量计、腕部剂量计、指环剂量计等)。

3) 在预期外照射剂量有可能超过剂量限值的情况下(例如从事有可能发生临界事故的操作或应急操作时),工作人员除应佩戴常规监测个人剂量计外,还应佩戴报警式个人剂量计或事故剂量计。

4) 剂量计应具有容易识别的标识和编码,其大小、形状、结构和重量合适,便于佩戴且不影响工作。

(2) 佩戴

1) 对于比较均匀的辐射场,当辐射主要来自前方时,剂量计应佩戴在人体躯干前方中部位置,一般在左胸前或锁骨对应的领口位置;当辐射主要来自人体背面时,剂量计应佩戴在背部中间。

2) 对于如介入放射学、核医学放射药物分装与注射等全身受照不均匀的工作情况,应在铅围裙外锁骨对应的领口位置佩戴剂量计。

3) 对于 2)所述工作情况,建议采用双剂量计监测方法(在铅围裙内躯干上再佩戴另一个剂量计),且宜在身体可能受到较大照射的部位佩戴局部剂量计(如头箍剂量计、腕部剂量计、指环剂量计等)。

4) 严格遵守剂量计发放、佩戴操作规程;个人剂量计在非工作期间避免受到任何人工辐射的照射;采用双剂量计监测时,采取相应措施以保证两个剂量计正确佩戴;佩戴期间不得发生下列情况:不得打开个人剂量计、不得用水浸泡个人剂量计、不得将个人剂量计留置于放射工作场所内、不得将佩戴的个人剂量计接受放射性检查、不得佩戴个人剂量计扶持接受放射性检查的受检者/患者、不得将铅围裙内外剂量计混淆佩戴、常规佩戴不得超出最长常规监测周期3个月。

(3) 名义剂量的确定

1) 当剂量计丢失、损坏、因故得不到读数或所得读数不能正确反映工作人员所接受的剂量时,确定其名义剂量,并将名义剂量及其确定方法记入监测记录。

2) 根据具体情况合理选择以下方法之一确定名义剂量:①用同时间佩戴的即时剂量计记录的即时剂量估算剂量;②用同时间场所监测的结果推算剂量;③用同一监测周期内从事相同工作的工作人员接受的平均剂量;④用工作人员年受到的平均剂量。

$$名义剂量 = 前年度剂量 \times 监测周期(d)/365$$

3) 佩戴周期超过3个月的剂量计的记录:其剂量用名义剂量给出,并给出适当说明;报告中可给出实际结果,但必须说明此结果不符合本标准规范。

(4) 监测结果小于最低探测水平(minimum detectable level,MDL)的记录:当工作人员的外照射个人监测结果小于 MDL 值时,报告中的监测结果表述为<MDL。为便于职业照射统计,在相应的剂量档案中记录为 MDL 值的一半。

五、职业健康检查

(一)职业健康检查管理

医疗机构应委托职业健康检查机构对本单位从事放射性作业的工作人员定期进行职业健康检查,建立个人职业健康档案,并妥善保存。职业健康管理主要包括以下内容:

1. 放射工作人员上岗前,应当进行上岗前的职业健康检查,符合放射工作人员健康标准的,方可参加相应的放射工作。放射工作单位不得安排未经职业健康检查或者不符合放射工作人员职业健康标准的人员从事放射工作。

2. 放射工作单位应当组织上岗后的放射工作人员定期进行在岗期间职业健康检查,两次检查的间隔时间不应超过 2 年,必要时可增加临时性检查。

3. 放射工作人员脱离放射工作岗位时,放射工作单位应当对其进行离岗前的职业健康检查。

4. 对参加应急处理或者受到事故照射的放射工作人员,放射工作单位应当及时组织健康检查。检查或者医疗救治,按照国家有关标准进行医学随访观察。

5. 放射工作人员职业健康检查应当由省级卫生健康主管部门备案的医疗机构承担。

6. 职业健康检查机构发现有可能因放射性因素导致健康损害的工作人员,应当通知放射工作单位,并及时告知放射工作人员本人。放射工作单位应当在收到职业健康检查报告的 7 天内,如实告知放射工作人员。放射工作单位对职业健康检查中发现不宜继续从事放射工作的人员,应当及时调离放射工作岗位,并妥善安置;对需要复查和医学随访观察的放射工作人员,应当及时予以安排。

7. 放射工作单位不得安排怀孕的妇女参与应急处理和有可能造成职业性内照射的工作。哺乳期妇女在其哺乳期间应避免接受职业性内照射。

8. 放射工作单位应当为放射工作人员建立并终生保存职业健康监护档案。职业健康监护档案应包括以下内容:职业史、既往病史和职业照射接触史,历次职业健康检查结果及评价处理意见,职业性放射性疾病诊疗、医学随访观察等健康资料。

9. 放射工作人员有权查阅、复印本人的职业健康监护档案。放射工作单位应当如实、无偿为放射工作人员提供其职业健康监护档案。

10. 除国家统一规定的休假外,放射工作人员每年可以享受保健休假 2~4 周。享受寒、暑假的放射工作人员不再享受保健休假。从事放射工作满 20 年的在岗放射工作人员,可以由所在单位利用休假时间安排健康疗养。

(二) 放射工作人员的职业健康检查

根据《中华人民共和国职业病防治法》《放射工作人员职业健康管理办法》,放射工作人员的职业健康检查包括上岗前、在岗期间、离岗时的健康检查。放射工作单位不得安排未经职业健康检查或者不符合放射工作人员职业健康标准的人员从事放射工作。放射工作人员的职业健康标准应当按照 GBZ 98—2020《放射工作人员健康要求及监护规范》执行。

1. 职业健康检查机构应具备的条件 ①持有医疗机构执业许可证,涉及放射检查项目的还应当持有放射诊疗许可证;②具有相应的职业健康检查场所、候检场所和检验室,建筑总面积不少于 $400m^2$,每个独立的检验室使用面积不少于 $6m^2$;③具有与备案开展的职业健康检查类别和项目相适应的执业医师、护士等医疗卫生技术人员;④至少具有 1 名取得职业性放射性疾病诊断资格的执业医师;⑤具有与备案开展的职业健康检查类别和项目相适应的仪器、设备,具有相应职业卫生生物监测能力;⑥开展外出职业健康检查,应当具有相应的职业健康检查仪器、设备、专用车辆等条件;⑦建立职业健康检查质量管理制度;⑧具有与职业健康检查信息报告相应的条件。

2. **主检医师应具备的条件** ①具有执业医师资格证;②具有中级以上专业技术职务任职资格;③具有职业性放射性疾病诊断资格;④从事职业健康检查相关工作三年以上,熟悉职业卫生和职业性放射性疾病诊断相关标准。主检医师负责确定职业健康检查项目和周期,对职业健康检查过程进行质量控制,审核职业健康检查报告。对于怀孕、可能怀孕及哺乳期的女性放射工作人员,已经或可能受到明显超过个人剂量限值照射的放射工作人员,可能对自己受到辐射照射的情况感到忧虑的放射工作人员和由于其他原因而要求咨询的放射工作人员应提供职业健康咨询。

3. **职业健康检查项目** 职业健康检查项目的确定应遵循考虑放射因素名称、职业照射种类,并包含辐射敏感器官等原则,满足国家法律法规的最低要求和健康检查的一般要求,根据需要,主检医师可以向用人单位建议增加部分选检项目和其他检查项目。

《放射工作人员职业健康管理办法》第四十五条规定:"放射工作人员职业健康检查项目及职业健康检查表由卫生部制定。"放射工作人员职业健康检查项目见《放射工作人员职业健康管理办法》中的附件 2 或 GBZ 98—2020《放射工作人员健康要求及监护规范》中附录 A。

(1)上岗前健康检查:必检项目包括医学史、职业史调查,内科、皮肤科常规检查,眼科检查(色觉、视力、晶状体裂隙灯、玻璃体、眼底检查),血常规和白细胞分类,尿常规检查,肝功能、肾功能检查,外周血淋巴细胞染色体畸变分析,胸部 X 线检查,心电图,腹部 B 超。选检项目包括耳鼻喉科、视野(如核电厂放射工作人员),心理测试(核电厂操纵员和高级操纵员),甲状腺功能,肺功能(放射性矿山工作人员,接受内照射、需要穿戴呼吸防护装置的人员)。

上岗前医学检查的目的不仅是根据 GBZ 98—2020《放射工作人员健康要求及监护规范》淘汰不宜从事放射工作的人员,而且是从业人员接触放射线前的本底资料,可为就业后定对比和参考。此类检查应着重于评价工作人员的健康状况及其对预期从事的任务的适任性,并确定哪些工作人员需要在工作过程中采取特殊防护措施。因此,上岗前检查必须全面、系统、准确。

(2) 在岗期间检查:在岗期间检查必检项目包括医学史、职业史调查,内科、外科、皮肤科常规检查,眼科检查(色觉、视力、晶状体裂隙灯、玻璃体、眼底检查),血常规和白细胞分类,尿常规检查,肝功能、肾功能检查,外周血淋巴细胞微核试验、胸部 X 线检查。选检项目包括心电图,腹部 B 超、甲状腺功能,血清睾酮,外周血淋巴细胞染色体畸变分析,痰细胞学检查和/或肺功能检查(放射性矿山工作人员,接受内照射、需要穿戴呼吸防护装置的人员),使用全身计数器进行体内放射性核素滞留量的检测(从事非密封放射性物质操作的人员)。

在岗期间定期复查的目的是判断放射工作人员对其工作的适任性和继续适任性,发现就业后可能出现的某些可能与辐射有关的效应及其他疾病。

(3) 离岗前检查:离岗前检查必检项目包括医学史、职业史调查,内科、皮肤科常规检查,眼科检查(色觉、视力、晶状体裂隙灯、玻璃体、眼底检查),血常规和白细胞分类,尿常规检查,肝功能、肾功能检查,外周血淋巴细胞染色体畸变分析,胸部 X 线检查,心电图,腹部 B 超。选检项目包括耳鼻喉科、视野(核电厂放射工作人员),心理测试(核电厂操纵员和高级操纵员),甲状腺功能,肺功能(放射性矿山工作人员,接受内照射、需要穿戴呼吸防护装置的人员),使用全身计数器进行体内放射性核素滞留量的检测(从事非密封放射性物质操作的人员)。

离岗前健康检查的主要目的是了解工作人员离开工作岗位前的健康状况,以分清健康损害的责任,其健康检查的结论是职业健康损害的医学证据,有助于明确健康损害的责任,保障工作人员的健康权益,减少社会负担。

应特别注意,对受到应急照射或事故照射的工作人员,放射工作单位应及时组织健康检查并进行必要的医学处理。应急/事故照射职业健康检查必检项目包括应急事故照射史、医学史、职业史调查,详细的内科、外科、眼科、皮肤科、神经科检查、血常规和白细胞分类(连续取样)、尿常规检查、外周血淋巴细胞染色体畸变分析、外周血淋巴细胞微核试验、胸部 X 线检查(在留取细胞遗传学检查所需血样后)、心电图。选检项目包括根据受照和损伤的具体情况,参照GB/T 18199—2000、GBZ 215—2009、GBZ 112—2017、GBZ 96—2011 中的有关标准,进行必要的检查和医学处理。

事故或应急照射的医学记录应尽可能完整,详细记录应急照射的经过、防护情况、机体反应、详尽的体格检查,在岗期间定期检查项目的基础上,可结合个人剂量监测或生物、物理剂量估算和临床表现等具体情况,参照相关的放射性疾病诊断标准,可适当增加必要的有针对性的检查项目。所记载的剂量应标明是事故照射或应急照射所致,并及时报告审管部门。如果过量照射将来可能导致确定性效应,在征得工作人员许可后应将有关情况充分告知其初级保健医生。职业健康监护技术服务机构应参与事故调查以评价医学响应的质量和效能。在法律允许和征得工作人员书面同意的情况下,为预防进一步事故的发生可以发布有关医学信息。

4. 法律法规的要求 《中华人民共和国职业病防治法》第三十七条规定:"发生或者可能发生急性职业病危害事故时,用人单位应当立即采取应急救援和控制措施,并及时报告所在地卫生行政部门和有关部门。卫生行政部门接到报告后,应当及时会同有关部门组织调查处理,必要时可以采取临时控制措施。对遭受或者可能遭受急性职业病危害的劳动者,用人单位应当及时组织救治、进行健康检查和医学观察,所需费用由用人单位承担"。

《放射工作人员职业健康管理办法》第二十一条规定:"对参加应急处理或受到事故照射的放射工作人员,放射工作单位应当及时组织健康检查或医疗救治,按照国家有关标准进行医学随访观察。"

5. 职业健康检查处理意见 对于上岗前检查及在岗期间定期检查的处理意见,负责医师应明确给出受检者从事放射工作的适任性意见或建议复查的必要项目或诊疗建议。负责医师应根据对检查结果的综合分析和 GBZ 98—2020《放射工作人员健康要求及监护规范》提出对受检者放射工作的适任性意见。

(1) 上岗前:上岗前放射工作的适任性意见可提出:①可以从事放射工作;②在一定限制条件下可从事放射工作(如不可从事须采取呼吸防护措施的放射工作,不可从事涉及非密封放射性物质操作的放射工作);③不宜从事放射工作。

(2) 在岗期间:在岗期间放射工作的适任性意见可提出:①可继续原放射工作;②在一定限制条件下可从事放射工作(如不可从事须采取呼吸防护措施的放射工作,不可从事涉及非密封放射性物质操作的放射工作);③暂时脱离放射工作;④不宜继续原放射工作。

对于暂时脱离放射工作的人员,经复查符合放射工作人员健康要求,主检医师应提出可返回原放射工作岗位的建议。

(3) 离岗时:依据离岗时职业健康检查,由主检医师对受检者提出下列之一的意见:①可以离岗;②转相关医疗机构进一步检查。

第四节　放射卫生监督的总体要求和流程

本节是医疗机构放射卫生监督的方法和流程、内容及监督结果处理,适用于各级卫生监督机构对医疗机构开展的放射诊疗活动的卫生监督工作总体要求(不含各放射诊疗的特殊要求)。

一、基本方法

(一) 现场查验

检查内容包括:①检查放射诊疗工作场所的设备、仪器配备和使用情况;②检查放射诊疗工作场所的放射防护装置设置和运行情况;③检查放射诊疗工作场所的个人防护用品及辅助防护设施的配备和使用情况;④检查放射诊疗工作场所各种指示标识、标志、告知等设置情况;⑤检查其他可以体现现场放射防护工作落实情况的内容。

(二) 资料查阅

查阅内容包括:①各种与开展放射诊疗相关的审批文件;②医疗机构制订的各类与放射诊疗工作开展相关的管理文件;③医疗机构为受检者(患者)进行各类放射诊疗服务过程中留存的记录文件;④医疗机构开展放射诊疗质量保证工作过程中留存的各种记录文件;⑤放射诊疗工作人员职业健康监护档案、个人剂量监测档案、培训记录等;⑥其他可以体现现场放射防护工作落实情况的资料。

(三) 询问调查

询问内容包括:①专(兼)职管理人员询问医疗机构开展放射诊疗工作的运作、防护管理等基本情况;②询问开展放射诊疗工作的人员的基本信息,例如姓名、年龄、上岗时间等;③询问放射诊疗工作人员开展工作的流程、注意事项等,有必要的情况下可以要求其进行现场演示;④询问其他与检查相关的情况。

二、监督流程

开展监督的一般顺序为"基本情况了解→现场查验→资料查阅→询问调查→文书制作";开展监督一般需要根据现场实际情况把现场查验、资料查阅、询问调查等基本方法结合使用;对可以通过现场查验直接确认无误的检查内容,无须查阅资料或询问;通过现场查验认为有必要核对相应资料的,需查阅资料确认被检查对象是否涉嫌违法,无法确认的需进一步对陪同检查人员进行询问;现场查验时,为确认医疗机构一些程序性文件落实情况,需进一步查阅相关记录文件,必要时,需询问有关科室的专业人员具体工作流程或要求其进行现场演示。

三、监督内容

（一）总体要求

要求为:①医疗机构应建立放射防护管理组织,负责放射诊疗活动的安全、防护和质量等。配备专(兼)职的管理人员,并有明确的职责分工;②医疗机构应制定内容全面且符合国家法律法规和标准的放射防护管理制度,制度的内容涵盖放射诊疗工作相关安全和防护问题;③医疗机构应建立与本机构所开展的诊疗项目相适应的质量保证方案,质量保证方案的内容包含放射诊疗活动的全过程;④医疗机构应组织对放射诊疗工作场所防护设施及防护用品、放射诊疗设备进行放射防护检测、监测和检查;⑤医疗机构应制订放射事件应急处置预案,定期进行应急演练;⑥医疗机构应组织放射诊疗工作人员接受专业技术、放射防护知识和法律法规培训;组织放射诊疗工作人员进行职业健康检查、个人剂量监测,建立职业健康检查和个人剂量监测档案。

（二）放射诊疗建设项目管理

管理内容包括:①新建、改建、扩建、技术引进和技术改造的放射诊疗建设项目应开展放射性职业病危害预评价,并经卫生健康行政部门审核同意;②放射诊疗建设项目职业病防护设施应与主体工程同时设计,同时施工,同时投入使用;③放射诊疗建设项目在竣工验收前,应进行放射性职业病危害控制效果评价,经卫生健康主管部门验收合格后,投入使用。

（三）放射诊疗许可管理

管理内容包括:①医疗机构开展放射诊疗工作,应依法取得放射诊疗许可、办理放射诊疗科目登记并按规定进行校验;②医疗机构单位名称、法定代表人、放射工作场所、放射诊疗项目和范围发生变化后,应进行放射诊疗许可变更。

（四）放射诊疗设备管理

管理内容包括:①放射诊疗设备应按相应要求进行验收检测,合格后方能投入使用,运行中的设备应进行状态检测和稳定性检测;②放射诊疗设备检测结果不合格,经维修复测合格后方能重新投入使用。

（五）放射诊疗工作场所和防护设施管理

管理内容包括:①放射诊疗工作场所的布局、放射防护设施应符合要求,不应随意改动;②放射诊疗工作场所辐射水平应符合国家标准的要求;③放射诊疗工作场所出入口、控制区入口及其他适当位置应设置必要的警告标志。

（六）放射诊疗工作人员管理

管理内容包括:①放射诊疗工作人员配置应与其所开展的放射诊疗工作相符合的个人防护用品;②放射诊疗工作人员应按 GBZ 98—2020、GBZ 128—2019、GBZ 129—2016 的要求进行职业健康监护和个人剂量监测。

（七）放射诊疗工作档案管理

管理内容包括:①医疗机构应制定并落实放射防护管理制度、实施放射防护质量保证大纲;②医疗机构应制定放射诊断质量保证大纲;③医疗机构应制定与开展的放射诊疗项目相关的应急计划或程序并经卫生健康主管部门认可;④医疗机构应为放射工作人员分别建立个人剂量、职业健康管理和教育培训档案。

第五节 卫生监管实践

案例一 某医院放射诊疗建设项目未按规定进行职业病危害预评价等案

（一）案情介绍

2021 年 4 月 27 日,某县卫生执法人员对某医院放射诊疗场所进行监督检查,发现该医院存在以下情况:1.64 排 CT（2 号室）、DR（5 室）、乳腺摄影机（放射科 6 室）所在放射诊疗场所,未进行放射性职业病危害预评价;2. 在未取得《放射诊疗许可证》的情况下,使用以上设备正在开展放射诊疗工作。

针对以上检查情况,某县卫生执法人员对该医院下达"责令改正通知书"和"当场行政处罚决定书",给予警告的行政处罚。2021 年 5 月 8 日卫生执法人员再次对该医院整改情况进行复核,发现以上问题未进行改正,并且通过进一步调查,发现该医院发热门诊新建放射诊疗建设项目放射性职业病危害预评价报告未经审核,擅自开工建设。

县卫生健康局于 2021 年 5 月 10 日对该医院放射诊疗场所存在的违法行为进行立案调查,经重大集体讨论后,依据《中华人民共和国职业病防治法》第六十九条第(二)项、第八十七条规定和《中华人民共和国行政处罚法》第二十七条规定,《放射诊疗管理规定》第四十条、第三十八条第(一)项规定,参照《河北省卫生健康行政处罚裁量基准》第六章第一节第一条第一款、第四节第二十八条第一款规定。按照分别裁量、合并处罚原则,对该单位作出罚款人民币十万三千元的行政处罚。于 2021 年 5 月 31 日执法人员向某医院送达了《行政处罚事先告知书》,某医院在规定的期限内未提出陈述和申辩、听证要求,自觉履行行政处罚。

(二) 案情评析

该案件从受理、立案、现场笔录、案件调查终结、合议、启动重大案件集体讨论、法制审核、下达"行政处罚事先告知书"及"行政处罚决定书"程序合理。且在对该医院监督检查的同时,执法人员对该单位的放射诊疗场所存在的问题进行现场督导及对放射诊疗场所工作人员进行了职业病防护知识的现场培训,做到了执法与普法相结合。

(三) 思考建议

1. 放射性职业病危害控制源头首先是预防措施,放射诊疗建设项目则是放射性职业病危害源头控制的主要环节,医疗机构放射性职业病危害建设项目的防护设计必须经卫生健康主管部门审核同意后,方可施工建设,建设项目竣工验收时,放射性职业病防护设施必须经过验收合格,方可投入运行,以减少因建筑结构、防护设施等不合格使得工作人员及患者受到辐射照射。

2. 在以后放射卫生监督检查工作中,重点加强对医疗机构放射性职业病危害建设项目开展预评价、控制效果评价、竣工验收、个人防护等检查,使患者有一个良好的就医环境,切实保障放射工作人员和受检者的健康与安全。

案例二　某医院安排未经上岗前职业健康检查的放射工作人员从事放射诊疗工作等案

(一) 案情介绍

2020 年 6 月 9 日,某市卫生执法人员对某医院进行监督检查时发现:①该医院放射诊疗许可证有效期至 2020 年 5 月 15 日,未更换新证;②放射工作人员宋某未经上岗前职业健康检查从事放射诊疗活动。

经调查核实,该医院上述行为分别违反了《放射诊疗管理规定》第十六条第二款和《中华人民共和国职业病防治法》第三十五条第二款的规定。依据《放射诊疗管理规定》第三十八条第(一)项及《中华人民共和国职业病防治法》第七十五条第(七)项的规定,参照《河北省卫生健康行政处罚裁量基准》第六章第七条第(一)项第 7 目的规定,对该医院《放射诊疗许可证》有效期至 2020 年 5 月 15 日,未更换新证的违法行为下达《责令改正通知书》;对未安排放射工作人员宋某上岗前职业健康检查,从事放射诊疗工作的行为作出 1.警告;2.罚款人民币五万元的行政处罚。当事人在规定的时限内自觉履行了行政处罚,本案结案。

（二）案例分析

本案违法事实清楚,医疗机构未安排放射工作人员宋某进行上岗前职业健康检查,从事放射诊疗工作的行为,违反了《中华人民共和国职业病防治法》第三十五条第二款的规定,依据《中华人民共和国职业病防治法》第七十五条第(七)项规定,参照《河北省卫生健康行政处罚裁量基准》第六章"职业卫生与放射卫生处罚裁量基准"第七条第(一)项第 7 目的规定,给予警告,并处五万元罚款的行政处罚。适用法律及裁量正确。

放射诊疗许可证到期未更换新证的行为,违反了《放射诊疗管理规定》第十六条第二款之规定,依据《放射诊疗管理规定》第三十八条第(一)项的规定,应当给予行政处罚。结合本地《××市人民政府关于进一步做好疫情防控期间支持企业复工复产工作的意见》的精神,对疫情防控期间到期的许可证,可延期到疫情结束后一定期限内再办理延续,由于该意见执行期限截止到 6 月 30 日,故未对此行为给予行政处罚。

（三）思考建议

该单位的放射诊疗许可证到期未更换新证的行为,一种建议认为放射诊疗许可证已过有效期限,属于无效许可,应当依据《放射诊疗管理规定》第三十八条第(一)项"未取得放射诊疗许可从事放射诊疗工作的"规定,给予行政处罚;另一种建议认为 2020 年新冠疫情发生,应该结合该市人民政府的关于进一步做好疫情防控期间支持企业复工复产工作的意见精神,对该医院在疫情防控期间到期的放射诊疗许可证,可延期到疫情结束后再办理延续,该意见的执行期限截止到 2020 年的 6 月 30 日,而本案发生于 6 月 9 日,故不应对此项行为给予行政处罚。卫生执法人员倾向于第二种建议。但各医疗机构专(兼)职管理人员应提高重视,避免此类情况再次发生。

案例三　某医院放射诊疗场所不符合国家相关标准和规定案

（一）案情介绍

2022 年 6 月 21 日,某市卫生执法人员在对某医院进行监督检查中发现:①该医院 CR 室同时安装有一台牙片机(不能使用)。②该医院与放射工作人员订立劳动合同(含聘用合同)时,未将工作过程中可能产生的职业病危害及其后果告知放射工作人员,并在劳动合同中写明。

经调查核实,该医院:①放射诊疗场所不符合国家相关标准和规定的行为违反了《放射诊疗管理规定》第六条第(二)项"具有符合国家相关标准和规定的放射诊疗场所和配套设施"未遵守《放射诊断放射防护要求》GBZ 130-2020 "6.1.3 每台固定使用的 X 射线设备应设有单独的机房",依据《放射诊疗管理规定》第四十一条第(七)项,因《河北省卫生健康行政处罚裁量基准》未对此违法行为做出规定,故不参照裁量,给予:警告,罚款人民币五千元的行政处罚。②与劳动者订立劳动合同时未将职业病危害及其后果告知放射工作人员,并在劳动合同中写明的行为违反了《中华人民共和国职业病防治法》第三十三条第一款,依据《中华人民共和国职业病防治法》第八十七条、第七十一条第(三)项,参照《河北省卫生健康行政处罚裁量基准》第六章第三条第(三)项第 1 目的规定,给予警告的行政处罚,并责令其限期改正。依据数个违法行为分别裁量、合并处罚的原则,给予该医院:警告,罚款人民币五千元的行政处罚。本案 2022 年 8 月 19 日办结。

（二）案例分析

本案是一起医疗机构放射诊疗场所不符合国家相关标准和规定案件。《放射诊疗管理规定》第六条第(二)项规定"放射诊疗场所应符合国家相关标准和规定"。该医院 CR 室安装有一台牙片机(不能使用),两台设备同室,但牙片机不能正常使用,询问该医院人员该牙片机已不使用,还未拆除。按照规定,该医院在增加 CR 设备登记时,应进行建设项目的控制性效果评价,设备的验收检测,并经过卫生健康主管部门验收合格才能使用,该医院 CR 室截至检查当日仍有一台牙片机还未拆除,问题值得深思。

放射卫生属于职业卫生的一类,放射工作人员是接触放射危害的特殊群体,签订劳动合同时医疗机构应将从事放射工作的危害告知放射从业人员,并在劳动合同中写明。医疗机构应提高责任意识,做到依法依规告知放射工作人员所从事工作的职业危害及其后果。

（三）思考建议

本案虽案情较简单,但在很多医疗机构都存在类似的行为,甚至在一些大型的医疗机构也有此类现象发生。医疗机构在放射诊疗场所审批时符合国家相关标准和规定,但在审批后可能存放与放射诊疗无关的物品。放射工作人员职业危害告知的行为,既是保护劳动者又是对医疗机构的法律要求。因此建议:加强医疗机构管理者和放射工作人员的培训,提高医疗机构对放射法律法规的认识,加强对放射从业人员的职业危害管理;加强卫生执法人员在监督检查时对《放射诊疗管理规定》和《中华人民共和国职业病防治法》的普法宣传工作,提高放射从业人员在放射诊疗时的自我防护意识,加强放射从业人员对放射职业危害的认识,保护自身权益。

案例四　某医院未制定放射诊疗项目质量保证方案等案

（一）案情介绍

2021年3月17日,某市卫生执法人员对某医院放射诊疗场所进行检查时发现:①该医院未建立放射工作人员马某的教育培训档案;②当场不能出示与本单位从事的放射诊疗项目相适应的质量保证方案。执法人员当场拍摄了违法照片,调取相关证据,并下达了《责令改正通知书》。

经调查核实,该医院存在未制定与本单位从事的放射诊疗项目相适应的质量保证方案的违法行为,该行为违反了《放射诊疗管理规定》第二十四条的规定,依据《放射诊疗管理规定》第四十一条第(七)项,因《河北省卫生健康行政处罚裁量基准》未对此违法行为做出规定,故不参照裁量。卫生执法人员在2021年5月11日进行回访发现该医院已建立了放射工作人员马某的教育培训档案,制定了与本单位从事的放射诊疗项目相适应的质量保证方案。综上,给予该医院:警告,罚款人民币四千元的行政处罚。在法律规定的时限内,当事人对处罚无异议,未提出陈述、申辩和听证,于2021年6月29日自觉履行了行政处罚,本案结案。

（二）案例分析

本案是一起医疗机构未建立放射工作人员教育培训档案、未制定与本单位从事的放射诊疗项目相适应的质量保证方案案件。《放射诊疗管理规定》第二十四条明确规定医疗机构应当制定与本单位从事的放射诊疗项目相适应的质量保证方案,遵守质量保证监测规范。

（三）思考建议

1. 医疗机构应配备专职的管理工作人员负责放射诊疗工作的质量保证和安全防护。且保证遵守质量保证监测规范,定期结合实际情况更新更正。

2. 虽然因该医院积极改正建立了相关放射工作人员的教育培训档案,本案未对该机构未建立放射工作人员马某教育培训档案的行为进行处罚,但医疗机构应加强自查,定期对人员进行培训并建立教育培训档案、健康档案、剂量监测档案等。

案例五　某医院未保证接触放射线的工作人员佩戴个人剂量计案

（一）案情介绍

2023年3月9日，某市卫生执法人员对某医院进行监督检查时发现，该医院放射科工作人员李某未佩戴个人剂量计，正在DR诊疗场所开展放射诊疗活动。经调查核实，该医院未给接触射线工作的李某配备个人剂量计。上述事实违反了《中华人民共和国职业病防治法》第二十五条第二款的规定，依据《中华人民共和国职业病防治法》第七十五条第（三）项的规定，给予该医院罚款人民币五万元的行政处罚。该医院在接到处罚决定书后自觉履行了行政处罚，并为李某配备了个人剂量计，本案结案。

（二）案件分析

1. 本案中该医院未给接触放射线的工作人员李某配备个人剂量计的行为违反了《中华人民共和国职业病防治法》第二十五条第二款的规定，依据《中华人民共和国职业病防治法》第七十五条第（三）项的规定，参照《河北省卫生健康行政处罚裁量权基准》，考虑到未按要求给从事放射工作的人员配备个人剂量计，会给放射工作人员带来危害，同时可引起当事人对此事的重视，经过合议决定给予五万元的行政处罚，以引起医疗机构的重视。

2. 在给予该医院行政处罚的同时，责令当事人积极采取措施改正违法行为，卫生执法人员对此行为会带给放射工作人员的伤害进行了教育、培训，当事人按时缴纳了罚款并第一时间为李某配备了个人剂量计。后续卫生执法人员对该医院进行了回访，确保已整改到位，达到行政处罚的目的。

（三）思考建议

1. 本案的违法行为在医疗机构中比较普遍，主要原因是很多医疗机构的管理人员疏于管理，依法执业意识淡薄，放射从业人员在思想上不够重视。所以，往往会给工作人员以及受检者带来许多潜在的损伤和危害。

2. 为了今后各医疗机构能够更规范地开展放射诊疗工作，保证好医疗质量和医疗安全，应加大放射防护知识、法律法规的宣传和培训力度，提高放射场所工作人员、受检者、陪检人员以及公众的安全防护意识，以及放射诊疗单位和放射工作人员的法律意识、责任意识。

3. 在监督检查中发现，一些医疗机构为了节省成本，对放射诊疗场所的实习生、见习生、单位轮转科室工作人员并不纳入放射工作人员管理，既不给这类人群进行上岗前体检，也不为其配备个人剂量计，还不进行放射卫生相关法律知识安全知识的培训,但这部分人群往往都是频繁出入放射诊疗场所,甚至整日处在这种环境中的人,故医疗机构的忽略给这部分人群及机构本身带来了极大隐患,应引起重视。

案例六　某口腔门诊部放射诊疗工作人员未按照有关规定佩戴个人剂量计案

（一）案情介绍

2021年4月23日,某区卫生监督所接市监督所关于"医疗机构个人剂量监测异常情况"转办线索,显示某口腔门诊部放射工作人员王某个人剂量计佩戴周期为2020年8月—2021年1月,超过3个月。卫生执法人员对该单位进行现场核查,见该单位具有有效医疗机构执业许可证和放射诊疗许可证;放射工作人员王某具有放射工作人员证,具有2020年度放射工作人员职业健康体检报告;检查检测结果通知单,显示王某个人剂量监测周期为6个月。经调查核实,确认该单位存在放射工作人员未按照有关规定佩戴个人计量计的违法行为。以上行为违反了《放射诊疗管理规定》第二十二条,依据《放射诊疗管理规定》第四十一条第（四）项,参照《某市卫生健康委自由裁量基准》,给予该单位:警告,罚款人民币两千元的行政处罚。

（二）案例分析

1. 线索来源　作为主动监测手段,个人剂量监测技术服务机构按月向卫生健康主管部门反馈医疗机构职业性外照射个人剂量监测异常情况。本次线索即由个人剂量监测技术服务机构提供。主动监测和反馈机制具有问题前瞻性,是卫生健康主管部门主动作为的体现之一,也是日常监督检查的有效补充。

2. 违法原因　该口腔门诊部在开诊之初按照要求为王某申领剂量计（为便于区分,以下称剂量计1）,因王某为多点执业医师,其另一执业机构亦为其申领了剂量计（以下称剂量计2）。王某在日常工作中主要佩戴剂量计2,剂量计1因使用时间少,该口腔门诊部忽略了对它的监测。而剂量计2在另一执业机构的管理之下,其监测周期符合相关要求。

（三）思考建议

1. 建立并完善职业卫生异常情况反馈机制　个人剂量监测技术服务机构和职业健康检查机构是放射卫生预防性监督检查的两个重要抓手,作为监督检查哨点点位,两者分别掌握着放射诊疗设备和工作场所合格与否,以及放射工作人员健康状况方面的第一手信息。目前个人剂量监测技术服务机构已经建立反馈机制,该案件的线索移转与违法行为查处就是机制运行初见成效的实证。若将职业健康检查机构纳入反馈机制体系,有助于从人员角度掌握异常情况,从设备、场所到人员全方位掌握放射卫生整体情况,避免放射性因素导致或进一步加深放射工作人员的健康损害。

2. 建立人员信息库及数据共享机制 本案中,王某为多点执业医师,两执业机构均为其申领了剂量计,两支剂量计分别送检,个人剂量监测技术服务机构分别出具检测结果,但事实上单支剂量计结果并不能反映王某实际接受的外照射剂量。由于分别佩戴两支剂量计而导致的结果偏差,会直接影响到王某自身的剂量监测情况。随着多点执业范围扩大、人员增多,王某的情况可能会成为共性问题,因此,亟须建立放射工作人员信息库,并建立检测服务机构共享机制,确保同一人佩戴的多支剂量计之间以及不同检测机构之间均能实现关联,这样才能真实反映此人接受的外照射剂量。

案例七 某医院放射科 DR 室控制区出口位置工作状态指示灯不能正常使用案

(一)案情介绍

2021 年 5 月 12 日某市卫生执法人员在监督中发现:某医院放射诊疗许可证有效期自 2017 年 11 月 29 日至 2021 年 9 月 22 日,许可有 2 台设备:上海新黄浦 KD-3510DR 数字化 X 射线摄影系统、上海联影 Uct510X 射线计算机体层扫描摄影设备。其中上海新黄浦产 DR 设备所在场所的控制区出口位置工作状态指示灯不能使用。

该医院放射诊疗场所工作状态指示灯出现故障不能正常使用,放射科工作人员及医院相关管理人员一直未能发现,虽然设置了工作状态指示灯但未能起到提醒警示的作用。依据《放射诊疗管理规定》第四十一条,经合议后决定给予:警告,罚款人民币两千元的行政处罚。2021 年 7 月 2 日对该机构下达了行政处罚决定书,当事人放弃陈述、申辩和听证,于 7 月 2 日缴纳了罚款,本案结案。

(二)案例分析

本案处罚与整改并重。在给予行政处罚的同时,责令该医院对放射科 DR 室控制区出口位置工作状态指示灯不能正常使用问题限期改正。该医院及时整改。工作状态指示灯不能正常工作,看起来是个不大的问题,但医疗机构的放射诊疗场所是患者聚集地,工作状态指示灯不能正常工作即起不到警示、提醒公众注意辐射照射的作用,甚至有的孕妇或准备怀孕的陪同人员,会因为没有警示作用消除警惕心理,从而带给公众辐射伤害,故应引起重视。

(三)思考建议

放射诊疗工作场所控制区出口位置工作状态指示灯不能正常使用的行为较为突出,本案中工作状态指示灯不能正常工作的事实,放射科工作人员以及医院相关管理人员一直未能发现,显示出医院管理的疏忽,法律意识的薄弱,以及放射工作人员的冷漠、不负责任。同时也体现出卫生监督执法频次、力度不够,这就要求在今后执法检查督导过程中,一是放射工作人员以及医院相关管理人员加强业务知识学习和经常对放射诊疗工作场所检查、维护、保养;二是要加强法律法规的宣传,提高放射诊疗单位和放射工作人员的法律意识、责任意识;三是要加大执法力度,做到违法必究。

案例八　某医院用于放射防护使用的铅衣未按照要求进行自检案

(一)案情介绍

2022 年 8 月 18 日某市卫生执法人员在监督检查中发现:某医院设有放射科,执法人员要求查看用于放射防护使用的铅衣自检相关资料,该医院无法提供;2022 年 9 月 26 日对该医院法人进行询问,其承认未对使用的铅衣进行过自检。GBZ 130—2020《放射诊断放射防护要求》附录 F 规定:"使用中的个人防护材料及用品每年应至少自行检查 1 次,防止因老化、断裂或损伤而降低防护质量,若发现老化、断裂或损伤应自行及时更换",综上所述,认定该医院 2021 年 8 月至 2022 年 8 月一年内,未对用于放射防护的铅衣进行自检。

初步审查,当事人涉嫌违反了《放射诊疗管理规定》第五条:"医疗机构应当采取有效措施,保证放射防护、安全与放射诊疗质量符合有关规定、标准和规范的要求"的规定,依法应当给予行政处罚。

2022 年 10 月 31 日执法人员送达了行政处罚决定书,给予:警告,罚款人民币一千元的行政处罚,当事人自觉履行,并在规定期限内整改,完成了铅衣的自检,检测结果合格,本案结案。

(二)案例分析

1. 适用法律正确,罚款数量适当。 自 GBZ 130—2020《放射诊断放射防护要求》实施以来,市卫生监督所已经对全市放射工作人员进行了培训,培训内容包括防护用品的使用年限取消,改为每年进行自检,但某院仍旧违反规定。依据《放射诊疗管理规定》第四十一条,执法人员给予警告、罚款一千元的行政处罚,使得医疗机构提起重视。同时在处罚决定书公示之后提示其他医疗机构做到对防护用品的自检,有问题的做到及时更换,保障防护用品的防护效能。

2. 处罚和整改并重。在给予当事人行政处罚的同时,责令其及时改正了违法行为,执法人员对整改情况进行了回访,杜绝以罚代管现象,达到处罚和教育并重的目的。

(三)思考建议

卫生执法机构在行政执法过程中,要本着执法以服务为先的观念,采取先培训、考核相关知识,再重点督导检查落实情况。处罚只是对违法者的一种惩罚手段,其根本目的是通过处罚,督促违法者贯彻落实放射防护法律法规,规范放射诊疗行为。但执法人员在日常监督发现问题应及时立案调查,依法给予行政处罚,并责令限期整改,做到处罚与整改并重,切实维护放射工作人员、受检者和公众的健康。

案例九 某医院未按照规定组织放射工作人员进行在岗期间的职业健康检查案

(一)案情介绍

2022 年 10 月 12 日,某市卫生执法人员对某医院进行监督检查,发现赵某等 4 名放射工作人员最近的职业健康体检报告日期为 2019 年 10 月 13 日,按照《放射工作人员职业健康管理办法》该医院应在 2021 年 10 月 13 日之前组织上述放射工作人员进行在岗期间的职业健康检查。执法人员对于上述问题制作了现场笔录,并当场对该医院下达了责令改正通知书,责令立即改正违法行为。

该医院未按规定组织放射工作人员进行在岗期间的职业健康检查的行为涉嫌违反了《中华人民共和国职业病防治法》第三十五条第一款和《放射工作人员职业健康管理办法》第十九条之规定,本案于 2022 年 10 月 17 日立案,11 月 17 日调查终结,依据《中华人民共和国职业病防治法》第八十七条、第七十一条第(四)项之规定,参照《河北省卫生健康行政处罚裁量基准》,给予该医院:警告,罚款人民币五万元的行政处罚。经合议、法制审核,下达行政处罚事先告知书后于 2023 年 1 月 13 日对该医院下达了行政处罚决定书,当事人自觉履行,本案于 2023 年 1 月 19 日结案。

(二)案例分析

本案案情简单,是典型的医疗机构没有在规定时间内组织部分在岗期间放射工作人员进行职业健康检查案例。在调查过程中该医院承认由于工作繁忙,在管理方面出现疏忽,执法人员对被处罚责任人进行了相关卫生法律法规的讲解,深刻剖析其违法行为的事实、性质、情节以及危害的程度,督促其认真反省。当事人认识到了自身管理中存在的问题,增强了其自觉守法意识,因此在收到行政处罚决定书后未提出异议,自觉履行,本案顺利结案。

法律适用:此案既违反了《中华人民共和国职业病防治法》第三十五条第一款,又违反了《放射诊疗管理规定》第四十一条之规定,同一个违法事实同时违反了两个法律规范,根据《中华人民共和国行政处罚法》第二十九条规定"对当事人的同一个违法行为,不得给予两次以上罚款的行政处罚。同一个违法行为违反多个法律规范应当给予罚款处罚的,按照罚款数额高的规定处罚。"因为《中华人民共和国职业病防治法》规定:"处五万元以上十万元以下的罚款。"《放射诊疗管理规定》规定:"处一万元以下罚款",所以,本案采用了《中华人民共和国职业病防治法》进行处罚,遵照了行政法的首要原则合法行政,维护了公共利益和社会秩序。

(三)思考建议

1. 放射工作人员自我保护意识淡薄　放射工作人员缺乏自我保护意识,对放射相关法律规范了解不够,作为接触射线有害物质的人群应该在上岗前充分了解所在岗位职业防护相关知识,保护自己身心健康,在医疗机构管理缺失的情况下,主动要求进行上岗前、在岗期间、离岗时的职业健康检查,为自己的职业健康保驾护航。

2. 医疗机构自身的培训存在"走过场"现象　无论是《中华人民共和国职业病防治法》还是《放射诊疗管理规定》都有培训相关要求,但是有些医疗机构管理人员对于培训不重视,为应付检查、为建立教育培训档案而培训,没有使得培训取得应有的效果。

3. 加强医疗机构放射管理,完善管理制度,提高放射管理人员水平,强化医疗机构和放射工作人员的责任意识和安全防护意识。日后执法过程中,执法人员应督促医疗机构丰富培训内容,除对法律法规的学习外,更要让放射工作人员对违反法律法规的危害和后果有深入的认识,卫生执法人员要严格把关培训考核,让培训落实到位。

本章思考题

1.【单选题】放射工作人员的职业健康监护内容不包括(　　　)。

A. 场所检测档案

B. 职业健康监护

C. 职业健康评价

D. 职业健康档案管理

参考答案：A

解析：《放射工作人员健康要求及监护规范》规定放射工作人员的职业健康监护内容包括职业健康监护和评价、职业健康档案管理。

2.【判断题】剂量当量限值是指放射工作人员必须遵守的规定的剂量当量值其目的在于防止确定性效应的发生或将随机性效应的发生率限制在可接受的水平。

参考答案：正确

3.【多选题】放射工作单位不得安排（　　　　　）从事放射工作。

A. 未经上岗前职业健康检查人员

B. 不符合放射工作人员健康标准的人员

C. 职业健康体检合格人员

D. 实习学生

参考答案：A　B

解析：《放射工作人员健康要求及监护规范》5.1.3规定，放射工作单位不得安排未经上岗前职业健康检查或者不符合放射工作人员健康要求的人员从事放射工作。

4.【多选题】放射防护最优化的原则适用于（　　　　　）。

A. 职业照射

B. 公众照射

C. 医疗照射中的诊断检查

D. 医疗照射中的放射治疗

参考答案：A　B　C

解析：《电离辐射防护与辐射源安全基本标准》4.3.3.1规定，对于来自一项实践中的任一特定源的照射，应使防护与安全最优化，使得在考虑了经济和社会因素之后，个人受照剂量的大小、受照射的人数以及受照射的可能性均保持在可合理达到的尽量低水平：这种最优化应以该源所致个人剂量和潜在照射危险分别低于剂量约束和潜在照射危险约束为前提条件（治疗性医疗照射除外）。

5.【多选题】以下哪项是放射工作人员在职业健康监护工作主要的法律依据（　　　　　）。

A.《中华人民共和国职业病防治法》

B.《放射性同位素与射线装置安全和防护条例》

C.《放射工作人员职业健康管理办法》

D.《电离辐射防护与辐射源安全基本标准》

参考答案：A B C D

（本章编者：尹俊清　沈爱国　冯冬颖）

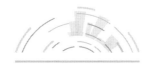

第四章

放射诊断的防护与监督管理

放射诊断的应用与发展已经有 100 多年的历史,从最初的普通 X 射线检查发展到目前数字化的检查方式,X 射线成像技术飞速进步对放射诊断产生了重大影响。其在临床医学中有广泛的应用,不仅可以为骨折、器官损伤等疾病提供可视化指导,也可用于心血管疾病的诊断和治疗评估,在肿瘤性疾病的诊断中,可以提供肿瘤的位置、大小等,为医生制定治疗方案提供重要依据,在神经系统和呼吸系统疾病诊断中发挥着不可或缺的作用。

经统计,医疗照射已成为公众所受电离辐射照射的最大人工来源。放射诊断带来的 X 射线电离辐射损伤现已成为不容忽视的问题,做好 X 射线影像诊断设备的防护,正确使用诊断程序,合理使用防护用品等都可以大幅减少对患者、受检者以及公众的辐射照射。

随着经济和科技水平的迅猛发展,放射诊断设备的种类也越来越多,常见放射诊断设备有透视用 X 射线设备、摄影用 X 射线设备、CT 设备、乳腺摄影 X 射线设备、牙科摄影 X 射线设备、移动式和便携式 X 射线设备、车载式 X 射线设备、C 形臂设备、模拟定位机、X 射线骨密度仪、泌尿外科体外专用碎石设备、CT 方舱等。

因此,本章旨在对 X 射线影像诊断方面的防护和管理进行介绍,从而更好地、更合理地运用 X 射线,保障患者(受检者)、工作人员和公众的健康。

第一节　放射诊断应遵循的防护原则

放射诊断防护是整个医疗照射放射防护的重要组成部分。那么,放射诊断实践中通过各种措施保护放射工作人员、患者或者受检者以及公众免受或减少不合理的照射就成为防护的重点。为了实现放射防护目的,应当严格遵守放射实践的正当性、放射防护的最优化和个人剂量限值放射防护的三项基本原则。这三项基本原则构成了放射防护体系,它们是相互关联相互传承的,任何一项原则在实践中都不可以偏废。

从总体上说,结合 GB 18871—2002《电离辐射防护与辐射源安全基本标准》的解读,开展医疗照射的机构必须对以下几个方面进行承诺并负相关责任:①应对受检者与患者的防护与安全负责,有关执业医师与医技人员、放射防护负责人、合格专家、医疗照射设备供方等也应对保证受检者与患者的防护与安全分别承担相应的责任;②保证做到只有具有相应资格的执业医师才能开具医疗照射的检查申请单;只能按照医疗照射的检查申请单对受检者与患者实施诊断性医疗照射;在开具医疗照射检查单以及在实施医疗照射期间,执业医师对保证受检者与患者的防护与安全承担主要职责与义务;所配备的医技人员满足需要并接受过相应的培训,在实施医疗照射检查所规定的诊断程序的过程中能够承担指定的任务;制定并实施经审管部门认可的培训准则;③将电离辐射应用于诊断时,应注意听取放射诊断物理等方面合格专家的意见,并应实施相应的质量保证要求;④执业医师和有关医技人员应将受检者与患者的防护与安全方面所存在的问题和需求及时向单位报告并尽可能采取相应的措施以确保受检者与患者的防护与安全。

一、放射诊断的正当性

放射诊断的正当性是放射防护三原则中最根本、最核心的部分,当经过正当性论证,检查可以实施时,才考虑放射防护最优化和剂量限值,所以说正当性判断是前提,最优化和剂量限值是手段。

（一）一般情况下正当性要求

1. 正当性的原则　医疗照射应有足够的净利益,在能取得相同净利益的情况下,应尽可能采用非医疗照射的替代方法,在无替代方法时也应权衡利弊,判断医疗照射给接受诊断的个人或社会所带来的利益大于可能引起的放射危害时,医疗照射才是正当的。

2. 诊断检查的正当性判断

(1)一般诊断检查的正当性判断:采用 X 射线检查应经过正当性判断,优先选用非 X 射线的检查方法,对不符合正当性原则的,不应进行 X 射线检查。

以下是非正当性影像学检查的一些例子:①临床或实验室检查中都没发现泌尿道异常,却专为判断泌尿道发育情况而对儿童施行逆行性尿路造影检查;②在没有任何特殊临床指征的情况下,对心脏进行透视检查;③在 X 射线透视下进行单纯的骨折复位;④鼻窦局部并无任何临床症状,专为寻找发热原因对鼻窦进行 X 射线摄影检查;⑤头颅受伤,但无局部症状和体征,对头颅进行 X 射线摄影检查;⑥无特殊临床指征,对育龄妇女进行胸部 X 射线摄影检查,应当避免这种检查;⑦在没有特殊指征情况,手术前进行胸部 X 射线摄影检查;⑧在没有特殊临床指征情况下,对孕妇进行骨盆 X 射线测量,应当禁止作 X 射线胎位检查或避孕环的 X 射线检查;⑨没有特殊指征,为确定高血压病因而对泌尿系统进行 X 射线造影检查;⑩没有特殊临床指征,而进行钡灌肠 X 射线检查。

所有新型医疗照射的技术和方法,使用前都应通过正当性判断;已判断为正当的医疗照射类型,当取得新的或重要的证据并需要重新判断时,应对其重新进行正当性判断。使用通过正当性判断的所有新型的医疗照射技术和方法时,应严格控制在其适应证范围内,要用到新的适应证时必须另行正当性判断。

应根据诊疗目的和受照人员特征对每一项医疗照射实践进行正当性判断。如果某一项医疗照射通常被判定为非正当性,在特殊情况下又需要使用时,应逐例进行正当性判断。例如临床中胸部 CT 检查极大减少了胸片的应用场景,与胸部 CT 比起来,胸片显露出非常大的局限性,胸部 CT 相当于把身体切成一片一片多个层面单独显示,肺组织、心脏、食管等胸腔内脏器都清晰地显示出来,而胸片则不同,由皮肤、肌肉、肋骨、肺组织等各种结构的重叠影像,有一部分肺组织还被挡在心脏和膈肌的后面,有些细小的病灶很容易被其他的结构所遮掩而不容易发现,虽然可以靠拍摄侧位片来弥补,但很容易漏掉一些小病灶。鉴于这种情况,工作中应对进行 X 射线摄影检查还是 CT 检查做出正当性判断。

执业医师和有关医技人员必须摒弃盲目以各种 X 射线诊断检查为常规手段的不良倾向,首先应该依据患者的病史、临床查体和一般化验等进行正确的临床判断。应尽可能使用与计划照射相关的受检者先前已有的诊断信息和医学记录,避免不必要的重复照射。现在国家在积极推动医学影像检查结果互认和"云胶片"的使用,有效地保障了患者的权益,多项政策的推进可避免因转诊导致重复照射。

(2) 特殊设备检查的正当性判断:移动式和便携式 X 射线设备不应用于常规检查。只有在不能实现或在医学上不允许把受检者送到固定设备进行检查的情况下,并在采取严格的相应防护措施后,才能使用移动式或便携式 X 射线设备在床旁操作,实施医学影像检查。

车载式诊断 X 射线设备一般应在巡回体检或医学应急时使用,不应作为固定场所的常规 X 射线诊断设备。

CT 方舱在应急或者其他特殊紧急情况下使用,不可用于常规放射诊断检查;CT 方舱首先满足应急医疗救治的需要;在使用时应符合上述规定正当性要求。

3. 群体检查的正当性判断　群体检查使公众所获得的利益足以补偿在经济和社会方面所付出的代价(包括放射危害)时,这种检查才是正当的。

群体检查的正当性判断必须顾及以下因素:①应考虑到通过群检普查可能查出的疾病情况;②对被查出疾病进行有效治疗的可能性;③由于查出某种疾病得到控制而使公众获得利益。

X 射线诊断群体检查应禁止使用普通荧光屏透视检查方法;除非有明确的疾病风险指征,否则不宜使用 CT 进行体检。

(二) 特殊情况下的正当性要求

1. 与临床指征无关的放射学检查　当 X 射线诊断不是针对受检者本身疾病诊断目的,而是基于职业或者法律需要,或者是为了健康保险目的时,此类与临床指征无关的 X 射线诊断检查,既可能为受检者带来直接或间接利益,也可能使其他方受益,其正当性判断取决于预期获得对受检者健康状况有用信息的可能性和必要性。同时应与有关专业机构磋商判定,属于比较特殊的专业判断。

2. 志愿者的照射　医疗照射主要指众多受检者与患者接受包含有电离辐射的医学检查或治疗而受到的照射。此外还包括相对而言的知情而自愿扶持帮助受检者与患者的护理人员、慰问人员等所受到的照射,以及生物医学研究中志愿者所受的照射。随着现代生物医学的不断发展,医学研究中志愿者的照射问题逐渐增多。此类特殊照射并不一定给志愿者带来利益。

二、放射防护的最优化

放射防护最优化是放射防护体系的重要组成部分,是经过实践正当化的论证后,不可避免地要进行 X 射线诊断检查时,采用最优化的手段进行照射,实现受检者防护最优化的基本目标——使利益最大限度地超过危害。

ICRP 第 103 号出版物提出的放射防护新基本建议书,强化了在各种照射情况中进一步具体应用放射防护最优化原则。放射防护与安全的最优化目标是:在考虑了可利用的防护与安全选择方案以及照射的性质、大小和可能性之后,确定通常情况下的最优化的防护与安全措施;同时根据最优化的结果制定准则以通过采取预防事故和减轻其后果的措施来限制照射大小及受照射概率。我国防护基本标准 GB 18871—2002 中,按照我国实际需求从设备要求、操作要求、医疗质量保证三方面提出医疗照射最优化的有关规定。

(一) 设备的要求

医疗照射最优化过程应包括设备的选择,除考虑经济和社会因素外,应对便于使用、质量保证(包括质量控制)、受检者剂量的评价和估算等诸方面进行考查,使之能得到足够的诊断信息和治疗效果。

1. X 射线设备应具备的防护性能一般要求 X 射线设备出线口上应安装限束系统(如限束器、光阑等)。X 射线管组件上应有清晰的焦点位置标示,应标明固有滤过,所有附加滤过片均应标明其材料和厚度。

随机文件应说明下列与防护有关的性能:①X 射线管组件的固有滤过;②X 射线源组件的滤过;③滤过片的特性;④距焦点 100cm 远处球面上泄漏辐射的空气比释动能率;⑤限制有用线束的方法;⑥在焦点到影像接收器的各种距离下有用线束照射野尺寸;⑦焦点到影像接收面的最大和最小距离;⑧管电压和管电流加载条件;⑨各种使用条件下焦皮距的说明;⑩位于有用线束中床板和滤线栅对 X 射线束的衰减当量;⑪CT 随机文件应提供等剂量图,描述设备周围的杂散辐射的分布;⑫车载式诊断 X 射线设备随机文件中应说明临时控制区的周围剂量当量率水平,场所布局和防护设计图;⑬各种专用和特殊场合使用的 X 射线设备,应具体指出各应用条件下必须注意采取的相应防护措施。

在随机文件中关于滤过的内容,应符合:①除乳腺 X 射线摄影设备外,在正常使用中不可拆卸的滤过部件,应不小于 0.5mmAl;②除乳腺 X 射线摄影设备外,应用工具才能拆卸的滤片和固有滤过(不可拆卸的)的总滤过,应不小于 1.5mmAl;③除牙科摄影和乳腺摄影用 X 射线设备外,X 射线有用线束中的所有物质形成的等效总滤过,应不小于 2.5mmAl;④标称 X 射线管电压不超过 70kV 的牙科 X 射线设备,其总滤过应不小于 1.5mmAl;⑤标称 X 射线管电压不超过 50kV 的乳腺摄影专用 X 射线设备,其总滤过应不小于 0.03mmMo。

2. X 射线诊断设备专用要求

(1) 透视用 X 射线设备防护性能的专用要求:C 形臂 X 射线设备的最小焦皮距应不小于 20cm,其余透视用 X 射线设备的最小焦皮距应不小于 30cm。

透视曝光开关应为常断式开关,并配有透视计时及限时报警装置。

(2) 摄影用 X 射线设备防护性能的专用要求:200mA 及以上的摄影用 X 射线设备应有可安装附加滤过板的装置,并配备不同规格的附加滤过板。

X 射线设备应有能调节有用线束照射野的限束装置,并应提供可标示照射野的灯光野指示装置。

(3) CT 设备防护性能的专用要求:在扫描程序开始之前,应指明某一扫描程序期间所使用的 CT 运行条件。对于任意一种 CT 扫描程序,都应在操作者控制台上显示剂量信息。应设置急停按钮,以便在 CT 扫描过程中发生意外时可以及时停止出束。

(4) 牙科摄影用 X 射线设备防护性能的专用要求:牙科 X 射线设备使用时管电压的标称值应不低于 60kV。牙科全景体层摄影的 X 射线设备,应有限束装置,防止 X 射线超出 X 射线影像接收器平面。口内牙科摄影的 X 射线源组件应配备限制 X 射线束的集光筒,集光筒出口平面的最大几何尺寸(直径/对角线)应不超过 60mm。

牙科摄影装置应配置限制焦皮距的部件,并符合表 4-1 的规定。

表 4-1　牙科 X 射线摄影的最短焦皮距

应用类型	最短焦皮距/cm
标称 X 射线管电压 60kV 的牙科摄影	10
标称 X 射线管电压 60kV 以上的牙科摄影	20
口外片牙科摄影	6
牙科全景体层摄影	15
口腔锥形束 CT(口腔 CBCT)坐位扫描/站位扫描	15
口腔锥形束 CT(口腔 CBCT)卧位扫描	20

注:本表数据源于 GBZ 130—2020。

（5）乳腺摄影 X 射线设备防护性能的专用要求：乳腺摄影 X 射线设备的标称最高 X 射线管电压应不超过 50kV。用于几何放大乳腺摄影的 X 射线设备，应配备能阻止使用焦皮距小于 20cm 的装置。

（6）移动式和便携式 X 射线设备防护性能的专用要求：移动式和便携式 X 射线设备应满足其相应设备类型的防护性能专用要求。连接曝光开关的电缆长度应不小于 300cm，或配置遥控曝光开关。移动式牙科摄影设备应满足牙科摄影用 X 射线设备防护性能的专用要求。移动式和便携式 X 射线设备上应在显著位置设置电离辐射警告标志。

（7）近台同室操作（非普通荧光屏透视）用 X 射线设备防护性能的专用要求：近台同室操作（非普通荧光屏透视）用 X 射线设备应满足其相应设备类型的防护性能专用要求。在机房内应具备工作人员在不变换操作位置情况下能成功切换透视和摄影功能的控制键。X 射线设备应配备能阻止使用焦皮距小于 20cm 的装置。

（8）车载式诊断 X 射线设备防护性能的专用要求：车载式诊断 X 射线设备应满足其相应设备类型的防护性能专用要求。车载式诊断 X 射线设备应配备限束装置，确保 X 射线不超出影像接收器平面。

3. 采用 DR 设备逐步取代 CR 设备和普通 X 射线设备　DR 是采用数字化 X 射线影像探测器技术实现 X 射线摄影的一种医学成像装置。它的影像直接从影像探测器读取出，通常由 X 射线发生装置、数字化 X 射线影像装置和机械辅助装置组成。

CR 采用可重复使用的成像板代替增感屏——成像板作为载体。经 X 射线曝光，用激光扫描成像板曝光后所得潜像信息，通过光学系统收集和放大，计算机采集，得到数字化影像显示的一种 X 射线摄影设备。

CR 和 DR 都是将 X 射线影像信息转化为数字影像信息，其动态范围广，有很宽的曝光宽容度，允许摄影中的技术误差，能尽可能减少人为因素的影响，即使在一些曝光条件难以掌握的部位，也能获得很好的图像。CR 与 DR 可以根据临床需要进行各种图像后处理，如各种图像滤波、窗宽位调节、放大漫游、图像拼接及距离、面积、密度测量等各种功能，为影像诊断中的细节观察、前后对比、定量分析提供支持。

DR 设备相较于 CR 设备和普通 X 射线设备，具有曝光时间短、成像速度快、图像分辨率高的特点，能显著降低患者接受的 X 射线吸收剂量。

（二）操作的要求

对确实具有正当理由需要进行的医用 X 射线诊断检查,应遵从放射防护最优化的原则并应用有关诊断参考水平后,在保证获得足够的诊断信息情况下,使受检者所受剂量尽可能低。

1. 控制照射野并准直定位　在施行 X 射线诊断检查时,应严格控制照射野范围并准直定位,避免邻近照射野的敏感器官或组织(例如性腺、眼晶状体、乳腺和甲状腺)受到有用线束的直接照射。一方面能减少患者的受照剂量,另一方面可以提高影像质量。如果不影响诊断检查结果时,努力避开患者的性腺区域,还会明显地减少患者性腺的受照剂量。研究表明,当睾丸离开照射野几厘米时,其受照剂量仅为其在照射野内受照剂量的 1/10。所以,对婴儿、儿童或成人 X 射线诊断检查时,尽力避开性腺区域是有实际意义的做法。国内的研究表明,在对手部 X 射线检查时,患者躯体侧向有用线束伸手接受检查时,能避免其性腺受到照射。在牙科 X 射线摄影检查时,将 X 射线有用线束方向转个角度,避开性腺区域,也能减少性腺受照剂量。

2. 提高投照技术、优化摄影参数　数字化 X 线摄影,无论在清晰度和精准度上都有大幅提升,近几年动态 DR 更是突破性的检查技术。对于诊断放射程序和图像引导介入程序应确保使用:①适当的医用放射设备和软件;②适当的技术和参数,以便对受检者实施达到该放射程序的临床目的所需的最低限度的医疗照射,实际工作中面对体型肥胖的检查者,或者儿童应选择合适的参数,根据实际情况进行调节。同时考虑到相关专业机构制定的可接受的图像质量相关规范和相关诊断参考水平。

3. 控制焦-皮距和焦点与影像接收器(探测器)的距离　除空气以外,在没有其他介质存在的情况下,来自点状源的辐射照射剂量率与到该点源之间的距离平方成反比。因此,当焦-皮距或焦点到影像接收器之间的距离变小时,在照射野尺寸和影像接收器平面的照射剂量不变时,入射到患者体表处有用线束致皮肤剂量将会急剧增高。所以,当使用移动式 X 射线发生器诊断疾病时,焦-皮距不应当小于 30cm。当使用固定式 X 射线发生器诊断疾病时,焦-皮距不应当小于 45cm。当焦点到影像接收器之间的距离小于 100cm 时,影像会几何放大,呈现模糊图像,往往得不到高质量的影像信息,因为距离过短,所以,应当延长一些焦点到影像接收器之间的距离,在实践中可以做得到。在进行胸部 X 射线摄影时,焦点到影像接收器之间的距离不应小于 120cm。严格按照投照技术规范设置距离,这也实现了距离防护的目的。

4. 控制并记录照射时间　所有医用 X 射线诊断检查设备的运行启动开关,应当配置能在任何情况下都能以手动方式终止照射的开关,需要多次照射特殊检查除外,不用手动开关就不能施行照射。

X 射线透视设备,应当配置积分计时器,提醒放射科医生能保持最短的透视检查时间。在 X 射线透视检查时间达到预定照射时间时,积分计时器能给出声响警视信号;超过预定照射时间,积分计时器能自动终止 X 射线发生。也就是说,积分计时器应当与 X 射线透视机的运行开关相连锁。

5. 使用放射防护用品　医疗机构应当为患者和受检者配备必要的放射防护用品,对邻近照射野的敏感器官或组织采取必要的屏蔽防护措施。建议在 CT 扫描中对受检者采用包裹式屏蔽防护措施。

6. 减少散射照射剂量　在 X 射线诊断检查中,控制散射辐射既能减少患者受照剂量又可以保证影像质量。例如,在管电压 80kV 条件下,采用碳纤维材料代替传统材料铝(其反散射率为 30%)制作诊视床、滤线栅时,不仅可增加透射比,而且可以使得在有用线束内的患者皮肤吸收剂量减少 30%~50%。与此同时深部组织吸收剂量也会得到相应的减少。

为了减少达到影像接收器上的散射辐射,而又能使透射比增大,往往在患者与影像接收器之间放置滤线栅,可保证影像质量。但是,这会使患者受到来自滤线栅反散射的剂量。因此,人们利用患者与影像接收器之间的空间间隙代替滤线栅。例如,在透视或在某些情况下为婴儿摄片时,在 2m 距离内以10cm 可用的空间空隙,不用滤线栅,可以使患者的受照剂量减少到使用滤线栅时受照剂量的 1/2。ICRP 建议,使用管电压在 100~120kV X 射线胸部摄影时,可以采用滤线栅,或者采用空间间隙;在为婴儿摄片或透视时,不需要使用滤线栅。

已经推广了一种带有移动缝隙的医用 X 射线诊断检查技术,这种技术包括放在患者前面的单束限定缝隙和安装在患者远侧消除散射辐射的缝隙相匹配,并同步移动。这种技术不仅可以减少患者受到的散射照射剂量,而且能改善影像的对比度。

7. 特殊注意点　①要特别注意对胚胎或胎儿的照射,特别是当孕妇受检者的腹部或骨盆受到有用线束照射或可能以其他方式接受大剂量时的最优化处置。②CT 方舱使用时在保证临床诊断影像质量和医疗安全的前提下,应采用可行的放射防护措施使各类人员接受的照射剂量和周围环境照射水平合理的达到尽可能低的水平。亦应对受检者照射野外的器官和组织采取屏蔽防护措施。对无法配合的受检者可采取相应的措施。对儿童受检者进行扫描时，应设置或选择儿童扫描模式；胸部 CT 扫描时宜采用优化的 CT 扫描模式或参数。

（三）放射诊断的质量保证与控制

放射诊断检查的最优化意味着一次高质量的检查结果，并使患者的受照剂量最小。放射诊断的质量保证与医疗照射的放射防护最优化目标完全一致，实际上做好医疗照射质量保证，在提高各种医疗照射质量的同时，也从根本上改善了放射诊断受检者与患者所受医疗照射的放射防护与安全。医疗照射的质量保证是促进和确保放射诊断医疗照射实施放射防护最优化的重要因素。

1. 制定质量保证大纲　放射诊断质量保证大纲应包括：①影像质量评价；②受检者剂量评价；③在投入使用时和投入使用后定期对辐射发生器的物理参数的测量以及对显像装置的检查；④定期检查诊断中使用的相应的物理因素和临床因素；⑤书面记录有关的程序和结果；⑥剂量测量和监测仪器、相应校准和操作条件的核实；⑦纠正行动、追踪及结果评价的程序；⑧规定各种 X 射线设备及场所应经具备资质的机构检测，合格后方可使用。

2. 剂量监测仪器测量和校准要求　该要求包括：①使用的剂量测量仪器应具有连续、有效的检定证书、校准证书或符合要求的其他溯源性证明文件；②在 X 射线诊断检查中应该使用与受检者剂量相关的适当的剂量学量。

3. 设备检测　放射诊疗设备的检测是质量保证的一个组成部分。质量控制是通过测量实际性能指标、比较测量结果与标准要求、并在发现测量结果与标准要求偏离时采取行动，使之保持或恢复与标准一致的系统管理过程。放射诊断设备新安装、重大维修或更换重要部件后（如更换球管或影像接收器）为鉴定其性能指标是否符合约定值而进行的验收检测，射线诊断设备验收检测前，医疗机构应有完整的技术资料，包括订货合同或双方协议、供应商提供的设备清单、设备性能指标、设备操作手册或使用说明书。新安装放射诊断设备的验收检测结果应符合随机文件中所列产品性能指标、双方合同或协议中技术条款，但不得低于相关标准的要求。供应商未规定的项目应符合相关标准的要求。

使用中的放射诊断设备应每年进行一次状态检测。设备状态检测中发现某项指标不符合要求，但无法判断原因时，应采取复测等进一步的检测方法进行验证。验收检测和状态检测应委托有资质的技术服务机构进行。

使用中的放射诊断设备，应按标准要求定期进行稳定性检测。每次稳定性检测应尽可能使用相同的检测设备并作记录;各次稳定性检测中,所选择的曝光参数及检测的几何位置应严格保持一致。稳定性检测结果与基线值的偏差大于控制标准,又无法判断原因时应进行一次状态检测。各类型设备的稳定性检测项目及周期见表 4-2~表 4-10。

表 4-2 X 射线透视设备通用检测项目与技术要求

序号	检测项目	检测要求	稳定性检测	
			判定标准	周期
1	透视受检者入射体表空气比释动能率典型值/(mGy·min^{-1})	非直接荧光屏透视设备,水模	≤25.0	6 个月
2	高对比度分辨力	影像增强器透视设备	±20% 内[a]	6 个月
		平板透视设备	±20% 内[a]	6 个月
3	低对比度分辨力	低对比度分辨力检测模体,观察直径 7~11mm 的一组细节	≤4.0%	6 个月
4	透视防护区检测平面上周围剂量当量率/(μSv·h^{-1})	非直接荧光屏透视设备	≤400.0	6 个月

注:本表数据源于 WS 76—2020。
[a] 与基线值比较。

表 4-3 X 射线摄影设备通用检测项目与技术要求

序号	检测项目	检测要求	稳定性检测	
			判定标准	周期
1	辐射输出量重复性	测量 5 次	≤10%	3 个月
2	曝光时间指示的偏离	当 t≥100ms	±10% 内	3 个月
		当 t<100ms	±2ms 内或±15% 内,以较大者控制	3 个月
3	AEC 响应	剂量法	±25% 内[a]	3 个月
4	有用线束垂直度偏离	检测筒和检测板	≤3.0°	3 个月
5	光野与照射野四边的偏离	1m SID,任一边	±1.0cm 内	3 个月

注:本表数据源于 WS 76—2020。
[a] 与平均值比较。

表 4-4　DR 设备的专用检测项目与技术要求

序号	检测项目	检测要求	稳定性检测	
			判定标准	周期
1	信号传递特性(STP)	70kV,1mmCu,5 档剂量	$R^2 \geq 0.95$	3 个月
2	响应均匀性	70kV,1mmCu,约 $10\mu Gy$	CV≤5.0%	3 个月
3	残影	铅块	不存在残影或有残影而像素值误差≤5.0%	3 个月
4	伪影	屏片密着板	无影响临床诊断的伪影	3 个月

注:本表数据源于 WS 76—2020。

表 4-5　CR 设备的专用检测项目与技术要求

序号	检测项目	检测要求	稳定性检测	
			判定标准	周期
1	IP 暗噪声	任选 3 块 IP	指示值应在规定值范围内,影像均匀,无伪影	1 个月
2	IP 响应均匀性	约 $100\mu Gy$,单板	±10.0% 内	6 个月
3	IP 响应一致性	约 $100\mu Gy$,多板	±10.0% 内	6 个月
4	测距误差	100mm 长度	±2.0% 内	6 个月
5	IP 擦除完全性	铅块	不存在铅块幻影,达到暗噪声规定值	6 个月

注:本表数据源于 WS 76—2020。

表 4-6　CT 检测项目与要求

序号	检测项目	检查要求	稳定性检测	
			判定标准	周期
1	诊断床定位精度	定位和归位	±2mm 内	1 个月
2	重建层厚偏差	$S^a>2mm$	与基线值相差±20% 或 ±1mm 内,以较大者控制	1 年
3	$CTDI_w$	头部模体	与基线值相差±15% 内	1 年
4	CT 值(水)	水模体内径 18~22cm,$CTDI_w$ 不大于 50mGy,噪声检测层厚 10mm	与基线值相差±4Hu 内	1 个月

续表

序号	检测项目	检查要求	稳定性检测	
			判定标准	周期
5	均匀性	水模体内径 18~22cm,CTDI$_w$ 不大于 50mGy,噪声检测层厚 10mm	与基线值相差±2Hu 内	1 个月
6	噪声	水模体内径 18~22cm,CTDI$_w$ 不大于 50mGy,噪声检测层厚 10mm	与基线值相差±10% 内	1 个月

注:本表数据源于 WS 519—2019。

ªS 为层厚。

表 4-7 牙科 X 射线设备检测项目与技术要求

序号	检测项目	设备类型	稳定性检测	
			判定标准	周期
1	管电压指示的偏离	口内机、口外机	±10.0% 内	6 个月
2	辐射输出量重复性	口内机	≤5.0%	3 个月
3	曝光时间指示的偏离	口内机	±5.0% 内 或±20ms,以较大者控制	3 个月
		口外机	±(5.0%+50ms)内	3 个月
4	高对比度分辨力	数字成像设备	≥2.0lp/mm	6 个月
5	低对比度分辨力	数字成像设备	可分辨 0.5mm 厚铝板上 1mm 直径孔	6 个月

注:1. 本表数据源于 WS 76—2020;

2. 对于含头颅摄影功能的多合一设备,需分别检测全景扫描时和头颅摄影时的高对比度分辨力和低对比度分辨力。

表 4-8 口腔 CBCT 设备检测项目与技术要求

序号	检测项目	稳定性检测	
		判定标准	周期
1	KAP 指示偏离	±35.0% 内	6 个月
2	图像均匀性	±10.0% 内	3 个月
3	高对比度分辨力	≥1.0lp/mm	6 个月
4	低对比度分辨力	≤2.0mm	6 个月

注:本表数据源于 WS 818—2023。

表 4-9　乳腺 X 射线设备检测项目与技术要求

序号	检测项目	设备类型	检测要求	稳定性检测	
				判定标准	周期
1	胸壁侧射野与影像接收器一致性	各类乳腺摄影设备	测量胸壁侧射野与台边的距离	超出台边，并≤5.0mm	6 个月
2	光野与照射野一致性	各类乳腺摄影设备	其他三边	±5.0mm 内	6 个月
3	管电压指示的偏离	各类乳腺摄影设备	25~32kV 选 3 个档	±1.0kV 内	6 个月
4	自动曝光控制重复性	各类乳腺摄影设备	4cmPMMA	±10.0% 内	6 个月
5	乳腺平均剂量/mGy	各类乳腺摄影设备	普通模式,4cmPMMA	<2.0	6 个月
		各类乳腺摄影设备	DBT 模式,4cmPMMA	<2.0	6 个月
		各类乳腺摄影设备	普通模式+DBT 模式,4cmPMMA	<3.5	6 个月
6	影像接收器均匀性	DR 乳腺摄影设备	4cmPMMA	±10% 内	3 个月
7	伪影	DR 乳腺摄影设备	4cmPMMA	无影响临床的伪影	6 个月

注:本表数据来源于 WS 76—2020。

表 4-10　乳腺 CBCT 设备检测项目与技术要求

序号	检测项目	稳定性检测	
		判定标准	周期
1	图像均匀性	±30.0Hu 内	3 个月
2	高对比度分辨力	≤290μm	6 个月
3	低对比度分辨力	≤6.0mm	6 个月
4	乳腺平均剂量	≤6.0mGy	6 个月

注:本表数据来源于 WS 76—2020。

三、工作人员剂量限值与患者的诊断参考水平

放射防护标准中规定的个人剂量限值,可以用于指导放射诊断中工作人员的个人受照剂量,但绝不可以用在医疗照射中对患者受照剂量的控制上。控制患者受照剂量采用的是约束剂量,即医疗照射诊断参考水平。

（一）工作人员剂量限值

对在受控源实践中个人受到的有效剂量或当量剂量规定的不得超过的数值称为个人剂量限值。基本剂量限值包括:年有效剂量限值、器官或组织的年当量剂量限值和次级限值。年有效剂量限值是个人在一年内受外照射引起的有效剂量与在同一年摄入放射性核素后产生的待积有效剂量之和。当量剂量限值是为所关心的器官或组织规定的年剂量限值。年有效剂量限值用以控制随机性效应发生概率。当量剂量限值用以避免确定性效应发生。基本剂量限值不能用于对医疗照射剂量的控制,不能用于对当地天然本底辐射照射剂量的控制,不适于对无任何主要责任方负责的天然源照射剂量的控制。

1. 职业照射人员个人规定的剂量限值具体内容参见本书第二章。

2. 在医疗机构学习的实习生、研究生、规培生等人员虽已成年,但各医疗机构应根据本单位的实际情况,建议参见本书第二章。

（二）受检者或患者的诊断参考水平

在医学诊断为目的的医疗照射中应鼓励建立诊断参考水平,并以此来约束其实践活动。具体内容参见本书第二章。

由于各种诊断检查千差万别,建立的指导水平只能针对中等身材受检者提出一种合理的平均而言的典型值,作为当前良好实践的指南,而不能视为在任何情况下都能保证达到最佳性能的指南。因而在应用中要注意考虑不同受检者的年龄、身材等具体情况,并且注意恰当灵活,也允许依据正确的临床判断实施高于指导水平的照射。特别要指出,随着医用辐射设备和技术的进步,应及时修订相应指导水平,以不断提高医疗照射防护最优化水平。

表 4-11~表 4-13 给出典型成年受检者在常见不同部位和不同投照方位的射线摄影中的入射体表剂量指导水平,表 4-14 给出典型儿童受检者常见 X 射线 CT 检查部位的照射剂量和诊断参考水平。特别要提请注意该表的表注所指明的应用条件。

表 4-11　典型成年受检者 X 射线摄影的诊断指导水平

检查部位	投照方位 [a]	每次摄影入射体表剂量 [b]/mGy
腰椎	AP	10
	LAT	30
	LSJ	40
腹部,胆囊造影,静脉尿路造影	AP	10
骨盆	AP	10
髋关节	AP	10
胸	PA	0.4
	LAT	1.5
胸椎	AP	7
	LAT	20
牙齿	牙根尖周	7
	AP	5
头颅	PA	5
	LAT	3

注:本表数据源于 GB 18871—2002。

[a] AP:前后位投照,LAT:侧位投照,LSJ:腰骶关节投照,PA:后前位投照。

[b] 入射受检者体表剂量系空气中吸收剂量(包括反散射)。这些值是对通常片屏组合情况(相对速度200),如对高速片屏组合(相对速度为 400~600),则表中数值应减少到 1/3~1/2。

表 4-12　典型成年受检者常见 CT 检查项目的辐射剂量和诊断参考水平

检查项目	25% 位数 [a]		50% 位数 [b]		75% 位数 [c]	
	$CTDI_{vol}$ mGy	DLP mGy·cm	$CTDI_{vol}$ mGy	DLP mGy·cm	$CTDI_{vol}$ mGy	DLP mGy·cm
头颅 [d]	40	550	50	690	60	860
鼻窦	15	170	25	330	40	520
颈部	10	260	15	370	25	590
胸部	6	200	8	300	15	470
腹部	10	330	15	500	20	790
盆腔	10	320	15	480	20	700

续表

检查项目	25% 位数 [a]		50% 位数 [b]		75% 位数 [c]	
	$CTDI_{vol}$ mGy	DLP mGy·cm	$CTDI_{vol}$ mGy	DLP mGy·cm	$CTDI_{vol}$ mGy	DLP mGy·cm
腰椎（逐层）	15	70	25	130	35	200
腰椎（螺旋）	12	290	15	410	25	580
尿路造影	10	870	15	1 780	20	2 620
冠脉 CTA（前瞻）	15	210	25	360	40	600
冠脉 CTA（回顾）	30	490	45	750	60	1 030
颅脑 CTA	15	420	20	710	40	1 390
颈部 CTA	10	390	15	690	30	1 130
胸腹 CTA	10	450	15	870	20	1 440

注：[1] 本表数据源于 WS/T 637—2018。

[2] CTA 为 CT angiography（CT 血管造影）的缩写。

[a] 调查数据的 25% 位数，即异常低剂量的提示水平；

[b] 调查数据的 50% 位数，即可能达到水平；

[c] 调查数据的 75% 位数，即诊断参考水平；

[d] 头颅为 CTDI。

表 4-13　典型成年受检者 X 射线透视的剂量率指导水平

X 射线机类型	入射体表剂量率 [a]/ (mGy·min^{-1})
普通医用诊断 X 射线机	50
有影像增强器的 X 射线机	25
有影像增强器并有自动亮度控制系统的 X 射线机（介入放射学中使用）	100

注：本表数据源于 GB 18871—2002。

[a] 表列值为空气中的吸收剂量率（包括反散射）。

表 4-14　典型儿童受检者常见 X 射线 CT 检查部位的辐射剂量和诊断参考水平

检查部位及年龄岁	CTDI$_{vol}$/mGy			DLP/(mGy·cm)		
	英国（2005）	德国（2008）	法国（2009）	英国（2005）	德国（2008）	法国（2009）
头部：0~1	30	33	30	270	390	420
头部：5	45	40	40	470	520	600
头部：10	50	50	50	620	710	900
胸部：0~1	6	1.7	3	10	28	30
胸部：5	6.5	2.7	3.5	55	55	63
胸部：10	28	4.3	5.5	105	105	137
腹部：0~1	—	2.5	5	—	70	80
腹部：5	—	4	8	—	125	121
腹部：10	—	6.5	13	—	240	245

注：1. 本表数据源于 ICRP 第 121 号出版物；

2. 头部剂量用直径为 16cm 的剂量模体测量和计算得到，胸部和腹部剂量用直径为 32cm 的剂量模体测量和计算得到。

第二节　患者和受检者的防护

遵照正当性原则判断后的放射诊断检查，要使受检者和患者的受照剂量符合剂量指导水平，就必须在放射诊断检查过程中执行最优化措施、合理使用防护用品、对患者和受检者进行告知与宣教。

一、医疗机构的责任

医疗机构对患者和受检者在放射诊断中放射防护与安全负责。实施放射诊断检查中，应做到：①在分析供方所提供资料的基础上，辨明各种可能引起非计划医疗照射的设备故障和人为失误；②采取一切合理措施防止设备故障和人为失误；③采取一切合理措施，将可能出现的故障和失误的后果减至最轻；④制订应对各种可能事件的应急计划或程序，必要时进行应急训练。

二、防护用品的配置与使用

放射诊断对患者和受检者的照射属于外照射，外照射防护的一般措施有时间防护、距离防护和屏蔽防护。屏蔽防护是指在放射源和人员之间,放置能有效吸收放射线的屏蔽材料,从而衰减或消除射线对人体的危害。

（一）防护用品的配置

在不影响诊断检查操作和影像质量的前提下,对某些重要器官进行屏蔽,可以减少它们的受照剂量。每台X射线设备根据工作内容,现场应配备不少于表4-15基本种类要求的受检者防护用品与辅助防护设施,其数量应满足开展工作需要,对陪检者应至少配备铅橡胶防护衣。

表4-15　个人防护用品和辅助防护设施配置要求

放射检查类型	受检者	
	个人防护用品	辅助防护设施
放射诊断学用X射线设备隔室透视、摄影[a]	铅橡胶性腺防护围裙（方形）或方巾、铅橡胶颈套选配:铅橡胶帽子	可调节防护窗口的立位防护屏;选配:固定特殊受检者体位的各种设备
放射诊断学用X射线设备同室透视、摄影[a]	铅橡胶性腺防护围裙（方形）或方巾、铅橡胶颈套选配:铅橡胶帽子	可调节防护窗口的立位防护屏;选配:固定特殊受检者体位的各种设备
口内牙片摄影	大领铅橡胶颈套	不需
牙科全景体层摄影,口腔CBCT	大领铅橡胶颈套选配:铅橡胶帽子	不需
CT体层扫描（隔室）	铅橡胶性腺防护围裙（方形）或方巾、铅橡胶颈套;选配:铅橡胶帽子	不需
床旁摄影	铅橡胶性腺防护围裙（方形）或方巾、铅橡胶颈套;选配:铅橡胶帽子	移动铅防护屏风[b]
骨科复位等设备旁操作	铅橡胶性腺防护围裙（方形）或方巾、铅橡胶颈套;选配:铅橡胶帽子	不需

注:1. 本表数据源于GBZ 130—2020;

2. 各类个人防护用品和辅助防护设施,指防电离辐射的用品和设施。鼓励使用非铅材料防护用品。

[a] 受检者的个人防护用品和辅助防护设施任选其一即可;

[b] 床旁摄影时移动铅防护屏风主要用于保护周围病床不易移动的受检者。

车载式诊断X射线设备机房个人防护用品和辅助防护设施配置要求按照其安装的设备类型参照表4-15执行。

防护用品和辅助防护设施的铅当量应不小于0.25mmPb;甲状腺、性腺防护用品铅当量应不小于 0.5mmPb;移动铅防护屏风铅当量应不小于 2mmPb。应为儿童的 X 射线检查配备保护相应组织和器官的防护用品,防护用品和辅助防护设施的铅当量应不小于 0.5mmPb。

CT 方舱防护用品配置应符合上述要求,在感染控制场所使用的个人防护用品,应根据感染控制要求进行消毒和保存。

对于移动式 X 射线设备使用频繁的场所(如:重症监护、危重患者救治、骨科复位等场所),应配备足够数量的移动铅防护屏风。

(二)防护用品的维护保养

个人防护用品不使用时,应妥善存放,不应折叠放置,以防止断裂。使用中的个人防护材料及用品每年应至少自行检查 1 次,防止因老化、断裂或损伤而降低防护质量,若发现老化、断裂或损伤应自行及时更换。自行检查方法可采用本科室的设备,利用 X 射线穿透性进行检测。

(三)防护用品的使用方法

不同检查部位采用的防护用品不同,采取合适的防护用品既有利于疾病的诊断,也能最大限度减少照射带来的风险。头部 X 射线影像诊断建议使用铅橡胶颈套、铅橡胶性腺防护围裙(方形)或方巾;颈部 X 射线影像诊断建议使用铅橡胶帽子、铅橡胶性腺防护围裙(方形)或方巾;胸部 X 射线影像诊断建议使用铅橡胶帽子、铅橡胶性腺防护围裙(方形)或方巾;腹部 X 射线影像诊断建议使用铅橡胶帽子、铅橡胶颈套;胳膊及手部 X 射线影像诊断建议使用铅橡胶帽子、铅橡胶颈套、铅橡胶性腺防护围裙(方形)或方巾,或使用铅橡胶防护衣;膝关节及脚踝 X 射线影像诊断建议使用铅橡胶帽子、铅橡胶颈套、铅橡胶性腺防护围裙(方形)或方巾,或使用铅橡胶防护衣;CT 影像诊断建议在 CT 扫描中对受检者采用包裹式屏蔽防护措施。

(四)关键器官的防护

不同组织和细胞的放射敏感性以及同一个体的不同组织、细胞的放射敏感程度不同,所以对关键器官要进行特别防护。人体各个组织对放射的敏感程度具体内容参见本书第一章第四节。

1. 对性腺的防护　对婴儿、儿童、少年或具生育能力的患者性腺处在 X 射线有用线束内或离开有用线束边缘不足 5cm 时,在不妨碍诊断检查和损失重要诊断信息的条件下,对被检者性腺屏蔽会收到明显地减少被检者受照剂量的效果。但是,当性腺在有用线束边缘 5cm 以外时,屏蔽性腺收到减少受照剂量的效果将微乎其微。

当性腺处于有用线束内时,对睾丸屏蔽可使其吸收剂量减少95%,对卵巢屏蔽能使其吸收剂量减少50%。由于卵巢位置随年龄不同而不同,也存在个体差异,难以准确定位。例如,多数妇女的卵巢位于骨盆上口,而小女孩的卵巢位置可以达到腰部,范围广,所以获得的屏蔽效果比较低。

有三种屏蔽性腺的方法:接触屏蔽、阴影屏蔽和定形接触屏蔽。屏蔽体的厚度至少不应低于0.5mmPb。

接触屏蔽,是把一块合适厚度和尺寸的铅皮或合适铅当量和尺寸的废弃铅橡胶围裙及铅橡胶手套遮盖在性腺区域,患者仰卧位时屏蔽效果最好。屏蔽小儿性腺时,需用布带把屏蔽物固定在性腺区域的皮肤上,以保持恰当位置。

阴影屏蔽,屏蔽建立在X射线管球与被防护的性腺区域之间,不接触患者躯体,它的大小限于屏蔽物"所投向"的"阴影",但其质量和外廓受限制。通常情况下,可以把屏蔽物放在支架上,屏蔽物投影的部位受到屏蔽,这个投影范围就是性腺区域。专门设计的阴影屏蔽装置,在某些X射线诊断检查中对性腺防护是有帮助的。

定形接触屏蔽,是把合适铅当量和合适尺寸铅皮或合适铅当量和尺寸的废弃铅橡胶围裙制成罩状物罩在睾丸上或固定在内裤里,能起对睾丸的屏蔽作用。市售的具一定铅当量的外照射个人防护衣具中的三角裤也是一种性腺屏蔽物。

2. 对眼晶体的防护　在某些X射线诊断检查中,眼晶体受到的吸收剂量可以达到0.2~0.3Gy,这个剂量远低于电离辐射引起白内障的剂量。但是,在包括脑血管造影、颞骨体层摄影在内的X射线诊断检查中,对眼晶体的屏蔽防护是有价值的。

在脑血管造影检查时,给患者佩戴专门设计合适铅当量的眼镜,可以使眼晶体的受照剂量减少到未戴铅玻璃眼镜时受照剂量1/10左右。在颞骨部体层摄影时戴这种铅玻璃眼镜也能取得同样的防护效果。但是,只有在环动体层摄影时对眼晶体采取屏蔽防护才有效,在直线体层摄影时不宜对眼晶体进行如此的屏蔽防护。因为所戴的眼晶体屏蔽物投射的阴影将会叠加在诊断影像上。从另一方面考虑,体层摄影时,可以采用后前位投照方式,而不是前后位投照方式,这种方法可以使眼晶体的受照剂量减少到前后位投照方式时的1/20。

3. 对甲状腺的防护　甲状腺是人体最大的内分泌腺体,在调节机体新陈代谢功能等方面起到十分重要的作用。

在牙科X射线诊断检查中,甲状腺的受照剂量被关注。以适宜形状的0.5mmPb屏蔽物屏蔽甲状腺,可以使其受照剂量减少50%~80%。需要研制适合于儿童的甲状腺屏蔽物,它既能起到屏蔽作用又不会妨碍获得所需诊断信息。牙科 X 射线诊断检查中,大领铅橡胶颈套对甲状腺具有明显的防护作用,能有效降低患者所接受的照射剂量。

三、特殊人群检查应注意的措施

（一）对儿科放射诊断检查应当谨慎

正处于生长发育期的幼儿细胞分裂更新速度远高于成人,儿童的放射敏感性要显著高于成人,儿童的放射敏感性是成年人的 8~10 倍。近十年公布的调查研究结果表明,在 0~15 岁接受 X 射线诊断检查的婴儿和儿童中,甲状腺癌、皮肤癌、脑瘤和乳腺癌之类的放射随机性效应的出现概率增加,虽然尚未获得确切的剂量数据,但总的原则应当是:对婴儿和儿童实施 X 射线诊断检查要谨慎,应严格对其诊断性医疗照射进行正当性判断。

以下是儿科非正当性影像学检查的一些例子:①癫痫患儿的头颅 X 射线摄影;②头痛患儿的头颅 X 射线摄影;③疑似患有鼻窦炎的婴儿或 6 岁以下儿童的鼻窦 X 射线摄影;④非创伤型斜颈婴儿或儿童的颈椎 X 射线摄影;⑤在比较肢体损伤时进行对侧部位 X 射线摄影;⑥6 岁以下儿童腕关节舟骨 X 射线摄影;⑦3 岁以下儿童鼻骨 X 射线摄影。

经过儿科放射学专门培训的医学影像技师在进行儿科 X 射线摄片时,能明显地降低患者受照剂量。在儿科 X 射线诊断检查中患者受到的照射剂量不比成人的大。例如,拍摄一张胸片致儿童皮肤剂量仅为成人同类检查时皮肤受照剂量的 1/10。婴儿接受 X 射线摄影或透视检查时,受到的剂量,在不用滤线栅条件下,是成人接受同类检查受照剂量的 1/4~1/3。除了准直以外,主要是照射野比成人的小。钡餐透视检查中受照剂量是成人同类检查受照剂量的 30%~60%。由于数字技术的应用,儿童接受 X 射线 CT 检查中平均受照剂量和成人接受同类检查时受照剂量相比,大约减少了 60%,胸部检查减少了 30%。对儿科放射科应用由多级电离室组成的新型数字 X 射线诊断检查装置的调查结果表明,有用线束内皮肤剂量因检查类型不同而异:脊柱 AP 位检查中为 0.08mGy;脊柱 PA 位检查中为 0.07mGy;脊柱 LAT 检查中为 0.13mGy;骨盆检查中为 0.06mGy。常规 X 射线检查皮肤受照剂量比上述数值高 11~18 倍。因此儿科放射学 X 射线检查时,对儿童防护的主动性应当得到提高,采用的 X 射线发生器的质量需要得到保证,相关的参数应当得到规范化的控制,选择的诊断检查程序应当最佳。

（二）对孕妇放射检查应考虑胎儿受照剂量

应加强对孕妇和可能怀孕妇女的诊断性医疗照射进行正当性判断，特别是腹部和骨盆检查；只有在临床上有充分理由要求时，才能对已怀孕或可能怀孕的妇女进行会引起其腹部或骨盆受到照射的放射学检查，否则应避免此类照射。

人类排卵是在月经周期的中点，月经来潮第一天后的 10 天内很少发生排卵。受精后 5~6 天植床。受精后 15 天原条开始形成。器官发生要持续到怀孕后第二个月以后，前脑发生时间比较晚。ICRP 第 60 号出版物指出，人类怀孕第 8~15 周，胎儿在子宫内受到辐射照射，出生后的儿童严重智力低下的出现概率是 $0.4Sv^{-1}$；怀孕第 16~25 周，胎儿在子宫内受到的辐射照射，出生后儿童智力严重低下的出现概率是 $0.1Sv^{-1}$；整个怀孕期胎儿受辐射照射，出生后的儿童出现癌症的概率是 $0.02Sv^{-1}$。足以说明，对孕妇进行 X 射线诊断检查应当持慎重态度。

表 4-16 中给出了正常情况下，育龄妇女接受不同类型的 X 射线诊断检查中致子宫的吸收剂量。育龄妇女接受胸部 X 射线诊断检查中致子宫的吸收剂量通常不小于 $10\mu Gy$。

表 4-16　不同 X 射线检查所致子宫吸收剂量

检查	典型剂量/mGy	剂量范围/mGy
腹部	2.5	0.05~12
胆囊造影	1	0.05~16
腰椎	4	0.27~40
尿路造影	6	0.7~55
钡灌肠	10	0.28~130
骨盆	2	0.55~22

注：本表数据源于《医学放射防护学教程》。

四、对受检者、患者进行恰当的告知

机房门外（包括 CT 方舱）应有电离辐射警告标志；机房门上方应有醒目的工作状态指示灯，灯箱上应设置如"射线有害，灯亮勿入"的可视警示语句；候诊区内应设置放射防护注意事项告知栏，告知栏内容如：①射线对人体有危害,应避免不必要的重复照射;看到电离辐射警告标志后,不要随意进入该场所;②机房外工作指示灯亮时,严禁擅自进入机房;检查时,受检者要遵从医嘱,配合医务人员做好放射防护工作,无关人员不得在机房内停留;③对儿童实施 X 射线检查时,非检查部位必须进行放射防护,特别是性腺、眼晶体及儿童的骨骺等应进行屏蔽防护;不得将核素显影检查和 X 射线胸部检查列入对婴幼儿及少年儿童体检的常规检查项目;④怀孕或可能怀孕的育龄妇女检查前需事先告知医生,非特殊需要,受孕后 8~15 周的育龄妇女,不应进行腹部尤其是骨盆部位的放射影像检查;⑤一般每年在健康体检中应用放射检查技术不超过 1 次。

五、放射诊断候诊人员的防护

放射诊断候诊人员的防护是放射诊断中一个容易疏忽的问题。在各种放射学工作场所的屏蔽防护设计与建设中,应设置好候诊区域并保证其具备足够的放射安全性。凡是等待进入 X 射线摄影或透视机房的候诊人员,必须让他们避免受到不必要照射(含散射线)。为此,应合理规划设置放射诊断工作场所与机房的布局,专门划出有足够防护条件的候诊区域。

第三节　放射工作人员的防护

放射工作人员是指在放射工作单位从事放射职业活动中受到电离辐射照射的人员。医学放射诊断实践中的放射工作人员所受职业照射的防护以及受照剂量的降低可从以下 6 个方面进行。

一、医疗机构的责任

医疗机构应对放射工作人员的防护与安全负责,主要责任包括:①放射诊断工作场所的布局、机房的设计和建造;②配备与检查工作相适应的结构合理的专业人员;③对工作人员所受的职业照射应加以限制,职业照射剂量限值应符合 GB 18871—2002 的规定,个人剂量监测应符合 GBZ 128—2019 的要求;④对放射诊疗工作人员进行上岗前、在岗期间和离岗时的健康检查,定期进行专业及防护知识培训,并分别建立个人剂量、职业健康管理和教育培训档案;⑤制订人员培训准则和计划,对人员的专业技能、放射防护知识和有关法律知识进行培训,使之满足放射工作人员的工作岗位要求;⑥配置与 X 射线检查工作相适应的诊断设备、检测仪器及防护设施,采取一切合理措施以预防设备故障和人为失误;⑦制定并落实放射防护管理制度、实施放射防护质量保证大纲,采取合理和有效的措施,将可能出现的故障和失误的后果减至最小;⑧建立适应本单位的操作规程,规程中应包括减少正常工作和异常事件中职业放射照射的措施、操作规则和程序,个人剂量计的佩戴与处理储存,超剂量照射后的调查水平和后续行动的操作规程。放射工作人员需要了解并遵守本单位的规则和程序;⑨制订相应的放射事件应急计划,应对可能发生的事件,宣传该计划并定期进行实际演练;⑩对放射工作人员和受检者出现的放射损伤应及时报告卫生行政部门。

二、放射诊断工作场所的防护要求

放射诊断场所属于医疗机构进行医疗活动的一部分,因此放射诊断场所首先需要满足普通医疗场所在选址层面的一般性要求。但更重要的是,作为一个特殊场所,放射诊断场所除了考虑为受检者和患者提供出入和操作便利外,还必须兼顾充分考虑电离辐射对周围环境及人员的影响。选址的一般要求是:可以设在建筑物底层的一端,有条件也可单独建造。

(一)放射工作场所的分区

根据 GB 18871—2002 的要求,放射工作场所应划分为控制区和监督区,以便于放射防护管理和职业照射控制。对于放射诊断场所,一般而言就是将射线操作区域和相关附属区域分隔开,即隔室操作。射线直接操作场所作为控制区,包括 CT 扫描室、透视室、摄片室等;监督区包括候诊处、登记存片室、医师办公室、主任办公室、观片室、接待室、会诊示教室、值班更衣室、治疗室、库房、控制室、肠胃检查室的调钡处和专用厕所等。

1. 控制区　①放射诊断实施机构应把需要和可能需要专门防护手段或安全措施的区域定为控制区,以便控制正常工作条件下的正常照射,并预防潜在照射或限制潜在照射的范围。②确定控制区的边界时,应考虑预计的正常照射的水平与潜在照射的可能性和大小,以及所需要的防护手段与安全措施的性质和范围。③对于范围比较大的控制区,如果其中的照射水平在不同的局部变化比较,需要实施不同的专门防护手段或安全措施,则可根据需要再划分出不同的子区以方便管理。④放射诊断实施机构应采用实体边界划定控制区(采用实体边界不现实时也可以采用其他适当的手段在射线装置的运行或开启只是间歇性的情况下,采用与主导情况相适应的方法划定控制区,并对照射时间加以规定;在控制区的进出口及其他适当位置处设立醒目的、符合防护标准的警告标志,并给出相应的照射水平的指示;制定职业防护与安全措施,包括适用于控制区的规则与程序;运用行政管理程序(如进入控制区的工作许可证制度)和实体屏障(包括门锁和联锁装置);限制进出控制区,限制的严格程度应与预计的照射水平和可能性相适应;定期审查控制区的实际状况,以确定是否有必要改变该区的防护手段或安全措施或该区的边界。

2. 监督区　医疗机构应将下述区域定为监督区:未被定为控制区,在其中通常不需要专门的防护手段或安全措施,但需要经常对职业照射条件进行监督和评价。

放射诊断实施机构应采用适当的手段划出监督区的边界;在监督区入口处的适当地点设立标明监督区的标牌;定期审查该区的条件,以确定是否需要采取防护措施和做出安全规定,或是否需要更改监督区的边界。

3. 特殊设备使用场所的分区　开展床旁摄影时,应疏散其他公众、医务人员等,对无法移动的同室患者,应使用足够的铅屏风降低毗邻患者的照射剂量,达到控制区与监督区分开的目的。

车载式诊断 X 射线设备工作场所的选择应充分考虑周围人员的驻留条件,X 射线有用线束应避开人员停留和流动的路线。车载式诊断 X 射线设备的临时控制区边界上应设立清晰可见的警告标志牌(例如:"禁止进入 X 射线区")和电离辐射警告标志。临时控制区内不应有无关人员驻留。在检查车周围 3m 应设置警戒线表明临时控制区。

CT 方舱安装的位置,宜选择在场所的一角或人员驻留少的地方。CT 扫描机房和控制室的布局,在应用传染性疾病检查时,应满足防控传染性疾病"三区两通道"的要求。

(二)放射诊断机房布局

应合理设置 X 射线设备、机房的门、窗和管线口位置,应尽量避免有用线束直接照射门、窗、管线口和工作人员操作位。X 射线设备机房(照射室)的设置应充分考虑邻室(含楼上和楼下)及周围场所的人员防护与安全。合理设置更衣位置,减少患者衣物对图像的干扰。

每台固定使用的 X 射线设备应设有单独的机房,机房应满足使用设备的布局要求;每台牙椅独立设置诊室的,诊室内可设置固定的口内牙片机,供该设备使用,诊室的屏蔽和布局应满足口内牙片机房防护要求。关于包含口腔 CBCT、全景摄影、头颅摄影、口内牙片机的口腔多功能 X 射线设备(图 4-1),该设备的

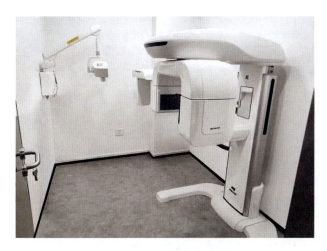

图 4-1 口腔多功能 X 射线设备

双管球不能同时出束,其机房使用面积、单边长度可参照《卫健委关于北京朗视仪器有限公司口腔"四合一"设备的答复》中的要求。

移动式 X 射线机(不含床旁摄影机和急救车配备设备)在使用时,机房应满足相应布局要求。

T/WSJD 6—2020《CT 方舱放射防护要求》建议 CT 方舱机房面积和高度满足开展临床 CT 检查的需求,面积宜不小于 18m²,最小单边长度宜不小于 2.8m,净空高度不小于 2.4m。

除床旁摄影设备、便携式 X 射线设备和车载式诊断 X 射线设备外,对新建、改建和扩建项目和技术改造、技术引进项目的 X 射线设备机房,其最小有效使用面积、最小单边长度应符合表 4-17 的规定。

表 4-17 X 射线设备机房(照射室)使用面积、单边长度的要求

设备类型	机房内最小有效使用面积 [d]/m²	机房内最小单边长度 [e]/m
CT 机(不含头颅移动 CT)	30	4.5
双管头或多管头 X 射线设备 [a](含 C 形臂)	30	4.5
单管头 X 射线设备 [b](含 C 形臂,乳腺 CBCT)	20	3.5
透视专用机 [c]、碎石定位机、口腔 CBCT 卧位扫描	15	3.0
乳腺机、全身骨密度仪	10	2.5

续表

设备类型	机房内最小有效使用面积 [d]/m²	机房内最小单边长度 [e]/m
牙科全景机、局部骨密度仪、口腔 CBCT 坐位扫描/站位扫描	5	2.0
口内牙片机	3	1.5

注:本表数据源于 GBZ 130—2020。
[a] 双管头或多管头 X 射线设备的所有射球安装在同一间机房内。
[b] 单管头、双管头或多管头 X 射线设备的每个射球各安装在 1 个房间内。
[c] 透视专用机指无诊断床、标称管电流小于 5mA 的 X 射线设备。
[d] 机房内有效使用面积指机房内可划出的最大矩形的面积。
[e] 机房内单边长度指机房内有效使用面积的最小边长。

(三)放射诊断机房屏蔽

不同类型 X 射线设备(不含床旁摄影设备和便携式 X 射线设备)机房的屏蔽防护应不低于表 4-18 的规定,且 X 射线设备机房屏蔽体外剂量水平参见本书本章第四节的要求。

表 4-18　不同类型 X 射线设备机房的屏蔽防护铅当量厚度要求

机房类型	有用线束方向铅当量 /mmPb	非有用线束方向铅当量 /mmPb
标称 125kV 以上的摄影机房	3.0	2.0
标称 125kV 及以下的摄影机房	2.0	1.0
C 形臂 X 射线设备机房	2.0	2.0
口腔 CBCT、牙科全景机房(有头颅摄影)	2.0	1.0
透视机房、骨密度仪机房、口内牙片机房、牙科全景机房(无头颅摄影)、碎石机房、模拟定位机房、乳腺摄影机房、乳腺 CBCT 机房	1.0	1.0
CT 机房(不含头颅移动 CT)CT 模拟定位机房	2.5	

注:本表数据源于 GBZ 130—2020。

机房的门和窗关闭时应满足表 4-18 的要求。

距 X 射线设备表面 100cm 处的周围剂量当量率不大于 2.5μSv/h 时,且 X 射线设备表面与机房墙体距离不小于 100cm 时,机房可不作专门屏蔽防护。

　　车载机房应有固定屏蔽,除顶部和底部外,屏蔽应满足表4-17中屏蔽防护铅当量厚度要求。

　　CT方舱机房四周屏蔽体的屏蔽厚度不应小于4mmPb,底板和顶板应不小于2mmPb。机房与控制室之间设置的铅玻璃观察窗、机房与候诊区之间设置的人员进出的门都应与同侧屏蔽体具有相同的防护能力。常用工作条件下,距机房屏蔽体外表面0.3m处的周围剂量当量率不大于2.5μSv/h。

　　(四)放射诊断工作场所防护

　　①机房应设有观察窗或摄像监控装置,其设置的位置应便于观察到受检者状态及防护门开闭情况。CT方舱机房与控制室之间不宜设置铅玻璃观察窗时,应设置视频监控和对讲装置。②当有用线束照射到室内设备、地面、床、受照墙体以及机房内其他杂物和受检者时发生康普顿效应便会产生散射线,散射线向四周各个方向传播。摄影使到达前方的散射线使图像产生灰雾,导致图像质量下降,影响影片清晰度,对医生的诊断产生干扰,到侧面的散射线对工作人员的防护带来困难,因此机房内不应堆放与该设备诊断工作无关的杂物。③设置动力通风装置,保持良好通风,X射线会电离空气产生臭氧及氮氧化物等气体。臭氧是强氧化剂,氮氧化物是氮和氧化合物的总称,均为最常见的刺激性气体,对呼吸道黏膜有较强的刺激作用,对人体的危害主要为吸入较高浓度后引起的急性刺激作用。因此机房内应安装动力通风装置,并保持良好的通风有助于改善空气质量,将室内的污浊空气(如臭氧及氮氧化物等)排出,同时引入新鲜的室外空气,从而显著提高室内空气质量,减少对工作人员、受检者、患者健康的威胁。CT方舱应设置新风换气装置,并满足放射防护要求。④平开机房门应有自动闭门装置;推拉式机房门应设有曝光时关闭机房门的管理措施;工作状态指示灯能与机房门有效关联。电动推拉门宜设置防夹装置。⑤放射诊断装置的安放应利于操作者观察受检者。机房出入门宜处于散射辐射相对低的位置。⑥模拟定位设备机房防护设施应满足相应设备类型的防护要求。

　　(五)工作场所监测与评价

　　医疗机构应在放射防护负责人的监督下制定、维护并经常审查工作场所的监测计划。工作场所监测的类型和频度必须足以能够评价所有工作场所的辐射状况、评价控制区和监督区的照射情况、审查控制区和监督区的划分情况。

　　1. 放射诊断设备机房的防护检测应在巡测的基础上,对关注点的局部屏蔽和缝隙进行重点检测。关注点应包括:四面墙体、地板、顶棚、机房门、操作室门、观察窗、采光窗/窗体、传片箱、管线洞口、工作人员操作位等,点位选取应具有代表性。

关注点检测的位置要求:

(1) 距墙体、门、窗表面30cm;顶棚上方(楼上)距顶棚地面100cm,机房地面下方(楼下)距楼下地面170cm。

(2) 带有自屏蔽的设备一般选取工作人员操作位、屏蔽体外5cm处和100cm处作为关注点。

(3) CT方舱机房的防护检测点应选择距屏蔽体外表面0.3m处,在巡测的基础上,对检测关注点进行重点检测。检测关注点应包括四周墙体、防护门外、各连接缝隙、电缆沟、观察窗和操作位;其他检测点视实际情况确定,点位选取应具有代表性。检测条件选择设备常用扫描条件,并在扫描中心区域放置标准CT模体。

2. 放射诊断设备机房放射防护安全设施应进行竣工验收,在使用过程中,应进行定期检查和检测,定期检测的周期为一年。CT方舱安装后,经设备性能和场所防护验收检测符合要求后,方可投入使用。

3. 在正常使用中,应每日对门外工作状态指示灯、机房门的闭门装置进行检查,对其余防护设施应进行定期检查。

三、放射工作人员照射剂量控制

(一) 总体要求

正常照射的剂量控制应对个人受到的正常照射加以限制,以保证除特殊情况的剂量控制外,由来自各项获准实践的综合照射所致的个人总有效剂量和有关器官或组织的总当量剂量不超过本书第二章中规定的相应剂量限值,不应将剂量限值应用于获准实践中的医疗照射。应对个人所受到的潜在照射危险加以限制,使来自各项获准实践的所有潜在照射所致的个人危险与正常照射剂量限值所相应的健康危险处于同一数量级水平。同时应遵循放射防护最优化的有关要求。

(二) 职业活动中操作要求

放射工作人员应熟练掌握业务技术,了解其放射工作的程序以及工作所用设备的操作流程,包括安全功能,并应接受培训,定期进行复训。当新的诊断设备在投入使用时,应进行额外的培训。根据不同检查类型和需要,选择使用合适的设备、照射条件、照射野以及相应的防护用品。

对于那些在曝光时不需要工作人员进入房间的工作程序,所有在场人员都应离开机房。X射线设备曝光时,应关闭与机房相通的门。工作人员应在有屏蔽的防护设施内进行曝光操作,并应通过观察窗等密切观察受检者状态。

设备(硬件和软件)应具备一套经医疗机构审核通过的操作程序,并纳入该设施的管理系统,始终确保在完成诊断任务和放射防护安全方面的满意性能。设备配套的操作手册是这方面的重要资源,但可能还需要其他程序。具体设备操作防护安全要求如下:①借助X射线透视进行骨科整复、取异物等诊疗活动时,不应连续曝光,并应尽可能缩短累积曝光时间;②摄影检查应严格按所需的投照部位调节照射野,使有用线束限制在临床实际需要的范围内并与成像器件相匹配;③牙科摄影用X射线设备操作的防护安全要求口腔底片应固定于适当位置,否则应由受检者自行扶持;确需进行X射线检查且固定设备无法实施时才可使用便携式牙科X射线摄影设备,曝光时,工作人员躯干部位应避开有用线束方向并距焦点1.5m以上;④移动式和便携式X射线设备曝光时,工作人员应做好自身防护,合理选择站立位置,并保证曝光时能观察到受检者的姿态;需近距离操作检查系统的人员应该穿戴铅橡胶围裙或在移动铅防护屏风后进行操作;使用移动式X射线设备实施床旁操作时,尽可能采用向下的投照方式;⑤近台同室操作(非普通荧光屏透视)用X射线设备操作的防护安全要求除存在临床不可接受的情况外,图像采集时工作人员应尽量不在机房内停留;对受检者实施照射时,禁止与诊疗无关的其他人员在机房内停留;⑥移动式、C形臂X射线设备垂直方向透视时,球管应位于患者身体下方,水平方向透视时,工作人员可位于影像增强器一侧,同时注意避免有用线束直接照射;⑦车载式诊断X射线设备应满足其相应设备的防护安全操作要求。

四、人员的管理

放射工作人员的职业健康检查、个人剂量监测、放射卫生培训总体要求参见本书第三章第三节的具体要求。

五、从事工作的条件

（一）一般放射工作人员从事工作的条件

具体内容参见本书第三章第三节。

（二）孕妇的工作条件

女性工作人员发觉自己怀孕后要及时通知用人单位，以便必要时改善其工作条件。孕妇和授乳妇女应避免受到内照射。

用人单位不得把怀孕作为拒绝女性工作人员继续工作的理由。用人单位有责任改善怀孕女性工作人员的工作条件，以保证为胚胎和胎儿提供与公众成员相同的防护水平。

（三）未成年人的工作条件

年龄小于16周岁的人员不得接受职业照射。年龄小于18周岁的人员，除非为了进行培训并受到监督，否则不得在控制区工作，他们所受的剂量应按本书第二章第一节中的规定进行控制。

（四）工作岗位的调换

职业健康检查机构认定某一放射工作人员由于健康原因不再适于从事涉及职业照射的工作时，医疗机构应为该工作人员调换合适的工作岗位。

六、工作人员个人防护用品配置

医疗机构应根据放射检查类型为放射工作人员配备表4-19中的个人防护用品和辅助防护设施。放射诊断学用X射线设备同室透视摄影、床旁摄影、骨科复位等设备旁操作等在检查室现场工作的人员都应穿戴防护裙。

表 4-19   不同放射检查类型配备个人防护用品和辅助防护设施

放射检查类型	个人防护用品	辅助防护设施
放射诊断学用 X 射线设备隔室透视、摄影	不需	不需
放射诊断学用 X 射线设备同室透视、摄影[a]	铅橡胶围裙 选配：铅橡胶帽子、铅橡胶颈套、铅橡胶手套、铅防护眼镜	移动铅防护屏风
口内牙片摄影	不需	不需
牙科全景体层摄影，口腔 CBCT	不需	不需
CT 体层扫描（隔室）	不需	不需

续表

放射检查类型	个人防护用品	辅助防护设施
床旁摄影	铅橡胶围裙 选配:铅橡胶帽子、铅橡胶颈套	不需
骨科复位等设备旁操作	铅橡胶围裙 选配:铅橡胶帽子、铅橡胶颈套、 铅橡胶手套、铅防护眼镜	移动铅防护屏风
介入放射学操作	铅橡胶围裙、铅橡胶颈套、铅防 护眼镜、介入防护手套 选配:铅橡胶帽子	铅悬挂防护屏/铅防护吊帘、 床侧防护帘/床侧防护屏 选配:移动铅防护屏风

注:本表数据源于 GBZ 130—2020。

ª 工作人员的个人防护用品和辅助防护设施任选其一即可。

工作人员防护用品的维护保养同受检者防护用品,参见本书第四章第二节的具体要求。

第四节　公众照射防护

公众照射(public exposure)是指公众成员所受的各种辐射源的照射,但不包括职业照射、医疗照射和天然本底辐射的照射。

放射诊断实践中,还必须注意搞好有关公众的放射防护与安全。而放射学中有关公众的放射防护与安全问题,主要直接相关的都是各种放射学机房等工作场所及其周围环境的放射防护与安全。

一、医疗机构的责任

在放射诊断实践中,有关公众的放射防护与安全必须由获准开展并取得放射诊断工作许可证的医疗机构法人负主要责任。

医疗机构对其从事的放射诊断工作应做到:①制定和实施与公众照射控制有关的防护与安全原则和程序,并建立相应的组织机构;②制定、采取和实施相应的措施,保证受其所负责的源照射的公众成员的防护是最优化的,并且受其所负责的源照射的关键人群组的正常照射受到限制,使组内成员个人的总受照剂量不超过本书第二章所规定的要求;③制定、采取和保持各种所需求的措施,确保源的安全,使对与公众有关的潜在照射的控制符合基本标准的要求;④提供适当且足够的用于公众防护的设施、设备和服务,它们的性能和范围应与照射的可能性与大小相适应;⑤对有关工作人员进行防护与安全和环境保护的培训及定期再培训,确保他们始终保持所需要的适任水平;⑥按照审管部门的要求,制定和实施公众照射监测大纲,并提供相应的监测设备,以便对公众照射进行评价;⑦按照基本标准的要求,保存有关监督与监测的详细记录;⑧制定与所涉及危险的性质和大小相适应的应急计划或程序,做好相应的应急准备。

鉴于放射诊断只存在外照射源可能引起公众照射,则医疗机构应保证做到:①在 X 射线诊断设备调试之前,所有利用这种外照射源的新设施的平面布置与设备布置资料和现有设施的全部重要修改均已经审管部门审评和认可,未经审评和获得书面认可之前,不得进行调试或修改;②为 X 射线诊断设备的运行制定专门的剂量约束,并报送审管部门认可;③按照基本标准的有关要求,提供放射学机房及其周围达到最优化的屏蔽和其他防护措施。

二、公众照射剂量限值

遵照我国放射防护基本标准 GB 18871—2002 的规定,各种放射实践使公众有关关键人群的成员所受到的平均剂量估计值不应超过本书第二章中规定的限值。

从尽可能合理降低电离辐射诱发癌症等随机性效应的发生概率出发,由于公众成员会受到各种电离辐射照射,因此对某种"源"项必须分别设定剂量约束值而加以控制。公众照射的剂量约束是公众成员从一个受控源的计划运行中接受的年剂量的上界。剂量约束所指的照射是任何关键人群组在受控源的预期运行过程中、经所有照射途径所接受的年剂量之和。对每个源的剂量约束应保证关键人群组所受的来自所有受控源的剂量之和保持在剂量限值以内。通常这个剂量约束值取正常公众照射剂量限值的一个份额(例如 1/10~1/4),目前大多数选取年有效剂量的 1/10,即 0.1mSv/a。

在电离辐射医学应用的防护中,上述规定的公众照射剂量限值不适用于患者的慰问者(例如,并非是他们的职责、明知会受到照射却自愿帮助护理、支持和探视、慰问正在接受医用放射诊断或治疗的患者的人员)。但是,应对患者的慰问者所受的照射加以约束,使他们在放射诊疗患者诊断或治疗期间所受到的剂量不超过 5mSv。

三、参观访问人员的控制

医疗机构应:①确保进入控制区的参观访问人员有了解该区域防护与安全

措施的工作人员陪同;②在参观访问人员进入控制区前,向他们提供足够的信息和指导,以确保他们和可能受他们的行动影响的其他人员的防护;③在监督区设置醒目的标志,并采取其他必要的措施,确保对来访者进入监督区实施适当的控制。

四、陪检者的防护

在施行 X 射线诊断检查时,除受检者以外其他人员不应滞留在机房内。当受检者需要人员协助时,对协助受检者进行 X 射线检查的人员,应提前履行告知义务并征得其同意,并在陪检者穿着个人防护用品后,才能实施放射检查操作。

根据每台 X 射线设备工作内容,对陪检者进行防护。

五、公众照射的监测

(一) 放射诊断工作场所周围的放射防护与安全

关注各种放射诊断工作场所对公众的影响,主要依赖于做好各种放射诊断工作场所的屏蔽防护设计与建设,并且应安设机房外的工作状态指示灯,以及醒目张贴电离辐射警告标志,明确警示有关公众不要误入射线装置正常工作中的机房,以及滞留于运行中的各种放射诊断工作场所,从而避免不必要照射,远离电离辐射危险。

(二) 放射诊断机房屏蔽体外剂量水平

X 射线设备机房屏蔽体外剂量水平直接影响公众辐射安全,机房的辐射屏蔽防护,应满足下列要求:①具有透视功能的 X 射线设备在透视条件下检测时,周围剂量当量率应不大于 $2.5\mu Sv/h$;测量时,X 射线设备连续出束时间应大于仪器响应时间;②CT 机、乳腺摄影、乳腺 CBCT、口内牙片摄影、牙科全景摄影、牙科全景头颅摄影、口腔 CBCT 和全身骨密度仪机房外的周围剂量当量率应不大于 $2.5\mu Sv/h$;③具有短时、高剂量率曝光的摄影程序(如 DR、CR、屏片摄影)机房外的周围剂量当量率应不大于 $25\mu Sv/h$,当超过时应进行机房外人员的年有效剂量评估,应不大于 $0.25mSv$;④车载式诊断 X 射线设备工作时,应在车辆周围 3m 设立临时控制区,控制区边界的周围剂量当量率应符合上述①~③的要求。

第五节 《放射诊疗管理规定》对人员资质、设备和场所的要求

一、对人员资质的要求

《放射诊疗管理规定》第七条:医疗机构开展不同类别放射诊疗工作,应当分别具有下列人员:开展 X 射线影像诊断工作的,应当具有专业的放射影像医师。

关于口腔执业医师开展口腔科放射诊断工作相关要求,按照《卫生部关于修订口腔类别医师执业范围的通知》(卫医发〔2006〕24 号)和《卫生部关于修订口腔科二级科目的通知》(卫医政发〔2010〕55 号)执行(见附录)。

二、对设备的要求

《放射诊疗管理规定》第八条:医疗机构开展不同类别放射诊疗工作,应当分别具有下列设备:开展 X 射线影像诊断工作的,有医用诊断 X 射线机或 CT 机等设备。

第二十条:医疗机构的放射诊疗设备和检测仪表,应当符合下列要求:①新安装、维修或更换重要部件后的设备,应当经省级以上卫生行政部门资质认证的检测机构对其进行检测,合格后方可启用;②定期进行稳定性检测、校正和维护保养,由省级以上卫生行政部门资质认证的检测机构每年至少进行一次状态检测;③按照国家有关规定检验或者校准用于放射防护和质量控制的检测仪表;④放射诊疗设备及其相关设备的技术指标和安全、防护性能,应当符合有关标准与要求。

不合格或国家有关部门规定淘汰的放射诊疗设备不得购置、使用、转让和出租。

三、对场所的要求

《放射诊疗管理规定》第九条:医疗机构应当按照下列要求配备并使用安全防护装置、辐射检测仪器和个人防护用品:

(三)介入放射学与其他 X 射线影像诊断工作场所应当配备工作人员防护用品和受检者个人防护用品。

第十条：医疗机构应当对下列设备和场所设置醒目的警示标志：

（三）放射诊疗工作场所的入口处，设有电离辐射警告标志。

（四）放射诊疗工作场所应当按照有关标准的要求分为控制区、监督区，在控制区进出口及其他适当位置，设有电离辐射警告标志和工作指示灯。

第二十一条：医疗机构应当定期对放射诊疗工作场所、放射性同位素储存场所和防护设施进行放射防护检测，保证辐射水平符合有关规定或者标准。

第六节　监督管理的特殊要求

特殊要求就是针对特定的环境，特定的设备所设定的具体条件。通过全面的监督检查准确掌握医疗机构开展放射诊疗活动的基本情况（表 4-20）。

1. X 射线影像诊断工作场所的设置、放射防护设施应符合 GBZ 130—2020 的要求。

2. 应按 GBZ 130—2020 的要求配置放射工作人员、受检者（患者）和陪检人员个人防护用品。

3. 介入放射学和 X 射线影像诊断实施过程符合 GBZ 130—2020 的要求。

表 4-20　放射诊断卫生监督检查现场检查表（特殊要求）

检查内容	检查方法
现场监督时，目测放射防护设施有明显的风险隐患，例如防护门不能完全闭合、有较大缝隙，墙体变形、脱落等	根据辐射源项，以常用的最高条件或工作负荷，使用 X 射线、γ 射线巡测仪对可疑位置进行巡测，并对周围剂量当量率较高的点位针对性检测，检测值按照相应技术标准规定的限值进行评价
查阅放射卫生技术服务机构出具的防护检测报告，发现检测值趋近相应技术标准规定的剂量率限值	根据辐射源项，以常用的最高条件或工作负荷，对临界值所在区域进行重点检测，检测值按照相应技术标准规定的限值进行评价
有明确信息来源提示，例如举报投诉	根据提供的信息，开展针对性的复核检测、评价
监督检查时认为有必要开展检测	在检测能力范围内依照有关技术标准开展检测、评价
机房门设有闭门装置，且工作状态指示灯和与机房相通的门能有效联动	现场查验，确认机房门设有闭门装置，且工作状态指示灯和与机房相通的门能有效联动

续表

检查内容	检查方法
各类 X 射线影像诊断工作场所应按照 GBZ 130—2020 的规定配备并使用辅助防护设施	现场查验,确认各类 X 射线影像诊断工作场所,确认是否按照 GBZ 130—2020 的规定配备并使用辅助防护设施
不把床旁摄片机作为固定摄片机使用	现场查验各机房,确认是否存在床旁摄片机作为固定摄片机使用的情况
在进行 X 射线摄影过程中,诊断机房内不允许候检人员滞留	现场查验各诊断机房,确认在进行 X 射线摄影过程中,机房内是否有候检人员滞留
采取适当的形式告知患者、受检者电离辐射对健康的影响	现场查验,确认是否采取适当的形式告知患者、受检者电离辐射对健康的影响,例如上墙公告
制订并及时修订与本单位工作内容相适应的质量保证方案	现场查阅质量保证方案,确认其内容是否与本单位工作内容相适应,并且其内容根据法律、标准的修改及时进行制订
介入放射学设备具有可准确记录受检者受照剂量的功能	现场查验介入放射学设备,确认是否具有可准确记录受检者受照剂量的功能
介入放射工作人员在接触射线时穿戴必要的个人防护用品,例如防护眼镜,防护围裙、防护围脖等	接触射线时是否穿戴必要的个人防护用品,例如防护眼镜,防护围裙、防护围脖等
介入放射工作人员按照 GBZ 128—2019 的规定佩戴个人剂量计	现场查验介入放射学工作场所,确认介入放射工作人员是否按照 GBZ 128—2019 的规定佩戴个人剂量计
各类介入放射学和 X 射线影像诊断工作场所按照 GBZ 130—2020 的规定配备并使用患者、受检者、工作人员个人防护用品	现场查验各类介入放射学和 X 射线影像诊断工作场所,确认是否按照 GBZ 130—2020 的规定配备并使用患者、受检者、工作人员个人防护用品
为陪检者穿戴适当的个人防护用品	现场查验 X 射线影像诊断工作场所,确认是否为陪检者穿戴适当的个人防护用品

注:本章内容关于方舱 CT、口腔锥形束 CT 检测项目与技术、第六节监督管理的特殊要求内容分别来自 T/WSJD 6—2020《CT 方舱放射防护要求》、WS 818—2023《锥形束 X 射线计算机体层成像(CBCT)设备质量控制检测标准》、T/WSJD 55—2024《医疗机构放射卫生监督指南》。

第七节　卫生监管实践

案例一　某医院未按规定对放射诊疗工作场所进行检测案

（一）案例介绍

2022年8月16日，执法人员对该医院放射诊疗工作场所进行监督检查时发现：①该医院放射科机房南墙有裸露的管线洞口。②观察窗周围有四条贯穿墙体的缝隙。执法人员再次核查该医院提供的《DR工作场所放射卫生防护检测报告》，该报告中的检测点位与该医院放射诊疗工作场所现场——对比发现：该报告中仅有放射工作人员操作位、观察窗、控制门、机房四周墙体、顶棚等位点的检测结果，但并无机房南墙上裸露的管线洞口及观察窗周围四条贯穿墙体缝隙处的检测结果。

执法人员在发现问题后立即拍照固定证据，随后通过对该医院负责放射管理人员进行询问得知，该医院之前因未按规定对放射诊疗工作场所进行防护检测被行政处罚，所以对放射场所防护检测很重视，但由于对法律法规掌握不透彻，以为只要邀请放射卫生技术服务机构对放射工作场所进行检测并拿到检测报告即可，没有认真阅读报告中的内容因此未发现检测点的遗漏，进而构成了上述违法行为。

本案违法事实清楚，证据确凿。该医院未按规定对放射诊疗工作场所进行检测，违反了《放射诊疗管理规定》第二十一条第一款的规定，依据《放射诊疗管理规定》第四十一条第（三）项的规定，并参照《某省卫生健康行政处罚裁量基准》作出行政处罚。某市卫健委在法定期限内完成了卫生行政处罚案件审批、行政处罚事先告知、行政处罚决定书送达等程序，该医院自愿履行罚款，案件顺利结束。

（二）案例评析

对于未按规定对放射诊疗工作场所进行检测案，发现检测点的遗漏是本案的关键，要求执法人员在执法过程中，必须细心缜密，充分掌握相关法律法规和标准，并具有较高的办案能力和专业水平，熟悉调查、取证、处理等程序。在调查此类违法行为时有两个切入点，一是是否"定期检测"，可以根据GBZ 130—2020《放射诊断放射防护要求》中对"X射线设备机房防护检测要求：X射线设备机房放射防护安全设施应进行竣工验收，在使用过程中，应进行定期检查和检测，定期检测的周期为一年"进行判断;二是检测结果是否"符合有关规定或者标准"。根据 GBZ 130—2020《放射诊断放射防护要求》、GB 18871—2002《电离辐射防护与辐射源安全基本标准》,"X 射线设备机房的防护检测应在巡测的基础上,对关注点的局部屏蔽和缝隙进行重点检测。关注点应包括:四面墙体、地板、顶棚、机房门、操作室门、观察窗、采光窗 / 窗体、传片箱、管线洞口、工作人员操作位等,点位选取应具有代表性"进行监督检查,对比放射卫生技术服务机构出具的报告并结合现场检查即可。

（三）思考建议

在日常监督中发现大部分医疗机构仅对常规关注点进行检测,而忽视了屏蔽体上管线口、墙体贯穿缝隙这些重点检测位点。还有个别医疗机构则忽视了地板或者顶棚的放射防护检测,因为检测点位不全面,没有检测数据支撑,无法确定放射诊疗工作场所辐射水平是否符合有关规定或者标准,因此存在很大的安全隐患。在监督检查中,不乏部分医疗机构已按期限要求对本机构全部放射诊疗工作场所进行了放射防护检测,并且收到了放射卫生技术服务机构出具的检测报告,却忽视了报告中检测项目不全、检测结果不符合相关标准要求,亦未采取任何整改措施,进而导致了违法行为的出现。

此类放射诊疗场所检测点位不全的行为不仅是医疗机构管理人员对法律研究不透彻导致的问题,更应进一步查看放射卫生技术服务机构与医疗机构签订的服务合同的内容、双方的责任,延伸到放射卫生技术服务机构是否存在违法违规行为,从而加强对放射卫生技术服务机构的监督管理。

案例二　某医院安排未经职业健康检查的医务人员从事接触职业病危害因素作业案

（一）案情介绍

2019 年 3 月 26 日,某市执法人员在某医院进行放射卫生监督检查,在该医院住院部 10 楼检查时了解到手术室内医生崔某等 3 人正在进行骨科手术。执法人员将随身佩戴并已经开启视频录制的执法记录仪交给该手术室护士长张某,请其对手术室内正在使用的放射诊疗设备及人员进行录像,张某按要求进行了录制。现场录像画面显示,术者在手术中使用了移动式 C 形臂 X 线机,为患者张某行桡骨骨折切开复位内固定术。随即,执法人员索要上述人员的放射工作人员上岗前职业健康检查报告、个人剂量计监测报告和放射工作人员证,该医院不能出示。执法人员还发现,该医院放射科工作场所入口处未设置电离辐射警告标志。随后,执法人员制作了现场笔录,并送达了卫生监督意见书。

立案后,该医院又对本案承办人矢口否认在 2019 年 3 月 26 日患者张某的桡骨骨折切开复位内固定术中使用了移动式 C 形臂 X 线机。为查清违法事实,承办人赴该医院收费处和病案室,调取了患者张某的 2019 年 3 月 26 日住院收费明细单和患者李某的病历;最终认定该医院安排 5 名未经上岗前职业健康检查的放射工作人员从事接触职业病危害的作业、未为 5 名放射工作人员办理放射工作人员证、5 名放射工作人员未进行个人剂量监测,放射科工作场所入口处未设置电离辐射警告标志,违反了《中华人民共和国职业病防治法》第三十五条第二款《放射工作人员职业健康管理办法》第六条第一款《放射诊疗管理规定》第十条第(三)项、第二十二条的规定,经合议、审批,依据《中华人民共和国职业病防治法》第七十五条第(七)项《放射工作人员职业健康管理办法》第三十九条《放射诊疗管理规定》第四十一条第(四)项、第(七)项及《某省卫生行政处罚自由裁量基准》中相应的裁量规定,拟对该医院处以 1. 警告;2. 罚款六万元的行政处罚。行政处罚事先告知书送达后,该医院当场表示并签署放弃陈述申辩和听证申请,遂决定维持拟处罚意见。行政处罚决定书送达后,该医院自动全部履行了处罚决定。

(二)案例分析

1. 本案违法行为发生于手术室,由于其场所的特殊性,导致日常执法时"相遇"不易。执法人员来到该医院有针对性地了解骨科手术的开展情况,当得知 10 楼手术室崔某等正在进行骨科手术后,使用执法终端拍摄患者张某的桡骨骨折切开复位内固定术手术室电脑登记记录;"请"手术室护士长配合,让其持执法记录仪将手术室内的放射诊疗设备、人员等情况进行视频录制;随后,对照视频核查了手术时使用的 C 形臂 X 线机的行政许可、相关人员执业资质和职业健康检查等情况。因该医院现场不能出示上述人员的放射工作人员证、个人剂量监测报告、放射工作人员岗前职业健康检查报告,执法人员当即制作《现场笔录》记录存在的违法行为,并经该医院确认签字"以上情况属实",固定了"基础"证据。

立案调查中,该医院狡辩称"在患者张某的桡骨骨折切开复位内固定术中没有使用 C 形臂 X 线机,是在人眼的直视下进行的骨科复位"。为了查清违法事实、获取充分证据,承办人再赴该医院收费处调取了患者张某 2019 年 3 月 26 日的住院收费明细单(显示有 X 线透视收费记录);赴病案室查阅骨科手术病历,将有"左骨骨折切开复位内固定术中使用 C 形臂透视"记录的患者李某的病历调出,并请该医院确认《病历复制件内容后加盖公章,从而确定了该医院使用 C 形臂 X 线机开展骨科手术的事实和涉案的人员。其后,案件承办人通过对医生邢某、王某和被委托人翟某的询问笔录,对违法违规行为逐一进行了核实、确认,使案件事实清楚、证据确凿且充分。

2. 本案最终确认崔某等 5 人参与了桡骨骨折切开复位内固定术,因为该手术在 X 线透视引导下完成,崔某等 5 人全过程参与了手术,在职业活动中受到了电离辐射,所以这 5 人符合《放射工作人员职业健康管理办法》第二条第三款中对"放射工作人员"的定义,应当依法进行放射工作人员职业健康检查、进行个人剂量监测和办理放射工作人员证。因此,承办人员依法依规对该医院作出了行政处罚决定,体现了执法必严、违法必究的行政执法理念。

本案调查终结前,承办人通过对患者李某病历的核查发现,医生牛某也是这台骨科手术参与者。但是,牛某的医师执业证书、放射工作人员证、个人剂量计检测报告、放射工作人员职业健康检查报告和某医院的工作聘任证明显示,牛某执业地点是另一家医院;经进一步调查发现,这两家医院签有合作协议,存在合作运营关系。该合作协议的内容表述,符合国务院办公厅发布的《关于推进医疗联合体建设和发展的指导意见》(国办发〔2017〕32 号)中对"医联体"的定义,这两家医院属于"医联体"。该文件第四条第一项"促进人力资源有序流动"中有这样的表述:"在医联体(包括跨区域医联体)内,医务人员在签订帮扶或者托管协议的医疗机构内执业,不需办理执业地点变更和执业机构备案手续。"医生牛某正是按照两家医院的合作协议在该医院工作,故承办人未对牛某执业行为认定违法,从而体现了执法有据、过罚相当,处罚与教育相结合的人性化执法理念。

(三)思考建议

1. 执法人员使用执法记录仪,从进入该医院开始至检查结束,全过程进行了视频拍摄,并现场使用手持执法终端将监督数据上传至省卫生健康综合监督信息平台。立案后,承办人调取患者张某的住院收费明细单、患者李某的病历;对邢某、王某、翟某的调查询问,案件合议,送达行政处罚事先告知书、行政处罚决定书等环节均记录音视频。这不仅有效固定、保存了证据,还实现了重点环节的可"再现"、可追溯。本案中,该医院曾经辩称"在患者张某的桡骨骨折切开复位内固定术中没有使用 C 形臂 X 线机,是在人眼的直视下进行的骨科复位"。但是,在"全程"视频的铁证下,该医院的狡辩已经理屈词穷,所以在行政处罚事先告知书送达后,其当场表示不陈述申辩、不申请听证,并自动、全部履行了处罚决定。通过本案的执行,该医院认识到了自身管理中存在的问题,诚恳接受了行政处罚,从而避免了行政复议、行政诉讼或申请强制执行的发生,提高了行政执法效率。

2."执法记录仪"使用者的不同,导致"视频"证据效力的不同。本案中,考虑到手术室工作环境的特殊性,执法人员将执法记录仪交给手术室护士长,由她录制了医生崔某等人在手术室使用C形臂为患者张某行骨科手术的视频。由于"执法记录仪"使用者的不同,导致了"视频"证据效力的不同。"执法记录仪"使用者的不同,涉及调查取证主体的合法性问题。《中华人民共和国职业病防治法》第九条《放射诊疗管理规定》第三条《放射工作人员职业健康管理办法》第三条规定卫生行政部门负责监督管理工作,所以执法人员是依法行使职权。其使用执法记录仪拍摄的视频,是对违反法律、法规行为的当场记录,它反映行政执法活动依据的事实,是行政机关作出行政决定的重要证据材料,等同于"现场笔录"。手术室护士长张某未受行政机关合法委托,不能认定为受委托进行的调查取证行为,所以其拍摄的"手术室内正在使用的放射诊疗设备及人员"的视频只能作为"间接证据"使用,执法人员应当依据这一线索,进一步获取新的证据,查证当事人的违法事实。由于执法人员没有针对护士长张某进行调查询问核实、制作询问笔录,所以没有将张某拍摄的"视频"列入案件调查终结报告、行政处罚事先告知书、行政处罚决定书的证据之中。

案例三　某县人民医院使用不合格放射诊疗设备案

(一) 案情介绍

2018年7月12日,卫生执法人员在监督检查某县人民医院放射诊疗工作时发现:①放射科1台DR机在给受检者摄片时,操作人员采取先透视定位观察摆位和照射野是否合适后,再实施影像拍摄的操作方式,进一步对设备检查,发现该设备调节有用线束矩形照射野的光圈大小不能调节,光标标识不能对准感应屏中心点,偏移量超过2.0cm。操作人员为摄取符合技术规范的影像照片,只能采取先透视定位再曝光拍片的操作,致使受检者一次拍片至少受到两次的曝光照射,监督人员遂怀疑该设备可能存在故障,导致违规行为。②该医院1台乳腺X线机、1台牙科X线机、1台移动式C形臂X射线机未获放射诊疗许可擅自使用。③该院放射科使用DR机给刘某、蒙某、陈某3名受检者进行X射线诊断检查时未按照规定对邻近照射野的敏感器官和组织进行屏蔽防护。

　　通过调查取证,最终认定当事人存在三项违法行为:①使用不合格的放射诊疗设备开展放射诊疗活动,违反了《放射诊疗管理规定》第二十条第一款第(四)项、第二款的规定,依据《放射诊疗管理规定》第四十一条第(一)项的规定,给予:警告,罚款三千五百元的行政处罚。②放射科、口腔科、手术室新增的 3 台放射诊疗设备未申请项目变更登记,未经批准擅自变更(增加)诊疗项目,违反了《放射诊疗管理规定》第十七条第二款、第三款的规定,依据《放射诊疗管理规定》第三十八条第(三)项的规定,给予:警告,罚款一千五百元的行政处罚。③在开展 X 射线诊断检查时未对邻近照射野的敏感器官和组织(甲状腺和性腺)进行屏蔽防护,违反了《放射诊疗管理规定》第二十五条的规定,依据《放射诊疗管理规定》第四十一条第(二)项的规定,给予:警告,罚款三千五百元的行政处罚。以上三项违法行为,参照《某自治区卫生计生行政处罚裁量实施规则》,某县卫生健康主管部门作出行政处罚决定:合并给予某县人民医院:警告,罚款八千五百元的行政处罚,同时责令立即改正违法行为。8 月 23 日下达《行政处罚决定书》,当事人当日缴纳罚款。8 月 24 日该案结案。

　　(二)案例分析

　　这是一起卫生执法人员以国家放射卫生标准为判断基准,发现使用不合格放射诊疗设备开展诊疗活动和在放射诊疗活动中不按照规定使用个人防护用品的典型案件,对指导和拓展放射卫生监督执法工作手段,由表象至内涵全面约束和规范医疗机构放射诊疗活动具有指导意义。

　　1. 案件发现线索方式独特　该医院 1 台 DR 机带故障工作的违法行为并非直观的显现,而是监督人员通过观察操作人员的操作,发现操作人员先透视再拍片的行为不规范,引起警惕,怀疑影像设备存在技术性能问题,遂通过询问操作人员原因,得知是因该设备调节有用线束矩形照射野的光圈大小不能调节,定位光标尺不准,两者存在误差,依据光标定位拍出的胶片,影像不符合诊断影像技术的要求,不利于诊断,为使影像照片符合要求,只能通过透视来确定影像中心后,才能照出符合要求的相片。卫生执法人员初步认定该影像设备存在技术性能问题,于是进一步对机房操作人员进行笔录询问,调阅该机的维修记录,现场拍摄照片和要求医院以文字形式出具该设备故障原因、维修情况说明和带故障使用情况的说明,通过证据链证明了该设备球管和光栅确实存在调节有用线束矩形照射野的光圈大小不能调节、光标标识不能对准感应屏中心点、偏移量超过 2.0cm 以上的问题,依据 WS 76—2017《医用常规 X 射线诊断设备质量控制检测规范》附录 A"X 射线摄影设备的检测项目与技术要求"第 10 项"光野与照射野中心的偏离状态检测判定标准±1.0cm 内"的要求判断该设备为不合格诊疗设备而仍在使用。

2. 依据放射卫生国家标准进行办案,体现卫生行政执法的专业技术性。监督员通过在 DR 机操作台工作站,现场调取 5~10 岁儿童胸部正位摄影的原始摄片和诊断工作站经过剪辑的诊断片进行对比,发现了原始摄片的照射野明显超过接收器面积的 10% 和没有对邻近照射野的甲状腺等敏感器官和组织进行屏蔽防护的行为,明显不符合 GB 16348—2010《医用 X 射线诊断受检者放射卫生防护标准》6.5、6.6 及 GBZ 130—2013《医用 X 射线诊断放射防护要求》5.6 的规定,依据相关卫生标准锁定违法事实,体现卫生行政执法办案的专业技术性。

注:该案例立案时间为 2018 年,依据 GB 16348—2010《医用 X 射线诊断受检者放射卫生防护标准》和 GBZ 130—2013《医用 X 射线诊断放射防护要求》,2020 年 10 月 1 日实施的 GBZ 130—2020《放射诊断放射防护要求》更新的同时代替了 GB 16348—2010《医用 X 射线诊断受检者放射卫生防护标准》。

临床实践中胸部摄影对甲状腺防护容易遮挡胸部肺尖等组织,操作过程中技术要求较高,进行胸部 X 射线拍片时是否一定要给体检人员佩戴铅围脖,对甲状腺进行防护值得商榷。

(三)思考建议

这是一起主要从放射影像技术规范与设备应用性能规范等技术领域揭示医院存在违法违规行为的典型案例。对于本案材料中,表述"偏移量超过 2.0cm以上"这些包含量值的表述,只是卫生执法人员记录现象的描述,在本案中这一数值并没有作为证据材料,主要通过现场检查笔录、询问笔录、医院设备维修资料和医院以文字形式出具该设备故障原因、维修情况说明等,证据材料形成证据链,确证违法行为的存在,且这些材料已足以判定该诊疗设备为不合格设备而仍在使用的违法事实成立。

当然,对于此类涉及技术应用领域的违法违规案件,若能有职业卫生技术服务机构出具的性能状态检测报告的材料,则在证据材料方面就更趋完善和具有说服力。

案例四 某医疗机构使用的放射诊疗设备技术指标不符合标准案

(一)案情介绍

2020 年 8 月 6 日,某区卫生健康委执法人员在对某医疗机构进行日常监督检查中发现:该医院放射科正在使用的放射诊疗设备为 F30-ⅡF 型医用诊断 X 射线机,设备编号 6101/10;该医院现场提供 2019 年 9 月 4 日由某检测技术有限公司出具的该设备检测报告,检测结论:其中"输出量线性"检测项目不符合 WS 520—2017《计算机 X 射线摄影(CR)质量控制检测规范》的要求。执法人员现场对其下达了卫生监督意见书,责令其立即整改,不得使用技术指标不符合标准的放射诊疗设备开展放射诊疗活动。当日某区卫生健康委受理立案。

经对该医院院长郑某进行询问得知,该医院所用的 F30-ⅡF 型医用诊断 X 射线机(CR)年限较长,生产厂家已不存在,发现技术指标不合格也无法联系厂家进行维修,新设备尚未购进,故一直使用技术指标不符合标准的放射诊疗设备开展放射诊疗活动。通过调取设备使用记录,确认该医院于 2019 年 9 月 4 日—2020 年 8 月 6 日存在使用技术指标不符合标准的放射诊疗设备开展放射诊疗活动的违法事实。该行为违反了《放射诊疗管理规定》第二十条第一款第(四)项的规定,依据《放射诊疗管理规定》第四十一条第(七)项的规定,参考《某市卫生健康委行政处罚自由裁量基准》,该医院涉及 1 台放射设备中的 1 项指标不符合标准,给予:警告,罚款人民币叁仟元的行政处罚。

(二)案例分析

1. 本案是放射诊疗设备状态检测技术指标不合格问题,直接影响放射诊疗的质量安全。调查过程中,执法人员未简单查阅放射设备"是否有"状态检测报告,而是从状态检测报告的检测结论"是否合格"着手,并进一步与相关卫生标准进行对比查看,发现 2019 年 9 月 4 日由某检测技术有限公司出具的 F30-ⅡF 型医用诊断 X 射线机(CR)检测报告中"输出量线性"结果为 10.20%,不符合 WS 520—2017《计算机 X 射线摄影(CR)质量控制检测规范》附录 A(质量控制检测项目与技术要求——表 A.1 CR 系统的通用检测项目与技术要求——3. 输出量线性状态检测判定标准±10.0% 内)的要求。发现检测报告存在不合格项后,执法人员仔细核对现场设备与报告设备的一致性,通过调查该设备患者的拍片记录,认定违法行为持续时间,形成了完整、全面、严谨的证据链,据此认定违法事实。

2. 对放射诊疗设备"输出量线性"检测指标不合格的认定,是依据 WS 520—2017《计算机 X 射线摄影(CR)质量控制检测规范》,本标准前言部分提出"本标准第四章、5.1~5.4、5.7、5.9 和附录 A 是强制性的,其余是推荐性的",本案中依据的是本标准附录 A 部分,因此本案依据 WS 520—2017 认定检测指标不符合标准是具备合法性的。

3. 卫生标准与法律的衔接适用准确《放射诊疗管理规定》第二十条第一款第(四)项:"医疗机构的放射诊疗设备和检测仪表,应当符合下列要求:……(四)放射诊疗设备及其相关设备的技术指标和安全、防护性能,应当符合有关标准与要求。"本案使用的 WS 520—2017《计算机 X 射线摄影(CR)质量控制检测规范》在 2021 年 5 月 1 日已废止,且被 WS 76—2020《医用 X 射线诊断设备质量控制检测规范》所替代。但本案违法行为发生在 2020 年 8 月 6 日,此时 WS 520—2017《计算机 X 射线摄影(CR)质量控制检测规范》仍有效,标准适用无误。

4. 本案处罚依据《放射诊疗管理规定》第四十一条第(七)项:"医疗机构违反本规定,有下列行为之一的,由县级以上卫生行政部门给予警告,责令限期改正;并可处一万元以下的罚款:……(七)违反本规定的其他情形"。但是《放射诊疗管理规定》第四十一条第(一)项明确说明"购置、使用不合格或国家有关部门淘汰的放射诊疗设备的",本案中设备属于不合格设备,按照第四十一条第(一)项更合适。

(三) 思考建议

1. 该医院明知所用放射诊疗设备技术指标不符合相关标准,仍继续使用,体现出该医院放射管理制度不完善。《放射诊疗管理规定》要求配备专(兼)职的管理人员,负责放射诊疗工作的质量保证和安全防护。放射专管员对放射诊疗设备的保管、使用、防护负全面责任,一经发现放射诊疗设备技术指标不合格,应立即停止使用,组织技术人员对其进行检修,保证技术指标达到要求,在第三方机构检测合格后方可继续投入使用。

2. 本案中放射卫生技术服务机构的检测时间为 2019 年 9 月 4 日,而监督检查日期为 2020 年 8 月 6 日,在这段时间内该设备一直处于技术指标不合格的状态,且放射卫生技术服务机构未将检测不合格的情况报告卫生行政部门,造成很大安全隐患。因此,放射卫生技术服务机构应完善信息报告制度,发现检测不合格的情况应及时通知放射诊疗机构并进行风险提示,同时将相关情况及时报告当地卫生健康主管部门,通过监督检查消除风险隐患。

本章思考题

1. 放射诊断应遵循的放射防护原则是什么?

2. 简述 X 射线设备应具备的防护性能一般要求。

3. 放射工作人员职业照射个人剂量限值是多少?

4. CT 体层扫描机房内患者和受检者应配备什么防护用品?

5. 2024 年,某市卫生执法人员在某精神病医院日常监督检查中,发现该医院放射工作人员在对患者进行胸部摄影时,未按要求佩戴个人剂量计。该医院陪同检查的领导说均按要求为放射工作人员购买剂量计,并按时监测。监督检查中发现机房内观察窗窗台上放置了一个个人剂量计,该剂量计粘贴有本放射工作人员姓名。该行为是否违反了放射卫生相关法律法规? 如果你是放射卫生执法人员,请问对该行为如何管理?

(本章编者:王晓博　李智辉)

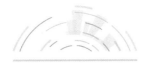

第五章

介入放射学的防护与监督管理

介入放射学(interventional radiology)是 20 世纪六七十年代开始,八九十年代迅速发展起来的,它是在医学影像设备的引导下,以影像诊断学和临床诊断学为基础,结合临床治疗学原理,利用导管、导丝等器材对各种疾病进行诊断及治疗的一系列技术。介入操作简便、安全、创伤小、合并症少、见效快。20 世纪 80年代初期传入我国,之后迅速发展起来,融医学影像诊断和临床治疗于一体,涉及人体消化、呼吸、骨科、泌尿、神经、心血管等多个系统。尤其对以往认为不治或难治的病症(各种癌症、心血管疾病),介入操作开拓了新的治疗途径。在 1996年 11 月国家科委、卫生部、国家医药管理局三大部委联合召开"中国介入医学战略问题研讨会"正式将介入治疗列为与内科、外科治疗学并驾齐驱的第三大治疗学科,称之为介入医学(interventional medicine)。

介入的范围按照介入放射学方法分类,可分为:①穿刺/引流术,如囊肿、血肿、实质性脏器的穿刺治疗;阻断破坏神经传导用于止痛;②灌注/栓塞术,如治疗各种原因所致的出血;实质脏器肿瘤治疗;消除或减少器官功能,如脾动脉栓塞治疗脾功能亢进;③成形术,能恢复管腔脏器形态,如动脉狭窄;建立新的通道;消除异常通道,如闭塞气管食管瘘;④其他,如取出血管内异物、胆囊取石等。

按照治疗领域分类,可分为:①外周血管介入治疗;②神经介入治疗;③肿瘤介入治疗;④血管性介入治疗;⑤非血管性介入治疗。

介入放射学的发展与普及使患者有了更多的康复机会,日渐成为许多疾病的首选治疗方法,备受患者和医务人员的关注。但是,和其他电离辐射临床应用一样,在实施介入操作过程中,职业人员、患者都不可避免地受到射线照射的风险。而且由于介入手术时曝光时间长、操作者必须在诊疗床旁长时间暴露在 X 射线下操作,导致放射场所内介入工作人员的职业照射剂量明显高于医院其他放射工作人员,患者的受照剂量也高于其他放射诊断患者。因此介入放射学的防护尤为重要。

第一节　介入放射学应遵循的防护原则

介入放射诊疗属于微创手术操作,适应证范围广,易受患者接受,因此在临床上有着广泛的应用。但介入操作应当遵守放射防护三原则,即在介入操作实施前,要进行正当性判断,实施过程中做好最优化防护,同时做好剂量监测。

一、介入放射的正当性

介入操作属于计划照射情况,它涉及医务人员、患者、公众(因介入操作一般在手术室进行,故其他邻近手术室工作的医护和在介入工作场所附近等候的家属可受到少量辐射)三类人员,因此在实施之前必须进行正当性判断,以确定其在总体上是否有益,即采用或继续进行该实践对个人和社会的预期利益是否超过该实践所致危害(包括放射危害)。

在对 X 射线介入操作进行利益风险评估时,应综合权衡预期患者健康利益(延长寿命、缓解疼痛、减轻焦虑、改善功能、相对于开放性手术的优势等)、操作本身的风险(并发症发病率、死亡率、焦虑和疼痛、漏诊或误诊、工作时间的损失等)及放射风险(随机性效应、确定性效应风险)。利益—风险评估应当贯穿整个介入程序的始终:从初步对特定患者考虑安排程序开始,直至程序已完成或终止。

对患者辐射效应可能性和严重程度的预评估需要考虑人口因素(年龄、体重和人种等)、医学史、放射照射史和程序类型。当预期患者会受到相对较高剂量时,这一预评估过程尤为重要。对绝大多数患者,受照剂量最高、放射损伤风险最大的组织是 X 射线束入射部位的皮肤。在涉及头颈部的一些程序中,需要关注眼晶状体剂量,其他一些组织比如甲状腺、乳腺、性腺等也是需要关注的关键组织。

辐射致癌的风险与受照者的年龄成反比。胎儿、儿童和青少年的风险超过成年人平均水平。对年龄在 60 岁以上的人,大约降低到平均水平的 1/5(有限的预期剩余寿命)。接受 PCI(经皮冠状动脉介入术)、神经血管介入程序和肿瘤介入治疗的患者平均年龄相对较大,辐射诱发癌症的潜伏期较长(一般在 10~30 年),而这些患者的预期存活时间相对较短,随机性效应风险不构成重大关切,通常视为一个较小的风险因子。对于成人患者,应着重考虑组织反应(即确定性效应,如皮肤损伤、脱发等)的风险。肥胖患者辐射诱发皮肤损伤的风险较高,这是因为辐射穿透其身体的能力较差和距离 X 射线管的距离较近所致。肥胖患者入射皮肤部位的吸收剂量可达非肥胖患者的 10 倍。已报道的介入诱发的皮肤损伤病例中,绝大多数是肥胖患者。

对于放射风险的管理,相应行动包括:术前预估风险水平;术中监测放射剂量;受照剂量增加时可能限制所用照射剂量;手术成功前调整或终止程序,应慎重权衡临床风险比较高的照射剂量的损伤风险。

在术前,介入医师应向患者(或其家属)提供其所要进行的介入程序的全部信息。应将介入程序相关的风险(尤其是在预期照射剂量可能较高的情况下)作为患者知情同意的一部分内容与患者进行交流(例如延迟、叠加、时间削减效应)。尤其要关注以下患者:体重低于 10kg 或超过 135kg;儿童和年轻成人患者辐射敏感器官(例如眼晶状体、乳腺、性腺、甲状腺)可能接受显著吸收剂量的介入程序的患者、孕妇;预期程序技术上非常困难,需要超长时间的患者;同一解剖部位已接受或计划再接受介入的患者;同一解剖部位 60 天内已接受过放射学照射的患者。

介入医师应具备丰富的放射生物学和放射防护知识,有能力与患者进行辐射风险的信息沟通,并推荐把医患双方对辐射风险和患者对放射损伤的理解等内容的交流详细记录在患者的病历中。待患者同意接受介入程序,需签订辐射风险知情同意书。建议知情同意书应包括以下辐射风险提示:①几年后轻微升高的癌症风险,典型情况下低于 0.5%(与人群中自然发生率相比,这一风险是很低的);②皮疹的发生(不常见);③可能会导致组织崩解和严重的皮肤溃疡(在罕见的情况下);④脱发(或脱毛)(可能是暂时性或永久性),并告知患者这些症状的发生与介入程序的复杂程度、个人对放射的敏感程度、近期接受的其他放射照射、疾病以及遗传等情况均有关。

任何改变照射情况的决定都应当是利大于弊。这意味着通过引入新的辐射源,减小现存照射,或减低潜在照射的危险,人们能够取得足够的个人或社会利益以弥补其引起的损害。放射性介入程序,对于患者来说,通常是利大于弊的,但对于公众受到额外的 X 射线照射,则被认为是弊大于利的,因此,在放射性介入过程中,应避免公众受到不必要的照射。

二、放射防护的最优化

正当性判断,主要是对介入患者的利益-代价进行分析,对于一项最终被判定为正当的介入操作,在实施过程中,还需要进行最优化防护。介入放射学程序中患者防护最优化的基本目标是使利益最大程度地超过危害。

对于图像引导介入程序,应确保使用①适当的医用放射设备和软件;②适当的技术和参数,以便对患者实施达到该放射程序的临床目的所需的最低限度的医疗照射,同时考虑到相关专业机构制定的可接受的图像质量相关规范和诊断相关参考水平。

介入放射学中所用到的射线装置(X 射线机或 CT 机)对人体的照射为外照射,一般情况下,在介入操作过程中,候诊人员只在治疗室外等候,不需要进入机房室中,因此,介入放射学应重点关注介入工作人员(医务人员)及患者的防护。

如果因患者需要提供帮助,陪护人员必须进入治疗室时(如儿童行介入治疗,需要父母陪护),进入治疗室的陪护人员应该注意以下问题:①应该穿戴适当的防护用具(铅衣、铅帽和铅围脖等);②根据医生的指示,陪护人员应站在适当的位置上(如果条件允许的话,站在铅屏风后面),在不影响放射诊疗的前提下,最大限度地减少自己的辐射剂量;③医生应该指导陪护人员,保持他们的双手和身体在 X 射线束外;④如果这个患者需要进行长时间的照射,应该进行轮流陪护,避免同一个人接受较大剂量的照射;⑤孕妇不应该成为陪护人员。

只要介入操作机房等场所屏蔽经过充分的防护设计(包括治疗室四周墙壁,天棚,地板,防护门窗等),使射线来源最小化,达到国家标准的要求,加上介入放射学场所入口处的电离辐射警告标志、工作状态指示灯的警示作用,以及严格的控制公众不得随便进入介入机房,候诊人员受照剂量是很小的。

患者防护最优化的要求参见本书本章第二节的具体内容。

医务人员防护最优化的要求参见本书本章第三节的具体内容。

三、工作人员剂量监测

从事介入工作的医务人员剂量计佩戴一般要求、剂量监测、监测档案的建立、剂量监测的分类、监测方法参见本书第三章第三节的具体内容。

介入放射学属全身受照不均匀的工作情况,应在铅围裙外锁骨对应的领口位置佩戴剂量计。

从事介入放射学工作的医务人员,建议佩戴双剂量计(在铅围裙内躯干上再佩戴另一个剂量计),且宜在身体可能受到较大照射的部位佩戴局部剂量计(如头箍剂量计、腕部剂量计、指环剂量计等)。

实施一些透视引导的介入程序中的第一手术者其手部和眼睛可能受到相当高的 X 射线照射剂量;实施一些复杂的长时间心脏介入治疗的手术者的眼睛接受到较高的 X 射线照射剂量,尤其 X 射线管置于患者床上的情况,因此一些国际组织和国家主管部门,建议对这类职业人员实施附加的手和眼睛个人剂量计的佩戴并进行监测与评价。

第二节　对患者的防护

因介入患者需要进行照射下的诊疗,故介入患者与普通患者不同,在提高诊断、治疗水平,减轻患者病痛的同时,需医务人员特别关注电离辐射对介入患者的安全防护。从避免重复检查、选择合适的影像接收器、调整投照方位、控制照射野、提高术者操作熟练程度等方面保证患者防护最优化,使患者受到最小剂量照射,得到最大治疗效果。

一、患者防护最优化

介入医师应审阅患者以前所做过的相关影像检查,尽量查阅其原始影像。术前的医学影像检查,建议使用非介入的断层成像方式,优先选择非电离辐射的成像方式。在选择放射影像引导方式后,应当正确选择合适尺寸和形状的影像接收器(平板探测器或影像增强器),以进一步改善诊断影像质量。

不同投照方位的皮肤入射剂量率差异很大(表 5-1)。现代透视设备在透视和影像采集过程中,能够自动调整辐射输出量以适应成像部位身体厚度的变化,维持预设的影像质量水平。侧位或角度过大的斜位投照时,与前后位(anteroposterior position,AP)或后前位(posteroanterior position,PA)投照相比,辐射强度可能会提高几倍至十几倍(图 5-1)。因此应避免使用侧位或角度过大的斜位投照。

表 5-1   心血管造影中不同投照方位的剂量率（标准模体测量）

心血管造影投照方位	透视剂量率/(mGy·min⁻¹)	电影摄像剂量率/(mGy·min⁻¹)
前后位	3.1	38.8
右前斜 30°	1.9	20.3
左前斜 40°	2.0	21.6
左前斜 40°，头 30°	8.0	99.1
左前斜 40°，头 40°	9.9	123.6
左前斜 40°，足 40°	2.9	4.1

注：数据来源于全国信息与文献标准化技术委员会. 医学放射防护学教程［M］. 北京：中国原子能出版社，2019.

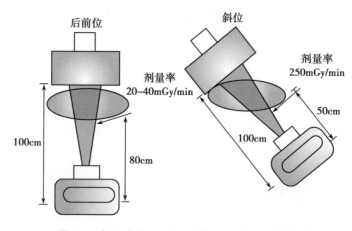

图 5-1   投照方向对患者入射皮肤剂量率的影响

注：侧位或角度过大的斜位投照时，与前后位（AP）或后前位（PA）投照相比，辐射强度可能会提高几倍至十几倍

在照射野内的乳腺组织将增加成像部位的厚度，导致曝光参数（kV，mA）和射束强度增加，因此，应避免将乳房作为 X 射线束的入射面。出射束的强度仅为入射束强度的 1%~5%（图 5-2），因此，在可行且不干扰临床操作时，选择 PA（后前位）投照而不用 AP（前后位）投照，有助于减少乳房部位皮肤损伤的概率。

照射野应当仅限于必须成像的身体部位，但不需要成像的身体部位的图像会增加骨骼或其他组织的伪影，干扰对目标解剖结构或导管等介入器械的观察，

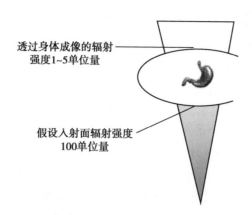

透过身体成像的辐射
强度1~5单位量

假设入射面辐射强度
100单位量

图 5-2　患者入射侧和出射侧的相对辐射强度
注:出射束的强度仅为入射束强度的 1%~5%

导致辐射强度增加及操作时间的延长。在侧位或斜位投照时,侧上肢可能会受到足以导致皮肤损伤的高吸收剂量。

肥胖患者身体厚度较大,因而成像需要更高的放射输出量,且身体距离 X 射线管的长度较近,入射皮肤部位的吸收剂量可达非肥胖患者的 10 倍。因此可通过升高诊疗床和采用非等中心成像来降低剂量。

术前应当指定专人(技师、护士或其他人员)负责密切监控术中辐射剂量监测仪表的累积读数,并在达到首次通知或后续通知水平时立即通知介入医师。

患者在介入过程中防护最优化的基本目的,是在考虑社会和经济状况的条件下把超过损害的利益最大化,用尽可能低的辐射剂量获取必要临床信息。防护最优化可能比较复杂,包括设备和方法的选择、人员操作要求、剂量测量和校准、质量控制等内容。

心脏介入手术过程中,透视和造影时间、管电压、诊疗床与影像增强器距离、球管与诊疗床距离、焦点尺寸、摄影帧频、过滤条件、观察野等 DSA 操作参数影响患者的受照剂量。介入放射学设备最好能在操作过程中对放射量测量信息进行实时的监测并给予操作者及时的反馈,以避免检查期间患者接受的皮肤剂量超过确定性效应的阈值。

即使在介入诊疗设备等条件相同的情况下,同种介入操作的相关数据也有较大差别,主要因解剖位置、手术操作的复杂性和操作者的熟练程度不同而有较大的差异。例如,冠心病患者在经皮冠状动脉腔内成形术(percutaneous transluminal coronary angioplasty,PTCA)(右侧桡动脉或股动脉进行穿刺,治疗严重狭窄或者闭塞冠状动脉的手段)诊疗过程中受到一次性大剂量的 X 射线照射，治疗的照射剂量明显高于诊断，CA(单纯造影)诊断对总剂量的影响以摄影为主，PTCA 治疗对总剂量的影响以透视为主。研究提示，桡动脉术式虽然具有方便、血管并发症少的优点，但该术式使患者所受放射量上升，需要增加特殊防护措施。操作方法的选择是影响患者剂量的重要因素。

透视引导介入程序中患者的受照剂量可能会高，而且一些患者在短期内可能接受几次介入程序治疗，无疑增大了患者的受照剂量。临床医师会同放射技师和其他人员优化患者的放射防护十分有必要。透视引导介入程序如果超过了确定的剂量值，会导致组织反应，典型的组织反应就是皮肤损伤，高受照剂量也会增加随机性效应的风险(癌症和遗传效应)。

尽管尚未确定，导致心脏和大脑等循环系统损伤的吸收剂量值可能低于 0.5Gy，但临床医师清楚这一点很重要(ICRP，2011)。在一些复杂的透视引导介入心脏学程序中，器官剂量可能>0.5Gy。有报道表明在这一剂量范围出现了心血管辐射效应，包括病灶的心肌变性和纤维化，并且加速了主要血管的动脉粥样硬化(ICRP，2012)。心血管疾病的附加风险仅是在低剂量(1~2Gy)暴露的 10~20 年后才变得明显(ICRP，2011)。

因此，介入患者防护的最优化是设备持有者(设备购买和维护)、医学物理人员(参与设备测试和其他质量过程)、放射技师/技术人员(选择患者和程序操作规范)和临床医生(执行程序、提供指导和解释)共同的责任。执行医生应该积极关注设备的设置和整个程序中剂量的使用情况，个别导致皮肤或其他器官大剂量的程序需要额外的患者监视和交流。医院应根据 GB 18871—2002《电离辐射防护与辐射源安全基本标准》所规定的质量保证要求和其他有关医疗照射质量保证标准，会同放射物理领域的合格专家，制定一个全面的医疗照射质量保证大纲，质量保证计划中应该包括图像质量和程序操作规范的定期评估，重视对照射剂量的校准。为确保辐射的合理应用，有必要增加患者的临床剂量监测和审查，所有程序(诊断和治疗)和模式可用的剂量测定信息都应该收集到机构数据库中。这些数据应该被内部变异性统计评估，并与发表的外部规范相比较。

二、减少患者受照剂量的措施

要减少患者的受照剂量，可以从下面几个方面展开。

（一）增加透射比，降低皮肤剂量

介入放射学操作对患者的损伤主要是辐射诱导的皮肤损伤，因此防护措施应该主要针对这种皮肤剂量的减少。透射比是指平均出射空气吸收剂量与平均入射空气吸收剂量的比值。通常情况下,这个比值约为 0.01 或更小。增加透视比的方法很多,其中之一就是提高管电压,相对而言降低了管电流,可增加 X 射线的硬度,使其贯穿能力增强,达到降低射野内皮肤剂量的目的。但是,增加透视比会增加患者体内深部组织的吸收剂量,也会增加 X 射线在患者体内的散射,影像质量可能会难以保证。在不影响图像质量的前提下,应采用高千伏和低毫安进行 X 射线摄影,以减少患者的受照剂量。

（二）控制照射野,准直投照角度

控制照射野应该最小化仅包括感兴趣的解剖区域,适当的 X 射线束准直能够明显减少患者的受照剂量。透视和摄影时尽量使用小照射野,根据需要视野从小到大。控制可行的最小照射野并准直定位,一方面能减少患者的受照剂量,另一方面可以提高影像质量。在介入心脏病学程序中,复杂的程序、C 形臂过度斜位投影或连续几个相似的斜位投影时剂量很大,尽量避免过度斜位投影。

（三）器官屏蔽

介入医生既要正确使用影像引导设备已有的防护装置,也要充分利用患者配备的个人防护用品,不要因各种原因让防护设施或防护用品束之高阁。尤其要做好患者临近照射野的敏感器官和组织的屏蔽防护,特别是儿童患者,必须保护他们的眼、甲状腺和性腺,在不影响临床操作过程和影像质量的前提下,对某些重要器官进行屏蔽,可以减少它们的受照剂量。

1. 对性腺的屏蔽　当其性腺处在 X 射线有用线束内或离开有用线束边缘不足 5cm 时,在不妨碍诊断检查或损失重要影像信息的条件下,对性腺屏蔽会收到明显的减少受照剂量效果。当性腺处于有用线束内时,对睾丸屏蔽可使其吸收剂量减少 95%,对卵巢屏蔽能使其吸收剂量减少 50%。

2. 对眼晶体的屏蔽　在脑血管造影、颞骨体层摄影在内的 X 射线诊断检查中,对眼晶体的屏蔽防护是有价值的。在脑血管造影检查时,给患者佩戴专门设计合适铅当量的眼镜,可以使眼晶体的受照剂量减少到未戴铅玻璃眼镜时受照剂量的 1/10 左右。

（四）控制焦皮距和焦点到影像探测器的距离

当焦皮距或焦点到影像探测器的距离（影像增强器和平板）变小时,入射到患者体表处有用线束致皮肤损伤的剂量将会急剧地增高。但是影像探测器和 X 射线管球的距离过远会影响成像质量。因此,在透视引导介入程序中,影像探测器的位置应该与患者身体尽可能近,而且应该调节床的高度使患者与 X 射线管球尽可能远。

(五) 控制并记录照射时间和频率

所有的 X 射线诊断检查设备的运行启动开关,应当配有在任何情况下都能以手动方式终止照射的开关(需要多次照射的特殊检查除外),不用手动开关就不能实施照射。X 射线透视设备应当配置积分计时器,超过预定照射时间,积分计时器能自动终止照射。也就是说,积分计时器应当与 X 射线透视机的运行开关连锁。在 X 射线透视检查时间达到预定照射时间时,积分计时器能给出声响警示信号以提醒放射科医生保持最短的透视检查时间。

在介入手术过程中应优化照射条件、增进医护间配合、提高医务人员手术操作水平,从而尽可能缩短手术时间,以减少对患者的辐射照射。

(六) 其他措施

如制定统一的剂量测量方法和评价指标;定期对剂量减少措施进行评估,确保这些措施的有效实施;如果患者接受了一种临床上重要的辐射剂量类型,应该在病历上记录其剂量数据;开发利用新的介入性引导工具,如开放式 MRI 设备与其相应配套器具的开发以及超声的配合使用,使介入放射学向低或无放射线方向发展;加快针对不同介入操作类型患者的防护设施研究。

三、介入患者防护用品

介入放射学中各类个人防护用品和辅助防护设施,指防电离辐射的用品和设施。

介入患者必备防护用品包括:铅橡胶性腺防护围裙(方形)或方巾、铅橡胶颈套;选配防护用品为铅橡胶帽子。

介入患者防护用品应设计成使用方便,并能够由患者自己将其正确地放置在需要防护的部位上。

第三节　医务人员的照射防护

介入放射学职业照射的特点主要有

1. 床边近距离操作　介入放射技术操作时,医生与 X 射线球管之间的距离近,有时直接暴露于 X 射线下工作。

2. 操作时间长　每次介入放射操作手术曝光时间较长,一般为 20~30 分钟,最长可达几小时。

3. 受照剂量大　由于介入放射技术的应用比常规 X 射线诊断检查复杂,故操作时间长。

这些特点表明,介入放射学技术人员在工作过程中面临的辐射风险较高、受照剂量大,因此需要采取适当的防护措施来保护他们的健康安全,使介入操作带给职业人员的照射尽量小。

一、医疗机构的责任

（一）基本责任

医疗机构应当采取有效措施,保证介入放射学防护安全与诊疗质量符合有关规定、标准和规范的要求。应保证①只有具有相应资格的执业医师才能开展介入工作;②只能按照医疗照射介入治疗计划对患者实施诊断性或治疗性操作;③在进行介入操作期间介入工作人员对保证患者的防护与安全承担主要职责与义务;④所配备的医技人员满足需要并接受过相应的培训;⑤制定并实施经审管部门认可的培训准则。

（二）培训责任

医疗机构应加强防护与安全培训和安全文化素养的培训,提高介入工作人员和相关人员对所制定的规则和防护与安全规定的理解和执行的自觉性。应将所有培训记录妥善存档保管。医疗机构应建立监督制度和按照审管部门的要求聘任放射防护负责人,对所有涉及介入放射学职业照射的工作进行充分监督并采取合理步骤,保证各种规则、防护与安全规定等得到遵守。

医疗机构应向所有介入工作人员提供:①他们所受职业照射(包括正常照射和潜在照射)的情况及可能产生的健康影响;②适当的防护与安全培训与指导;③介入工作人员的行动对防护与安全的意义的信息。应向可能进入介入工作场所工作的女性工作人员提供:①孕妇受到照射对胚胎和胎儿的危险;②女性工作人员怀孕后尽快通知用人单位的重要性信息。应向可能受到应急计划影响的工作人员提供相应的信息、指导和培训。

（三）保障医务人员防护最优化责任

1. 照射来源　在介入放射学中,介入医师和其他工作人员的照射来源包括三种类型:初始 X 射线束(主射束),X 射线管泄漏辐射和来自患者的散射辐射(图 5-3)。但是介入医师主要受到由初始射线照射到患者身体中引起的散射辐射。与散射辐射相比,由 X 射线管所致泄漏辐射可忽略不计。

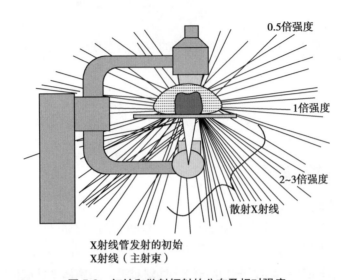

0.5倍强度

1倍强度

2~3倍强度

散射X射线

X射线管发射的初始
X射线（主射束）

图 5-3　初始和散射辐射的分布及相对强度

注:但是介入医师主要受到由初始射线照射到患者身体中引起的散射辐射

2. 防护方法　随着与患者受照部位距离的增加,散射辐射水平大体上依从距离平方反比定律急剧下降。图 5-4 提供了床下管配置的 C 形臂透视系统前向(后前位)投照时的散射辐射等剂量分布图的示例。

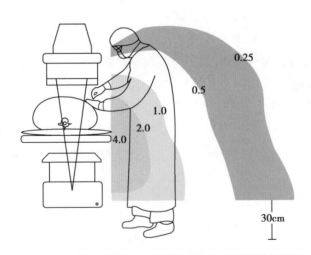

0.25

0.5

1.0

2.0

4.0

30cm

图 5-4　C 形臂透视系统(床下管)前向投照时的散射辐射等比释动能率分布示例(单位:mGy/h)

注:散射辐射水平大体上依从距离平方反比定律急剧下降

在侧位投照时,靠近 X 射线管的区域散射辐射水平最高,而影像接收器一侧散射辐射显著降低(图 5-5)。

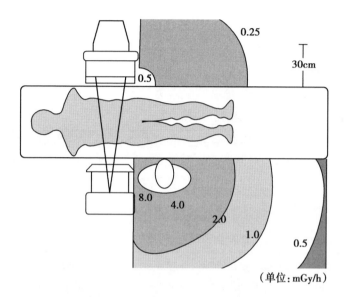

（单位：mGy/h）

图 5-5　C 形臂透视系统侧向投照时的散射辐射等比释动能率分布示例(单位:mGy/h)
注:在侧位投照时,靠近 X 射线管的区域散射辐射水平最高,而影像接收器一侧散射辐射显著降低

因此,时间防护、距离防护和屏蔽防护,是外照射防护的三项基本措施。医疗机构应从这三方面保障介入医务人员防护最优化。

（1）时间防护:时间防护是放射防护的一个重要方法。应尽可能缩短使用 X 射线的曝光时间,透视时间和影像采集帧数应与临床目标相称。缩短透视时间和降低透视剂量率,可导致患者剂量降低,从而对操作者受到的照射剂量也将减少。

（2）距离防护:一般而言,X 射线入射患者身体一侧的散射辐射强度最大。入射到患者身体的辐射仅有1%~5%到达人体另一侧。站在出射束方向一侧(影像接收器),仅剩 1%~5% 的入射辐射及其散射辐射。如果射线束为水平方向或接近水平方向,操作者应尽可能站在影像接收器一侧。如果射线束为垂直方向或接近垂直方向,应保持 X 射线管在诊疗床(导管床)之下,这将导致较强的散射辐射指向地面,操作者头颈部受照剂量较低。

（3）屏蔽防护：辐射屏蔽有结构（建筑）屏蔽、辅助防护设施（室内防护装置）、个人防护用品三种类型。结构屏蔽是能达到放射防护目的，纳入建筑结构整体设计的一种屏蔽方式。辅助防护设施包括床下铅帘、床侧屏蔽板、天花板悬吊式铅屏、落地铅屏等。个人防护用品包括防护围裙（铅围裙）、铅眼镜、甲状腺铅领和防护手套等。基本安全标准要求，如果单靠结构屏蔽和行政管理控制措施无法满足所需的职业放射防护水平，用人单位必须保证向工作人员提供符合相关标准或技术规格适用的、足够的个人防护用品和室内防护装置，并确保工作人员合理有效地使用这些个人防护用品和室内防护装置。

3. 减少职业人员受照剂量的措施　一些简单的措施，例如尽可能增加术者与患者和床之间的距离、限制照射野尺寸（准直）和尽可能熟练迅速地实施操作以缩短照射时间等，都可以有效降低职业照射剂量。如下提供了改善介入诊疗工作人员放射防护的一些实用建议（表5-2）。

表 5-2　介入诊疗工作人员放射防护的实用措施

1. 仅让工作职责必需的人员进入操作室（导管室）
2. 在任何可行情况下，尽可能加大操作者与患者（散射辐射来源）之间的距离
3. 在影像采集时，工作人员应尽可能远离诊疗床（导管床），最好能站在落地铅屏之后
4. 尽可能站在低散射区域操作。在 X 射线管一侧散射辐射水平较高，在影像接收器一侧散射辐射水平较低
5. 如果射线束为水平或接近水平方向，操作者应站在影像接收器一侧
6. 如果射线束为垂直方向或接近垂直方向，应保持 X 射线管在诊疗床（导管床）之下
7. 在对比剂注射时，应使用电动注射器，远离患者和（或）站在移动式落地铅屏之后
8. 如需人工注射，可用延长型导管，尽可能增大与患者之间的距离
9. 在任何可行的情况下，使用天花板悬屏、床下铅帘，床侧屏蔽板和其他防护屏蔽工具，例如防护围裙（铅围裙）、甲状腺铅领和带有侧向屏蔽的铅眼镜
10. 头颈部防护需要使用可活动的天花板悬吊铅屏，应在术前合理摆位，术中注意位置调整
11. 如果需要人员在床两侧同时工作，应考虑安装第二块天花板悬吊铅屏
12. 天花板悬吊铅屏应当尽可能靠近导管入路部位，紧贴患者身体
13. 合理配置和使用床下铅帘，可显著降低操作者下肢剂量
14. 如果使用双面（双向）系统，合理使用侧向屏眼镜对眼防护至关重要
15. 在导管入路部位合理使用一次性辐射吸收垫（帘），有助于降低操作者手部剂量
16. 穿铅当量适宜、合身、重量适当的防护围裙
17. 佩戴甲状腺铅领
18. 佩戴有侧向屏蔽的铅眼镜

19. 尽可能缩短透视时间,在可行情况下使用低剂量透视模式(例如,低剂量率脉冲透视)

20. 尽可能减少采集序列数量和每个采集序列的帧数

21. 尽量避免过度使用图像放大技术

22. 尽可能将 X 射线束严格准直到目标区

23. 在需要手进入辐射束路径的特殊情况下,尽量不要将手置于 X 射线管和患者之间

24. 在合适的情况下,可以考虑戴辐射防护手套,但戴辐射防护手套可能有负面作用:影响手的触感和灵活性,干扰自动曝光控制(automatic exposure control, AEC),导致程序时间延长

25. 微调辐射束角度使其离开操作者的手部、严格准直以及小心留意手指位置,有助于减少操作者手的照射

26. 接受辐射管理和辐射防护方面的适当培训

27. 应当牢记:减少患者辐射剂量也将降低诊疗工作人员受到的辐射剂量

（四）特别注意

介入医师和有关参与介入操作的医技人员应将患者的防护与安全方面所存在的问题和需求及时向医疗机构报告并尽可能采取相应的措施以确保患者的防护与安全。

二、工作人员剂量限值

介入工作医务人员个人剂量限值的要求参见本书第二章第一节的具体内容。

三、介入过程中医务人员的防护

介入工作场所的屏蔽防护主要有①建筑防护,包括防护墙、铅观察窗、防护门等,适合于在透视/摄影期间不需要待在治疗室中的医务人员,患者家属或候诊人员等;②移动或固定的屏蔽防护,如铅屏风,对护士和麻醉师等工作人员比较适合;③悬挂铅屏风和个人防护用品,如铅衣、铅围裙和铅围脖等,对操作人员来说是必须使用的。本节主要介绍介入设备、介入工作场所、减少介入过程中医务人员照射的常用方法三个方面。

参与介入的医务人员及防护要求:在介入操作中那些常规负责患者临床监护的工作人员应该留在控制室,对这些主要负责患者临床监护的人员,应考虑提供固定式或移动式落地铅屏风,铅屏风可以全透明或半透明,高度至少2.0m。铅屏风的设计和摆位应在确保不妨碍临床监护的前提下,处在屏风之后不穿戴防护衣具的任何个人所受年有效剂量不大于1.0mSv。除建筑屏蔽外,悬吊式铅

屏和床侧铅帘等辅助防护屏障也是不可或缺的。这些辅助防护屏障的设计和安装应保证在不妨碍医疗活动(例如无菌要求)的前提下,尽可能降低工作人员所受剂量。

(一) 介入设备的防护

介入操作中主要的放射学设备有 X 射线透视、DSA、CT 等。在 X 射线透视下的介入操作曝光最大、时间长,工作人员操作位置在患者的床侧,与 X 射线诊断检查相比,介入操作者接受的照射剂量相对较高,特别是介入放射学的工作过程较为复杂,一些医师裸手在 X 射线透视下进行穿刺插管、造影、灌注化学治疗药物或做某些治疗等,眼、面、四肢等部位完全暴露在 X 射线下。这种与 X 射线源距离短且接触时间长的工作,使介入操作医师接受的照射剂量比传统核工业的工作人员还要高,因此要做好介入设备的防护,以减少对医务人员的照射。

1. 设备安装出束状态指示   应对介入诊疗室内的所有工作人员提供 X 射线出束状态的明确指示,提醒他们采取必要的个人防护措施。由于患者影像在照射停止后可以保留或动态循环回放,显示器上出现的静态或动态图像也不能作为 X 射线出束状态的视觉指示,一些工作人员的位置也可能无法看到监视器画面。室内光线可在 X 射线出束时自动变暗,但也可根据操作者的个人习惯手动连续或分段调节照明亮度。基于上述原因,应在介入诊疗室内多个位置安装警示灯,在 X 射线产生期间保持常亮,使介入诊疗室内任意位置的工作人员都能轻易地看到警示灯的显示状态。

2. 正确操作、配置设备   介入透视设备可能外观很相似,但不同用途所需的硬件、软件和配置设定常存在显著差异,如果在特定介入程序中使用部件或配置不当的设备,可能对患者或操作者产生潜在危害。设备供方应与用户的应用工程师、医学物理师和介入医师密切协作,使设备及其配置与拟议的操作类型相匹配。

大多数介入设备和移动式 C 形臂系统的配置应使 X 射线管相对于影像接收器而言更靠近地面(床下管系统),这样的配置可避免操作者头颈部遭受最强的散射照射,仰卧位患者的乳腺组织也很少受到入射束的照射。并且床上管系统会显著增加患者和工作人员的照射风险。应充分警惕,且尽量不使用床上管系统。

介入设备生产商应提供人性化的防护装备,提供降低受照剂量的有效措施,提供适当的受照剂量显示设备。介入操作应有专用的介入放射学系统,其电

气、机械、辐射安全和影像质量技术等要求及测试方法应符合国际电工委员会
(International Electrotechnical Commission,IEC)标准或与之等效标准。

3. 介入设备剂量管理　在介入操作中,可以通过合理透视设备的基本特性
和剂量降低技术来实施剂量管理,高度专业的附加设备也有利于剂量管理。介
入设备控制台上应能显示管电压、管电流、焦点大小、过滤、源-影像接收器距离
(source-to-image receptor distance,SID)、照射野的大小、曝光时间、辐射剂量等参
数,剂量参数指示精度应在±35%以内。

有些类型的介入操作(例如静脉通路程序),几乎都是以极低的照射量来成
功实施,伴随的放射风险很小,仅在罕见的例外情形下产生足以引起关切的高照
射剂量。

陈旧型号的透视系统电源在X射线产生时伴有噪声,噪声的变化通常取决
于技术条件(例如,脉冲和剂量率),现代透视系统已经消除了这种噪声。为优化
个人防护,参与介入操作的工作人员应当了解何时有X射线发生,缺乏意识可
导致工作人员的意外受照。

对透视脚踏开关用途和操作缺乏了解的工作人员,如果无意中踩到或站在
脚踏开关上,推车或其他设备碾过脚踏开关,皆有可能使系统意外产生照射。在
设备控制面板上应当提供一个附加的安全开关,最好能在控制台和床侧分别安
装一个安全开关,防止安全开关激活后产生X射线。

(二) 介入场所的防护

放射工作场所有别于其他的工作场所,由于电离辐射的存在,及介入工作人
员与患者同处一室,因此合理设计、配置完善的介入机房(导管室),可有效为
介入工作人员放射防护提供优化的环境条件。在介入操作中,可能需要多名工
作人员配合操作或管理不同的设备,设施应能为所有团队成员提供充足的工作
空间,以确保医疗质量和尽可能降低介入工作人员的放射风险。

1. 选址与布局要求　选址和布局应综合考虑操作类型、工作负荷、设施内
外的人流物流。设计时综合运用与降低剂量相关的三个因素(时间、距离和屏
蔽)优化职业照射和公众照射的防护。从防护角度看,作为放射工作场所的介
入机房,最好选址在一个对公众影响很小的地方,比如医院的某一个相对偏僻的
角落,有一个相对独立的建筑空间。如果设置在大型医疗用房中,如病房大楼、
门诊大楼,则介入机房应当设立在大型建筑的底层一端,同时注意不与儿科、产
房等人员较多的场所毗邻。介入机房的布局,也是在建筑设计阶段就要考虑的。
所有的放射工作场所都应当根据自身条件,合理布局,设立控制区和监督区。可

以肯定,介入操作机房属于控制区,而控制室、设备间等紧邻机房的走廊等属于监督区(如:控制室、控制台、设备间等)。由于介入操作需要一定量的手术器械,对患者有轻微创伤,所以操作间需要视同手术室要求,在介入机房的设计和建造中一并考虑无菌要求。

2. 面积要求　我国尚没有专门的对应介入操作的机房面积提出要求的相关标准,在 GBZ 130—2020《放射诊断放射防护要求》这一放射诊断通用防护标准里面,要求机房内最小有效使用面积为 20m^2,最小单边长度为 3.5m。美国心脏病学院(American College of Cardiology,ACC)和美国心脏协会(American Heart Association,AHA)推荐介入诊疗室使用面积约 47.0m^2(大于 56.0m^2 更佳),不小于约 37.0m^2。世界卫生组织(World Health Organization,WHO)建议应不低于 40.0m^2。ICRP 第 120 号出版物建议介入诊疗室面积不低于 50.0m^2。在规划阶段,需要综合考虑设备安装、操作类型、工作负荷、人流物流、辐射防护、感染控制、辅助设备等多种因素及可能的变化,对不同的诊疗目的应用具体要求。

3. 场所屏蔽要求　介入机房的墙壁、顶棚、地板(不含下方无建筑物的)、门和窗应有足够的屏蔽厚度,确保机房外(含控制室)人员受到照射的年有效剂量不大于 0.25mSv(相应的周有效剂量不大于 5.0μSv),距机房屏蔽墙外表面 0.3m处周围剂量率不大于 2.5μSv/h。GBZ 130—2020《放射诊断放射防护要求》规定,C 形臂 X 射线设备机房所有方向的屏蔽防护铅当量厚度均不应小于 2.0mmPb,并依据机房结构、X 射线设备技术参数工作负荷和建设单位的年有效剂量管理目标值进行具体核算。应合理设置机房的门、窗和管线口位置,机房的出入门和观察窗应与同侧墙具有同等的屏蔽防护。通往机房的电器和通风管道应避开人员驻留位置,并采取弧式或多折式管孔。

介入操作中,工作人员常需要靠近患者和 X 射线源进行操作,除建筑屏蔽外,悬吊式铅屏和床侧铅帘等辅助防护屏障也是不可或缺的。这些辅助防护屏障的设计和安装应保证在不妨碍医疗活动(例如无菌要求)的前提下,尽可能降低工作人员所受剂量。

心血管介入、神经血管介入、外周血管介入和综合介入诊疗需配套的重症监护室、医学影像科的基本要求,均需具备院内安全转运重症患者的措施和设备。

(三) 减少介入过程中职业人员照射

1. 介入工作人员受照特点　工作人员辐射的来源是患者的身体,在透视和摄影期间,患者身体的散射辐射在各个方向上。根据等剂量曲线能够知道,散射剂量的大小和分布受很多因素的影响,包括患者的大小,射线的角度,患者的位置,过滤器,设置的设备参数以及屏蔽设施的使用情况等,总的来说,在一个无防护的环境中,床下管球进行后前位方向的照射时,散射辐射剂量最大是在床下,其次是在操作人员的腰部,最小是在眼部。然而,在一些不利的情况下(如身材较大的患者,高剂量透视/摄影,或射线有一定的角度),眼睛也会接受大量的辐射,因此对各个器官应进行适当的防护,尤其是眼睛。

对于操作人员和其他工作人员来说,辐射暴露最大的源头就是来自患者的散射辐射,控制患者受照剂量就会减少散射,从而减少操作人员的受照剂量,然而,工作场所长期的辐射暴露要求工作人员使用防护用具,以限制职业人员受照剂量在一个可接受的水平。这个放射防护用具的目的是提高操作人员和其他工作人员的安全,同时能使患者得到很好的治疗。

2. 减少职业人员照射的方法　降低患者的剂量同时也会降低操作人员的散射剂量,因此,使用减少患者剂量的一些技术或方法一般也会减少职业照射剂量。一般可采取以下方法。

(1) 减少透视时间:透视应该只用于观察运动中的物体或者结构,不必使用多余的透视。为了确定或者调整准直光栅的定位而使用的透视应该被虚拟准直功能取代。

(2) 使照射最小化:对于数字减影血管造影(digital subtraction angiography,DSA),使用通过测试调整适应的可变的帧速率(1 帧/s 持续 6 秒,然后在进行 24 秒腹腔主动脉造影)取代恒定不变的帧速率(2 帧/s 持续 30 秒)。尽量使用最后图像储存功能存储的图像来避免额外的照射。如果图像质量是允许的,尽量使用一个存储透视循环,而不再进行额外的拍片。

(3) 患者的定位:使患者尽可能远离 X 射线管球,尽可能接近影像增强器。

(4) 使用准直器:调整准直器以适当的大小对准感兴趣的部位。

(5) 使用所有可用的信息来计划介入程序:使用以前的图像(MR、CT)来定义相关的解剖和病例位置并且计划介入程序。

(6) 术者站位:只要操作允许,术者尽可能站在远离 X 射线的位置。

(7) 使用防护屏蔽:当执行透视引导的介入程序时,操作人员应该穿戴个人防护服和铅围脖(对甲状腺防护)。悬挂的铅屏风可以明显地使受照剂量减少,尤其是对工作人员的头部和颈部。床下铅帘能够明显地降低受照剂量,因此应该尽可能使用上述防护用品。

（8）进行放射防护培训：所有的介入放射学医务人员都应该在上岗前和在岗期间定期地进行放射防护以及对透视和摄影设备审慎地操作方面的培训。

（9）佩戴个人剂量计并应知道自己的剂量：医务工作人员需要知道自己的辐射剂量以确保他们工作安全，并且一定要一直正确地佩戴个人剂量计。

四、工作人员防护用品

（一）介入场所工作人员防护用品

介入放射学操作工作人员必配、选配个人防护用及防护设施的要求参见本书第四章第三节的具体内容。

（二）介入防护手套要求

介入手套是介入放射学工作场所特有的防护用品，同室近台及在 X 射线设备曝光下进行手术操作的特点使得介入手套对于医务人员尤其是术者的重要性格外重要。防护手套应至少达到所要求的最小有效衰减当量，在其整个表面上，前面和背面，包括手指和腕部不应存在任何断裂。

鼓励各医疗机构使用非铅材料防护用品，特别是非铅介入防护手套。

1. 介入手套设计要求　介入防护手套应无缝隙、无孔隙，覆盖整个手部，至少覆盖到前臂的一半；介入手套符合人体手部生理结构，设计成将大拇指单独包裹，其他手指也应单独包裹。大指套的轴应能朝向掌心，以使得大拇指的顶端可触摸到食指的顶端；介入防护手套应设计成使戴用者的手指易于合拢紧握，手的腕关节部位可自由侧向活动；介入防护手套应不透水，拉伸性能应方便工作人员在介入手术环境下穿戴，手套应贴合工作人员手部，方便介入手术中工作人员操作手术器械。

2. 介入手套材料　介入防护手套的防护材料应是柔软的，如乳胶等材料；介入防护手套的防电离辐射材料应分布均匀，并应含有高原子序数的元素。宜选用无铅无毒的材料；介入防护手套的防护材料，其铅当量应不小于0.025mmPb；介入防护手套的防护材料，其物理、化学、生物学性能应符合介入操作要求；制作介入防护手套后，应检查防护手套是否存在裂缝和孔隙，加以鉴别。

3. 介入手套标志　手套应包装在双层包装中，并进行密封，灭菌消毒；内包装应清晰标明以下内容：尺寸、左或右；外包装应清晰标明以下内容：①生产厂家和供应商的名称或商标。如：XYZ；②以铅厚度表示的衰减当量值，用符号"mmPb" 表示。如：0.025mmPb；③用于测定衰减当量值的 X 射线管电压，附加在以铅厚度表示的衰减当量值后,并以千伏为单位标记为"X射线管电压"。如:/100kV;④如果适用,则应按照要求给出相应尺寸代码;⑤产品生产日期。

4. 新型介入防护手套介绍 近年来某公司自主研发产品:一次性介入治疗用手套,即纳米无铅介入治疗放射防护手套。其设计为弯型麻面、无粉,手套厚度0.2mm,采用新型纳米无铅防辐射材料,在手套表面涂覆高分子聚合物,分为超洁净无菌层、无铅屏蔽层、超亲肤涂层三层纳米结构,使得它对X射线具有良好的屏蔽性能,产品触感柔软,便于穿戴,操作灵敏。

五、工作场所监测与评价

介入放射学工作场所检测巡测点及关注点、检测周期等监测要求参见本书第四章第三节的具体内容。

医疗机构应特别关注介入放射设备的检测条件。介入放射学设备检测条件、散射模体的使用见表5-3。

表5-3 介入放射学设备检测条件、散射模体的使用

照射方式	检测条件	散射模体
透视(普通荧光屏)	70kV、3mA	标准水模
透视(非普通荧光屏,无自动控制功能)	70kV、1mA	标准水模
透视(非普通荧光屏,有自动控制功能)	自动	标准水模+1.5mm铜板

六、职业健康监护

放射工作人员职业健康监护,是指为保证放射工作人员上岗前及在岗期间都能适任其拟承担或所承担的工作任务而进行的医学检查及评价,其主要包括职业健康检查和职业健康监护档案管理等。介入工作人员应进行职业健康检查并建立职业健康监护档案。

介入工作人员从业条件参见本书第三章第三节的具体内容。

介入工作人员职业健康监护要求参见本书第三章第三节的具体内容。

七、复合手术室介绍

(一)复合手术室特点

复合手术室是通过DSA设备与外科在百级层流手术室中的全面整合,实现

微创介入手术与传统外科开放式手术相结合,从而解决各类复杂手术,降低手术风险,节省手术时间。复合手术室的核心是术中诊疗一体化,解决了标准手术室没有高水平成像能力和介入导管室缺少标准手术室所要求手术条件的问题。在一间手术室完成整个诊疗过程,不仅最大限度提高复杂手术的安全性,也为以往无法手术的疾病提供了治疗可能。复合手术室存在其特殊性:

1. 建设成本高　复合手术室是一间同时满足外科手术、介入治疗、影像诊断需要的混合型手术室,作为医工交融的系统性工程,其建设打造周期长(平均为 1.5~2 年),跨学科协调要求高,综合打造成本耗资巨大。

2. 使用难度高　由于复合手术室涉及的治疗病种复杂,手术难度高,对医疗机构以及手术医生提出更高的手术技术要求。

3. 医院门槛高　根据《2023 年中国心血管外科手术及体外循环数据调查白皮书》显示,中国心血管外科手术依旧符合"二八"定律:20% 大中型医院完成全国手术量的 80%,而 20% 手术则由其余 80% 的医院完成,能够开展心脏大血管外科手术的医疗机构较少,而能开展相对更复杂的神经外科手术的医疗机构更少。

4. 建设需要综合考虑　复合手术室要全面围绕患者和疾病,充分考虑到术式和医生角度、麻醉站位、体外循环站位、手术等级、净化、设备联动、消毒等因素,需要设备高度配合。

(二) 复合手术室管理要求

近年来,放射诊疗设备快速发展,出现了复合手术室等多种新型放射诊疗设备并获得国内医疗器械注册。这些设备在安装、使用、管理中,遇到了与现行规章和标准要求如何适用的问题。北京市卫生健康委员会委托北京市放射卫生技术服务质量控制中心组织专家,结合现行法规和标准,通过充分调研和研讨,并在广泛征求意见后,形成《关于部分新型放射诊疗设备放射防护管理要求专家共识》(以下简称《专家共识》),供北京市各级卫生健康主管部门在行政许可审批、监督管理,放射诊疗机构建设项目及放射卫生技术服务机构的检测与评价活动中参考使用。

《专家共识》对于 DSA 设备+滑轨 CT 机的放射防护管理,依据 GBZ 130—2020《放射诊断放射防护要求》中有关规定,结合设备结构和功能等特点,要求如下:

1. DSA 设备+滑轨 CT 机是指在同一机房工作的两台设备。两台设备之间应设置相关联锁程序或装置,确保在同一间机房内 DSA 设备和 CT 机不能同时出束。

2. 当滑轨 CT 机仅用于配合 DSA 设备手术使用且停放在 DSA 设备机房内时,CT 机应设置明显的固定停放区域。停放区外 DSA 设备机房布局、机房屏蔽、个人防护用品和辅助防护设施配置按如下要求执行:

(1) DSA 设备+滑轨 CT 机机房使用面积、单边长度的要求:机房内最小有效使用面积达到单球管 $20m^2$,双球管 $30m^2$,单独 CT 机房 $30m^2$;机房内最小单边长度达到 4.5m。

(2) 屏蔽防护铅当量厚度要求:有用线束方向及非有用线束方向屏蔽防护铅当量厚度均应达到 2.5mmPb。

(3) 个人防护用品和辅助防护设施配置要求:工作人员个人防护用品有铅橡胶围裙、铅橡胶颈套、铅防护眼镜、介入防护手套(选配:铅橡胶帽子);工作人员辅助防护设施有铅悬挂防护屏/铅防护吊帘、床侧防护帘/床侧防护屏(选配:移动铅防护屏风)。

患者个人防护用品:铅橡胶性腺防护围裙(方形)或方巾、铅橡胶颈套(选配:铅橡胶帽子)。

3. 当滑轨 CT 机用于常规诊断时,CT 机应设置单独机房,CT 机房布局、机房屏蔽、个人防护用品和辅助防护设施配置按如下要求执行:

(1) 滑轨 CT 机机房使用面积、单边长度的要求:机房内最小有效使用面积达到 $30m^2$;机房内最小单边长度达到 4.5m。

(2) 屏蔽防护铅当量厚度要求:有用线束方向及非有用线束方向屏蔽防护铅当量厚度均应达到 2.5mmPb。

(3) 个人防护用品和辅助防护设施配置要求:不设置工作人员个人防护用品和辅助防护设施;患者个人防护用品有铅橡胶性腺防护围裙(方形)或方巾、铅橡胶颈套(选配:铅橡胶帽子)。

4. 配置开展介入放射学如 DSA/CBCT 设备的放射防护管理,应明确识别类型,按 WS 519—2019《X 射线计算机体层摄影装置质量控制检测规范》进行检测。市、区卫生行政部门应在放射诊疗许可时明确登记设备类型。

第四节　《放射诊疗管理规定》对人员资质、设备和场所的要求

《放射诊疗管理规定》对医疗机构开展介入放射学工作的场所、设备、人员

资质等均做出了要求,具体如下:

一、对人员资质的要求

《放射诊疗管理规定》第七条　医疗机构开展不同类别放射诊疗工作,应当分别具有下列人员:"(三)开展介入放射学工作的,应当具有:①大学本科以上学历或中级以上专业技术职务任职资格的放射影像医师;②放射影像技师;③相关内、外科的专业技术人员。"

二、对设备的要求

《放射诊疗管理规定》第八条　医疗机构开展不同类别放射诊疗工作,应当分别具有下列设备:"(三)开展介入放射学工作的,具有带影像增强器的医用诊断 X 射线机、数字减影装置等设备。"

三、对场所的要求

对场所的要求参见本书第四章第五节的具体内容。

第五节　监督管理的特殊要求

县级以上地方人民政府卫生健康管理部门应当定期对本行政区域内开展介入放射学诊疗活动的医疗机构进行监督检查。检查内容包括:①执行法律、法规、规章、标准和规范等情况;②放射诊疗规章制度和工作人员岗位责任制等制度的落实情况;③健康监护制度和防护措施的落实情况;④放射事件调查处理和报告情况等内容。介入放射学因工作人员与患者同室近台操作,故对场所的设置、防护用品的配备、个人剂量计的佩戴等情况在一般检查内容的基础上都有着特别的管理要求。

介入放射学的特殊管理要求:介入放射学工作场所的设置、放射防护设施、实施过程应符合 GBZ 130—2020《放射诊断放射防护要求》的要求,按此标准的要求配置放射工作人员及患者的防护用品。

介入放射学的监督检查,监督检查工作人员应对 T/WSJD 55—2024《医疗机构放射卫生监督指南》附录 A 表 A.1 医疗机构放射卫生监督检查一般要求中的内容逐一检查核实,同时注意介入放射学卫生监督检查的特殊要求,特殊要求参见本书第四章的具体内容。

第六节　卫生监管实践

案例一　某医院《医疗机构执业许可证》未办理介入诊疗科目登记开展介入放射学工作等案

（一）案情介绍

2023 年 5 月 23 日，某市卫生执法人员对某医院放射诊疗场所进行监督检查发现：①该医院放射诊疗许可证副本许可科目显示：X 射线影像诊断、介入放射学，查看医疗机构执业许可证副本，诊疗科目处未见"介入放射学"登记；②该医院数字胃肠室和 CT 室存放与放射诊断无关的杂物；③放射诊疗工作人员对患者张某进行医疗照射时，未对邻近照射野的关键器官和组织进行屏蔽防护。

卫生执法人员依程序当场制作了现场笔录、相关人员询问笔录，对现场违法情形拍摄照片，对该医院介入导管室收入情况进行固定证据，现场调取介入导管室 2020 年至 2023 年 6 月 13 日账目核算汇总表。经调查核实，该医院存在下列违法行为：①未办理介入诊疗科目登记开展介入放射学工作；②数字胃肠室和 CT 室存放与放射诊断无关的杂物，不符合 GBZ 130—2020《放射诊断放射防护要求》中 6.4.2 "机房内不应堆放与该设备诊断工作无关的杂物"的规定；③放射诊疗工作人员对患者张某进行医疗照射时，未对邻近照射野的关键器官和组织进行屏蔽防护。

该医院①未办理介入诊疗科目登记开展介入放射学工作的行为违反了《放射诊疗管理规定》第十六条第二款"未取得《放射诊疗许可证》或未进行诊疗科目登记的，不得开展放射诊疗工作"，依据《放射诊疗管理规定》第三十八条第（二）项、参照《河北省卫生健康行政处罚裁量权基准（2023 年版）》第八章第四节第二十五条第三款"未办理诊疗科目登记的，执行第二章第二十四条规定"、第二章第七节第二十四条第（二）项"依据《医疗机构管理条例》第四十六条规定，诊疗活动超出登记或者备案范围的，予以警告、责令其改正，没收违法所得，并按以下规定处罚：……（二）违法所得在一万元以上五万元以下的，处以三万元以上五万元以下的罚款"规定，给予警告、没收违法所得一万六千九百六十四元，罚款人民币三万元的行政处罚；②数字胃肠室和 CT 室存放与放射诊疗无关的杂物，不符合国家标准核定的行为，违反了《放射诊疗管理规定》第六条第（二）项"医疗机构开展放射诊疗工作，应当具备以下基本条件：……（二）具有符合国家相关标准和规定的放射诊疗场所和配套设施",依据《放射诊疗管理规定》第四十一条第(七)项;放射诊疗工作人员对患者进行医疗照射时,未对邻近照射野的关键器官和组织进行屏蔽防护的行为,违反了《放射诊疗管理规定》第二十五条"放射诊疗工作人员对患者和受检者进行医疗照射时,应对邻近照射野的敏感器官和组织进行屏蔽防护",依据《放射诊疗管理规定》第四十一条第(二)项,以上两项违法行为参照《河北省卫生健康行政处罚裁量权基准(2023年版)》第八章第四节第二十八条第三款"有第一款两种或三种情形的,给予警告,并处以三千元以上五千元以下的罚款"规定,给予警告、罚款人民币三千元的行政处罚。综上,依据数个违法行为分别裁量合并处罚的原则,给予该医院①警告;②没收违法所得一万六千九百六十四元;③罚款人民币三万三千元的行政处罚。该医院在法定时限内自觉履行行政处罚,本案于2023年8月16日办结。

(二)案例分析

该院放射诊疗许可证的许可科目登记有介入放射学,但"医疗机构执业许可证"诊疗科目未登记介入放射学。《放射诊疗管理规定》第十六条规定:医疗机构取得《放射诊疗许可证》后,到核发《医疗机构执业许可证》的卫生行政执业登记部门办理相应诊疗科目登记手续。执业登记部门应根据许可情况,将医学影像科核准到二级诊疗科目。很显然该医院相关负责人不熟知此项规定,导致违法行为持续时间长,违法所得收入过万,从而导致对机构处罚较重。

但本案中有两点需引起执法人员注意:①调取介入导管室2020年至2023年6月13日账目核算汇总表,未具体说明调取此段时间账目核算汇总表的缘由,同时时间格式书写不一致,应统一具体到年、月、日;②认定该医院数字胃肠室和CT室存放与放射诊断无关的杂物,未具体说明存放的是什么杂物,至少应在现场笔录及调查终结报告文书中具体描述是什么杂物,也应在案件介绍中详细列明。

(三)思考建议

1. 本案三个违法事实,通过对现场检查发现的违法行为的拍摄取证、调取收费账目等资料及执法记录仪的录像等手段,将违法事实证据固定,使得违法行为的认定没有争议,证据充足,案情清晰。但卫生执法人员在日常监督检查中存在不容易发现未进行诊疗科目登记这一违法行为的情况,故执法检查过程中一定要既检查放射诊疗许可证副本等放射相关档案资料,也要同时仔细查看医疗机构执业许可证副本等登记信息的内容。

2. 本案可以看出,部分医疗机构专(兼)职放射管理人员认为已经办理了放射诊疗许可证,且放射诊疗许可证上登记有介入放射学,不需要或不知道需要在医疗机构执业许可证上进行介入放射学诊疗科目登记,这就需要医院专(兼)职管理人员加强对相关法律法规的学习,提高认识,避免因不理解政策、法规等文件要求而导致违法的行为发生。

3. 介入场所工作人员比普通放射诊疗场所工作人员受辐照可能性大,且辐射主要来自患者的散射辐射,故介入工作人员更应提高对个人及患者的防护意识,责任意识,开展介入工作前检查工作人员及患者的个人防护用品是否齐全,防护铅屏风、铅防护眼镜、悬吊屏风等介入放射诊疗场所特有的防护用品数量是否充足,防护用品外观是否完整,并关注防护用品防护效果,是否能起到防护作用。要时刻铭记,减少介入患者的辐照剂量就是减少介入工作人员的操作剂量。

案例二　某医院超《放射诊疗许可证》范围开展放射诊疗活动等案

(一) 案情介绍

2021 年 8 月 18 日,某市卫生执法人员在对某医院放射诊疗工作场所进行监督检查时发现:①该医院未按照规定对固定式 C 形臂 X 射线放射诊疗设备申请放射许可,开展介入放射学活动;②该医院未安排从事接触射线危害的劳动者王某等 7 人进行上岗前体检,从事放射工作;③该医院未建立放射工作人员王某等 3 人的个人剂量监测档案。经调查核实:该医院未按照规定对放射设备申请放射许可;未对部分放射工作人员进行上岗前体检及建立个人剂量监测档案,卫生执法人员现场制作了现场笔录、询问笔录,对相关证件资料进行了复印并加盖医院公章,执法全过程进行录像。

执法人员曾于 2020 年 6 月 2 日在对该医院进行国家双随机抽检时发现过上述违法行为,下达了当场行政处罚决定书,给予该医院警告的行政处罚,要求该医院限期改正以上违法行为,该医院在整改期限内完成了整改。但今年的国家双随机抽检中,该医院再次发生此类违法行为。

执法人员于当日将此案上报市卫生健康委员会,经领导批准对该医院超出《放射诊疗许可证》批准的范围开展放射诊疗活动等三个违法事实进行立案,认定当事人的行为违反了《放射诊疗管理规定》第十七条第二款、第三款;《放射诊疗管理规定》第二十三条的规定,依据《放射诊疗管理规定》第三十八条第(三)项;第四十一条第(四)项及《河北省卫生健康行政处罚裁量基准》的相关规定,决定给予该医院罚款人民币四千元的行政处罚。该医院表示放弃陈述、申辩和听证,并于 2021 年 9 月 23 日履行了行政处罚,此案结案。

(二) 案例分析

本案是一起医疗机构未按照规定对放射设备申请放射许可,未对部分放射工作人员进行上岗前体检及建立个人剂量监测档案的案件。案情较简单,执法部门认定违法事实清楚、证据充分、程序合法,处罚得当。

本案适用法律法规正确。《放射诊疗管理规定》第十七条第二款规定:医疗机构变更放射诊疗项目的,应当向放射诊疗许可批准机关提出许可变更申请,并提交变更许可项目名称,放射防护评价报告等资料;同时向卫生行政执业登记部门提出诊疗科目变更申请,提交变更登记项目及变更理由等资料,第三款规定:卫生行政部门应当自收到变更申请之日起二十日内做出审查决定,未经批准不得变更。《放射诊疗管理规定》第二十三条规定:医疗机构应当按照有关规定和标准,对放射诊疗工作人员进行上岗前、在岗期间和离岗时的健康检查,定期进行专业及防护知识培训,并分别建立个人剂量、职业健康管理和教育培训档案。该医院的行为违反了《放射诊疗管理规定》的规定,卫生健康主管部门认定事实清楚、定性准确。依据《放射诊疗管理规定》第三十八条第(三)项,第四十一条第(四)项和《河北省卫生健康行政处罚裁量基准》的相关规定,责令当事人立即改正违法行为,给予警告及罚款人民币四千元的行政处罚。适用法律法规正确。

(三) 思考建议

通过本案,反映出如下问题:

1. 未经批准,擅自购置放射诊疗设备。卫生执法人员曾于 2020 年针对此违法行为对该医院进行了警告的行政处罚,今年的国家双随机抽检中,该医院再次发生此类违法行为。说明该医院的放射卫生工作管理人员管理不到位,重视程度不够,依法执业意识不强。未经卫生健康主管部门批准登记,就擅自使用介入放射学设备,不能够保障介入治疗的场所布局设置合理、防护效果合格、防护用品全面有效、设备参数设置正常等情况,是对介入场所带来危害认识不够的表现,也是对患者和介入工作人员不负责任的表现。

2. 有 7 人未进行上岗前体检从事放射诊疗工作。经查,上述 7 人均为实习、进修和新入职人员。该医院未按要求为 7 人进行上岗前体检,安排接触 X 射线工作,体现了医院对放射工作人员不负责任的态度。

3. 有 3 人未进行个人剂量监测。经调查询问,此 3 人为新入职人员,在该市开展个人剂量监测的技术服务机构每年与医疗机构签订一次合同,中途不添加个人剂量监测人员,故该医院未对新入职人员进行个人剂量监测。反映出技术服务机构服务意识不强。

案例三 某医院未取得放射诊疗许可从事放射诊疗活动案

（一）案情介绍

2020年7月18日，某市卫生执法人员对某医院进行现场检查时发现：①该医院二楼东头南侧房间内设置有C形臂X射线放射诊疗设备一台，该医院不能出示《放射诊疗许可证》；②患者姓名为范某的住院病历（2020年7月4日手术前小结、手术记录）均显示有"在C形臂引导下行椎间盘微创消融术、坐骨神经松解术、周围神经松解术"字样，执法人员在检查现场制作了相关文书。

因某医院的上述行为涉嫌违反《放射诊疗管理规定》第十六条第二款的规定，经执法机构负责人批准，该案于2020年7月20日正式立案查处。执法人员向该医院调取相关资料，在法定期限内该医院未能提供放射诊疗许可。执法人员在河北省卫生健康监督执法信息平台也未查询到该医院已获得放射诊疗许可的信息。

经调查认定，该医院违法事实为：在未取得放射诊疗许可的情况下，为住院患者在C形臂照射引导下施行椎间盘微创消融术等手术治疗疾病。当事人违反了《放射诊疗管理规定》第十六条第二款的规定，依据《放射诊疗管理规定》第三十八条第（一）项、《河北省卫生健康行政处罚裁量基准》第六章第十四条第一款的规定，给予当事人警告并处罚款人民币二千元的行政处罚。当事人自觉履行并于2020年9月11日办理了放射诊疗许可证。

（二）案例分析

1. 违法事实认定 我国对放射诊疗工作实行许可制度，实行准入式管理模式。本案属于典型的未经许可从事放射诊疗活动案件。现场检查过程中没有患者，但在患者姓名为范某的住院病历中手术前小结和手术记录中均发现了关于该医院从事放射诊疗活动的文字记载，且已完成手术。证实了该医院从事放射诊疗活动的事实。加上该医院不能提供放射诊疗许可证，卫生执法人员在河北省卫生健康监督执法信息平台也未查询到其已获得放射诊疗许可的信息，进一步证实了违法行为的存在。证据资料相互印证，形成了较完整的证据链。

2. 法律适用与自由裁量 本案以当事人违反了《放射诊疗管理规定》第十六条第二款的规定，依据《放射诊疗管理规定》第三十八条第（一）项《河北省卫生健康行政处罚裁量基准》第六章第十四条第一款的规定，给予当事人：警告，罚款人民币二千元的行政处罚，裁量基准引用过程中考虑当事人的行为未造成严重后果在法定罚款额度(一千元至三千元)的区间内定为二千元充分体现了对当事人公平公正的基本原则,同时彰显了法律的严肃性。

(三)思考建议

本案属于一例医疗机构在未取得放射诊疗许可的情况下,开展诊疗活动的典型案例。以本案为启发,卫生执法人员在监督检查过程中不仅要按照传统的现场检查→查看档案资料模式发现违法行为,也要创新思路,通过翻阅病案室归档的含有介入诊疗手段的病历资料,从而发现该医院违法事实的线索,再去介入诊疗场所核实设备使用情况,固定违法事实。

医疗机构放射诊疗专(兼)职管理人员及院领导应加强依法执业意识,依法依规向卫生健康主管部门提交资料,办理放射诊疗许可证并按要求登记开展的诊疗项目方可开展放射诊疗工作。做到对介入工作人员、患者负责。

案例四　某医院安排未经职业健康检查的放射工作人员从事放射诊疗工作等案

(一)案情介绍

2020 年 6 月 16 日,某市执法人员对某医院放射诊疗工场所作进行现场检查,根据现场调取的 2 份骨科"椎体成形术"病例,发现在该手术过程中使用了放射设备 C 形臂,通过调取、查看该医院多名患者手术记录病历资料,发现该医院大量开展类似手术,并在术中均使用了 C 形臂 X 射线设备,该医院经常性参与该类手术的是骨科医生马某、李某等人,但现场不能出示马某等 4 人上岗前的职业健康检查报告和李某等 8 人在岗期间的职业健康检查报告。卫生执法人员制作了现场笔录、卫生监督意见书。

经调查核实,认定该医院的违法事实为:①安排未经职业健康检查的放射工作人员马某等 4 人从事接触职业病危害作业;②未组织放射工作人员李某等 8 人进行在岗期间职业健康检查;③未为李某等 8 人建立放射工作人员职业健康监护档案;④未对放射工作人员李某等 4 人进行个人剂量监测;⑤未为李某等 4 人申请办理《放射工作人员证》;⑥开展介入放射学工作未向卫生健康管理部门提出许可项目变更申请。以上行为分别违反了《中华人民共和国职业病防治法》第三十五条第一款和第二款、第三十六条第一款《放射诊疗管理规定》第十七条第二款和第三款、第二十二条《放射工作人员职业健康管理办法》第六条第一款的规定。该案经合议、重大行政处罚案件集体讨论、审批,依据《中华人民共和国职业病防治法》第七十一条第(四)项、第七十五条第(七)项《放射诊疗管理规定》第三十八条第（三）项、第四十一条第（四）项、《放射工作人员职业健康管理办法》第三十九条和《某省卫生健康行政处罚裁量基准》中相应的裁量规定，给予该医院：警告，罚款人民币十四万七千元的行政处罚。

2020 年 7 月 23 日，由于该医院拒绝在行政处罚事先告知书上签字，承办人随即现场宣告、留置送达张某办公室，并用执法记录仪进行全过程视频录像。在法定期限内该医院未提出申辩和听证，2020 年 8 月 28 日，案件承办人赴该医院送达行政处罚决定书。由于该医院未履行处罚决定，2021 年 3 月 1 日案件承办人现场送达了催告书，但该医院仍拒绝执行。2021 年 3 月 17 日，卫生执法人员向某区人民法院提交了强制执行申请书；同年 11 月 19 日某区人民法院做出行政裁定，对做出的行政处罚准予执行。2022 年 6 月，该案罚款本金十四万七千元、加处罚款十四万七千元，合计执行罚款二十九万四千元。随后，案件承办人进行了回访并结案。

（二）案例评析

1. 调取骨科手术记录发现违法行为是本案切入点。本案是一起在执行国家双随机抽查过程中查办的案件，通过查看手术室手术记录，调取骨科病历，从而发现该医院涉嫌违规使用放射设备 C 形臂开展介入放射学，进而深入调查取证对当事人作出处罚。卫生执法人员没有按照放射卫生检查常规做法，检查该医院放射科中的常规医用 X 射线机、CT 机等设备，而是着眼骨科手术，发现隐秘存在的违规开展介入放射学的行为，取证方法新颖。

2. 正确界定手术行为性质是本案关键点。本案多个违法行为认定有一个共同前提："椎体成形术"是否属于介入放射学诊疗活动？此中术者是否为放射工作人员？根据骨科手术记录，"椎体成形术"需要通过放射设备 C 形臂定位穿刺点，并在其引导下，在患者病患部位注射"骨水泥"。《放射诊疗管理规定》定义放射诊疗工作"是指使用放射性同位素、射线装置进行临床医学诊断、治疗和健康检查的活动"，可见，该手术过程应用了 C 形臂属于放射诊疗工作。《放射诊疗管理规定》第四十三条介入放射学的概念，GBZ 130—2020 标准介入放射学定义"在医学影像系统监视引导下，经皮针穿刺或引入导管做抽吸注射、引流或对管腔、血管等做成型、灌注、栓塞等，以诊断与治疗疾病的技术"可以界定该医院骨科开展的"椎体成形术"属于介入放射学诊疗项目。依据《放射工作人员健康管理办法》"本办法所称放射工作人员，是指在放射工作单位从事放射职业活动中受到电离辐射照射的人员"，因术者经常完成这项手术，在术中接触到电离辐射照射，因而确定相应的术者是放射工作人员。

（三）思考建议

1. 科学界定执法范围，保障放射工作人员健康权益。伴随着医学影像技术的快速发展和临床治疗学科的高度融合发展而来的介入放射学，已涉及心血管内科、神经外科、血管外科、骨科、妇科等多个学科；从事介入放射学诊疗工作的人员的专业背景也涉及心血管内科、心血管外科、神经内科、神经外科、护理等相关执业人员。涉及的场所也从传统的放射科扩展至手术室等临床科室。在此形势下需要卫生执法人员、医疗机构管理人员与时俱进，在对放射诊疗机构的监督检查中不要局限于"导管室"，要扩展抽查妇科、骨科、肿瘤科等临床科室，是否在从事介入放射学诊疗活动。首先放射工作人员的职业健康监管是重中之重。由于介入放射学属于"同室近台操作"，参与其中的医护人员直接暴露在电离辐射工作环境下，受到的电离辐射照射剂量相对较高；《2020年全国医疗机构放射工作人员个人剂量监测异常数据分析》显示：工作量增加导致个人剂量监测数据异常的人员中，介入放射学工作人员占32%，远高于我国介入放射工作人员分布比例（12%）。因此长期从事介入放射学工作的医护人员职业健康监护问题亟待解决。

2. 医疗机构中放射工作人员的范围。按照《放射工作人员健康管理办法》第二条第三款定义的"放射工作人员"，长期参与介入放射学工作的心血管内科、心血管外科、护理等相关专业的人员应当定性为放射工作人员，其职业健康管理应当按照《中华人民共和国职业病防治法》《放射工作人员职业健康管理办法》的要求开展职业健康检查、建立职业健康档案、配备防护用品和开展个人剂量监测等。

3. 科学选择执法方式，保障患者就医安全。卫生行政执法要求卫生执法人员置身"现场"调查取证、客观记录违法事实。本案卫生执法人员在检查手术室时没有毅然进入"椎体成形术"的手术间采集证据，而是依据手术登记本的"记录"回溯既往的"病历"检索证据。原因有三个：一是临床外科手术有严格的无菌操作规范要求，卫生执法人员和携带的执法记录仪如果消毒不严格进入手术洁净区会造成院内感染事件；二是卫生执法人员进入手术现场势必分散术者的注意力，轻则影响疗效重则威胁患者的安全；三是卫生执法人员个人未采取防护措施直接暴露在电离辐射环境下自身也会受到损害。所以放射卫生执法人员检查时应将患者的生命安全放在首位，尽量避免进入手术室手术现场取证，应更多选择通过手术登记本、病历、手术视频录像等检索违法违规行为，固定相关证据。

案例五　某医院放射诊疗设备更换重要部件后未按照规定检测而擅自启用案

（一）案情介绍

2021年4月27日，某市卫生执法人员对某医院放射诊疗工作进行监督检查，发现：①该医院设备科提供的"备件更换验收单"显示，设备名称：医用血管造影X射线机，备件名称及规格型号：×××球管，生产日期：2020年9月，安装日期：2020年12月22日，验收日期：2020年12月22日，验收单位：某医院设备科，该医院不能提供该设备更换球管后进行验收检测的相关报告资料；②该医院住院大楼一楼放射科一间门牌标示为"骨密度检查室"的房间内放置有一台型号标注为DEXXUMT的骨密度仪，在该检查室控制室操作台上摆放有一张盖有某医院印章的"××门诊票据"，票据上标注有姓名：邓某某，时间2021年4月21日，收费项目：骨密度测定（多能），数量：1，金额115元等信息。但该医院出示的放射诊疗许可证副本射线装置明细页并未登记有型号为DEXXUMT的骨密度仪。经进一步调查取证，查实该医院存在放射诊疗设备更换重要部件后未按照规定检测擅自启用和未经批准擅自变更放射诊疗项目从事放射诊疗工作两项违法行为。

依据《放射诊疗管理规定》第三十八条第（三）项、第四十一条第（三）项的固定，卫生行政部门对该医院做出：警告，罚款人民币五千五百元的行政处罚。本案以当事人自觉完全履行该行政处罚决定结案。

（二）案例评析

本案中卫生执法人员按照：①放射诊疗设备更换重要部件后是否委托具有资质的放射卫生技术服务机构进行验收检测；②医疗机构新购置增加放射诊疗设备是否按规定办理放射诊疗许可两个检查方向，通过对放射科负责人询问、查勘现场、查阅球管更换等资料的形式，认定、核实该医院存在的违法行为。

《放射诊疗管理规定》第二十条第（一）项要求，"新安装、维修或更换重要部件后的设备，应当经省级以上卫生行政部门资质认证的检测机构对其进行检测，合格后方可启用"，2021年5月1日施行的WS 76—2020《医用X射线诊断设备质量控制检测规范》中2.31"验收检测"定义注明"重大维修一般指更换球管或更换影像接收器"。但本案中，违法行为的发生时间为2021年4月27日，违法行为发生时间在WS 76—2020《医用X射线诊断设备质量控制检测规范》施行之前，因此如何认定球管属于放射诊疗设备的重要部件是本案违法事实认定的关键和核心。经讨论认定该医院存在违法行为,理由如下:①询问该医院设备科负责人,其承认球管属于重要部件;②医用血管造影 X 射线机射线的产生及球管的工作原理:X 射线球管的作用是将电能转换为 X 射线,而医用血管造影 X 射线机主要靠 X 射线球管产生的射线,开展相关疾病的诊断或治疗,因此 X 射线的产生装置球管属于放射诊疗设备的重要部件;③依据 WS 76—2017《医用常规 X 射线诊断设备质量控制检测规范》中 7.11 "数字减影血管造影(DSA)X 射线设备质量控制" 中规定 "对于 DSA 设备,可参照本标准对部分通用项目进行检测,包括透视受检者入射体表空气比释动能率典型值、透视受检者入射体表空气比释动能率最大值、空间分辨力、低对比分辨力、自动亮度控制、照射野与影像接收器中心偏差等参数",而且检测指标均需在放射诊疗设备限定条件曝光出束的情况下进行检测,且出束必须依靠使用球管。

综合上述调查及讨论,最终认定球管属于放射诊疗设备重要部件,从而认定该医院存在对放射诊疗设备更换重要部件后未按照规定检测擅自启用的违法行为。

(三) 思考建议

医疗机构及放射工作负责人对于更换设备重要部件需要进行验收检测的要求掌握不充分,依法执业意识不强,虽然本案对医疗机构进行了行政处罚,但处罚不是规范医疗机构依法执业行为的唯一手段,执法人员应认真思考,从不同途径,采取更为积极的方式,让医疗机构的 "学法、懂法、守法" 的主体意识得到进一步增强。

本章思考题

1.【单选题】以下哪项不是介入放射学职业照射的主要特点(　　　)。

A. 放射工作人员床边近距离操作

B. 介入操作时间长

C. 放射工作人员及患者受照剂量大

D. 陪检人员受照剂量较大

参考答案:D

解析:本章第三节章前语:介入放射学职业照射的特点主要有:①床边近距离操作:介入放射技术操作时,医生与 X 射线球管之间的距离近,有时直接暴露于 X 射线下工作;②操作时间长:每次介入放射操作手术曝光时间较长,一般为

20~30 分钟,最长可达几小时;③受照剂量大:由于介入放射技术的应用比常规 X 射线诊断检查复杂,故操作时间长。

2.【单选题】开展介入放射学的医疗机构应当给放射工作人员和受检者配备(　　)。

A. 个人剂量报警装置

B. 个人防护用品

C. 活度计

D. 剂量扫描装置

参考答案:【B】

解析:《放射诊疗管理规定》第九条第三款规定:介入放射学与其他 X 射线影像诊断工作场所应当配备工作人员防护用品和受检者个人防护用品。

3.【多选题】开展介入放射学工作,使用的设备是(　　)。

A. 带影像增强器的医用诊断 X 射线机

B. 数字减影装置等设备

C. CT

D. 500mA 以上 X 线机

参考答案:【A B】

解析:《放射诊疗管理规定》第八条第三款规定:开展介入放射学工作的,具有带影像增强器的医用诊断 X 射线机、数字减影装置等设备。

4.【多选题】关于介入场所放射工作人员剂量计的佩戴,以下哪项说法是正确的(　　)。

A. 介入放射学属全身受照不均匀的工作情况,应在铅围裙外锁骨对应的领口位置佩戴剂量计

B. 从事介入放射学工作的医务人员,建议佩戴双剂量计

C. 因放射工作人员在介入场所开展工作时要穿着铅衣等个人防护用品,因此个人剂量计必须佩戴在铅衣内侧领口位置。

D. 在介入工作人员身体可能受到较大照射的部位佩戴局部剂量计,如头箍剂量计、腕部剂量计、指环剂量计等。

参考答案:A B D

解析:介入放射学属全身受照不均匀的工作情况,应在铅围裙外锁骨对应的领口位置佩戴剂量计。从事介入放射学工作的医务人员,建议佩戴双剂量计(在铅围裙内躯干上再佩戴另一个剂量计),且宜在身体可能受到较大照射的部

位佩戴局部剂量计(如头箍剂量计、腕部剂量计、指环剂量计等)。

　　5.【判断题】介入放射学用 X 射线设备应具有可准确记录受检者受照剂量的装置。

　　参考答案:正确。

　　解析:GBZ 130—2020《放射诊断放射防护要求》规定:介入放射学用 X 射线设备应具有可准确记录受检者受照剂量的装置。

(本章编者:李智辉　王晓博　张港)

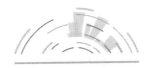

第六章

放射治疗的防护与监督管理要求

随着医学技术的发展,放射治疗已成为癌症治疗的重要手段之一。放射治疗是利用电离辐射生物学效应进行肿瘤临床治疗的方法。射线作用于肿瘤组织可损伤其 DNA 分子进而诱导肿瘤细胞的凋亡与坏死,进而抑制它们的生长、繁殖和扩散,最终达到控制或治疗肿瘤的目的。放射治疗在肿瘤治疗中的作用和地位日益突出,已成为治疗恶性肿瘤的主要手段之一。目前大约 70% 的癌症患者在治疗癌症的过程中需要用放射治疗。

按照治疗方式的不同,分为远距离治疗和近距离治疗。这两种治疗方式的作用模式不同,采用的辐射源项也各不相同。某些患者由于病情的需要有可能会接受两种形式的放射治疗。

1. 远距离治疗 是指设备位于人体外,直接把高能量射线照在肿瘤部位,即射线从患者体外对病变组织进行照射治疗。一般远距离治疗的放射源至皮肤间距离大于 50cm。远距离治疗是目前临床大部分患者接受的一种治疗方式。目前临床上常见的医用电子直线加速器、γ 刀、射波刀等都是进行远距离放射治疗的设备。

2. 近距离治疗 是指将放射源植入肿瘤内或靠近肿瘤的位置,近距离对肿瘤组织进行照射。近距离放射治疗主要技术包括:腔内近距离治疗(intracavity brachytherapy)、管内近距离治疗(intraluminal brachytherapy)、组织间近距离治疗(interstitial brachytherapy)、术中近距离治疗(intraoperative brachytherapy)和模具近距离治疗(mould brachytherapy)五种方式。现广泛应用于宫颈癌、前列腺癌、乳腺癌和皮肤癌等的治疗。

第一节　放射治疗应遵循的防护原则

放射治疗是一项复杂、专业的医疗服务。电离辐射的生物学效应决定了射线会对细胞产生一定的杀伤作用,同时电离辐射是不具有区分正常细胞和病变细胞的能力,利用电离辐射进行肿瘤治疗时,不可避免地会对周围正常组织造成一定的损伤。因此,放射治疗防护和管理的要求对于保障患者和医护人员的安全至关重要。放射实践的正当性、放射防护的最优化和个人剂量限值是放射防护的三项基本原则。这三项基本原则在放射治疗过程中都是必须遵循且不可偏废的。

一、放射治疗的正当性

目前放射治疗已经成为治疗恶性肿瘤的常规手段之一。一般情况下如果患者的病情需要,且自身状况允许,就具备进行放射治疗的基础。对于患者个人而言,正当性判断的规范做法是放射治疗专家根据专业知识及临床经验,判断放射治疗将会给患者带来净利益,即能使患者的健康状况得到明显改善。那么这就满足了辐射实践正当性原则"利大于弊"的要求,可以允许对患者进行放射治疗。肿瘤患者由于本身疾病恶性程度高,若拒绝这种治疗方法,患者将面临生命丧失的危险,因此,一旦做出放射治疗的抉择,就应当认为接受这种治疗是最合理的治疗手段。

放射治疗的正当性进行判断的过程中需注意以下几个问题:①所有新型放射治疗技术和方法,使用前都应通过正当性判断;并视取得新的或重要的证据情况,对其重新进行正当性判断;②所有通过正当性判断的新型放射治疗技术和方法,使用时应严格控制其适应证范围,要用到新的适应证时必须另行进行正当性判断;③在放射治疗实践中,通常应对个体患者(特别是对于已怀孕的患者或儿科患者)进行放射治疗的正当性判断,主要包括:治疗的适当性、治疗的紧迫性、可能引起的并发症、个体患者的特征、患者以往接受放射治疗的相关信息。

二、防护的最优化

为了保证治疗的效果,放射治疗过程中对患者实施的射线剂量较大,足够其杀死肿瘤细胞,但同时周围正常组织也会受到一定的影响。因此,放射治疗过程中,应逐例制订对治疗靶区的照射计划,使靶区受到适当的照射并使非靶区的器官和组织所受剂量保持在尽可能低的水平。

最优化一般要求：①开展放射治疗的医疗机构和执业医师应保障放射治疗防护和安全的最优化；②放射治疗照射最优化过程至少应包括：治疗照射处方、操作规程、治疗设备质量控制、照射的质量保证。

为实现放射治疗的防护最优化，放射治疗单位应确保有适当的设备、技术、辅助设备，以及全面的质量保证体系。

（一）设备要求

现代放疗技术中的射线类型包括：放射性同位素产生的 α 射线、β 射线、γ 射线，以及各类射线装置如 X 射线治疗机或加速器产生的 X 射线、电子线、中子束、质子束及其他粒子束等。目前放射治疗设备种类繁多，基本形成了完整的放射治疗产品体系。所有放射治疗设备都必须有产生电离辐射的辐射源，辐射源主要有四类：①发射 α 射线、β 射线、γ 射线和中子的放射性同位素；②产生不同能量 X 射线的 X 射线治疗机；③产生高能电子束和高能 X 射线的各类医用加速器；④产生质子束、中子束以及其他重粒子束的各类重粒子加速器。下面将介绍医用电子直线加速器、X 射线/γ 射线放射治疗系统、BNCT、质子/重离子加速器和后装治疗机等临床上常见的和近几年新型的放射治疗设备。

1. 医用电子直线加速器　是指电子在微波电磁加速场中获得能量并沿直线轨道加速运动的设备。

（1）主要结构组成：加速管、微波功率源、微波传输系统、电子枪、束流系统、真空系统、恒温水冷却系统、电源及控制系统、照射头、治疗床等组成（图 6-1 和图 6-2）。

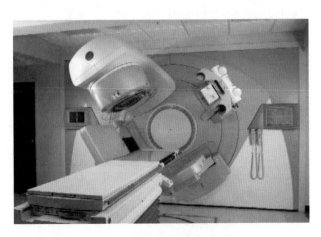

图 6-1　医用电子直线加速器

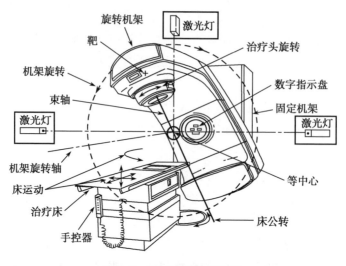

图 6-2　加速器结构示意图

自动控温系统:是医用电子直线加速器中重要的组成部分,因为在医用电子直线加速器中,有许多的部件在工作时都要发出不同的热量,而这些部件只有在恒温条件下才能保证稳定工作。温度控制方式一般采用水循环强制冷却自动恒温系统。

真空系统:可以保持电子运动区域和加速管内的高度真空状态,可以避免加速管内放电击穿,还可以减少电子与残余气体的碰撞损失。

辐射系统:是按照需要对电子束进行 X 射线转换和均整输出,或直接均整后输出电子射线,并对输出的 X 射线或电子线进行实时监测和限束照射。辐射头的基本结构:加速管安装在辐射头的上部,紧贴加速管引出窗的是靶,接下来分别是初级准直器、束流均整过滤器或散射箔、电离室、辐射野光学模拟系统、一对上准直器、一对下准直器、附件盘。

剂量监测系统:由剂量监测电离室、剂量监测电路组成。

电子直线加速器最为广泛使用的剂量监测仪是永久性安装在加速器里的透射电离室剂量仪。电离室位于辐射系统之内,安装在均整滤过器或散射箔与光子线的次级准直器之间,由若干片极片构成,其中有两对用于监测辐射野内相互垂直的两个方向的均整度,有一片用于监测辐射的能量变化,有两片用于检测辐射的吸收剂量。多数使用平板电离室,其大小应覆盖整个治疗射野,少数使用指形电离室。其功能是监测 X 射线、电子束的剂量率、积分剂量和射野的对称性、平坦度。

机械系统:是医用电子直线加速器的支撑机构,由基座、旋转机架、辐射头、治疗床等结构组成。现代医用电子直线加速器采用等中心原则的运动系统,即机架、辐射头及治疗床三者的旋转轴线交于一点,该点称为等中心,要求中心误差在±2mm以内。

近十多年来,基于计算机技术于医学中广泛的应用,影像学以及医疗仪器设备的进步,肿瘤放射治疗技术得到了变革性的发展,进入图像引导放疗的"精确定位、精确计划、精确治疗"时代。

(2)设备工作原理:加速器由主控台的触发器将调制器触发,产生系列脉冲,加到磁控管阴极及电子枪阳极,因而磁控管发生振荡,产生微波功率,同时电子枪发射的电子从轴向进入加速管,在加速管中微波与电子相互作用,使电子从微波电磁场中不断获得能量,最后由加速管终端输出至偏转盒,打靶作为X射线输出,或偏转后穿过电子窗直接引出。(见图6-3)

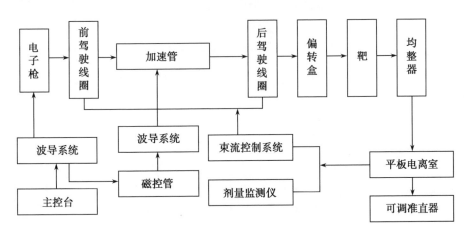

图6-3 电子直线加速器原理示意图

设备设计有完善的多级安全连锁,确保患者、工作人员和设备的安全运行;有独立双通道的电离室计数,确保剂量测量的准确性;偏转系统采用偏转滑雪式消色散结构,可获得更好的束流分布;限束装置的光阑、多叶光栅(multi-leaf collimator,MLC)可分别独立运动,适应不同治疗种类的需要;等中心精度高,达±1mm。可配外置的X刀、多叶光栅等适形治疗系统。

(3)主要参数和临床应用:X射线能量一般为4MV、6MV、8MV,有的达到10MV以上;电子线可在4~20MeV中任选五至七挡。

加速器产生的X射线与组织作用时具有明显的射程,且射程随能量的增加而加深,使用 X 射线治疗肿瘤时,可以根据肿瘤深度,选择不同能量的 X 射线,使其射程恰好超过肿瘤的范围,X 射线的大部分能量消耗在肿瘤组织内,而病灶后面及表层正常组织受到较小损伤,因此医用电子直线加速器 X 射线适用于全身各部位肿瘤的常规放射治疗,而电子线因为射程短而更多应用于浅层肿瘤(比如皮肤癌)或皮肤瘢痕疙瘩的治疗(良性肿瘤慎用放疗)。

2. X 射线/γ 射线放射治疗系统工作原理

(1)主要结构组成:X 射线/γ 射线放射治疗系统一般由直线加速器单元(束流产生模块、射野成形模块)、伽马射束单元(聚焦治疗模块、伽马放射治疗计划软件)、机架、治疗床、图像引导系统、控制系统组成(图 6-4 和图 6-5)。

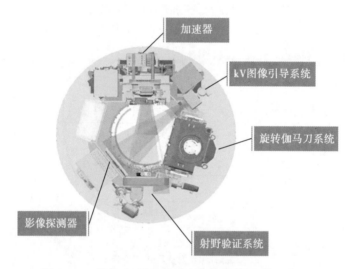

图 6-4　X 射线/γ 射线放射治疗系统机架结构示意图

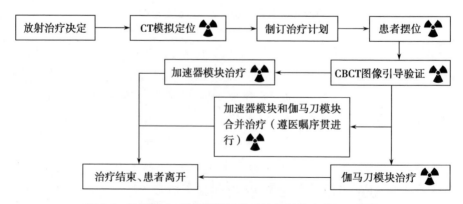

图 6-5　X 射线/γ 射线放射治疗系统放射治疗流程示意图

（2）设备工作原理：它将 1 个 6MV 医用加速器治疗模块、1 个医用伽马刀聚焦治疗模块和 1 个 CBCT 图像引导系统模块集成于同一个滚筒上。聚焦治疗模块中的聚焦头内按一定规则布置了 18 颗密封钴-60 放射源，配套的准直体上有 7 组不同规格准直器，可形成 7 组不同大小的聚焦野，通过自动更换准直器控制钴源聚焦，起到治疗目的。

（3）主要参数和临床应用：以 X 射线/γ 射线放射治疗系统（型号 TaiChi PRO）为例，其参数为表 6-1 和表 6-2 所示：此设备可用于对人体适合接受放射治疗的实体肿瘤和病变提供图像引导下的放射治疗，其中直线加速器单元提供三维适形放射治疗和适形调强放射治疗，伽马射束单元提供头部立体定向放射治疗、放射外科治疗和体部立体定向放射治疗，二者不能同时使用，若需要联合两种治疗模式，则遵医嘱序贯进行，CBCT 用于患者摆位验证。

表 6-1　X 射线/γ 射线放射治疗系统主要技术参数

功能模块	各项参数	具体情况
CBCT 图像引导系统模块	最大管电压	150kV
	最大管电流	64mA
	距靶 1m 处最大剂量率	<0.5mGy/h（测试条件 150kV、3.6mA）
	曝光时间	单次扫描为每秒 9 帧的脉冲式曝光，单帧曝光时间最大 32ms，持续 1min，单次最大照射时间为 17.28s
加速器治疗模块	X 射线能量	6MV
	等中心处最大剂量率	1 400cGy/min
	等中心处最大照射野	40cm×40cm 圆角野，35cm×35cm 方形野 有用束张角 27.8°
	SAD	100cm
	等中心到地面距离	95cm
	泄漏辐射	机头屏蔽体不大于 0.5%；准直器不大于 0.1%
	加速管屏蔽	90°方向为 91mmPb，180°方向为 86mmPb
	加速器束挡块	屏蔽体距等中心 740mm，直径为 895mm，由 120mm 铅+70mm 钢构成

续表

功能模块	各项参数	具体情况
伽马刀治疗模块	聚焦头射线源	18颗钴-60放射源,单源初装最大设计活度为 4.699×10^{13}Bq $(1\pm10\%)$ $(1\,270$Ci$)$;最大装源活度为 $8.458\,2\times10^{14}$Bq$(1\pm5\%)$ $(22\,860$Ci$)$
	聚焦头准直器	共7组,规格为:Φ0.6cm、Φ0.9cm、Φ1.2cm、Φ1.6cm、Φ2.0cm、Φ2.5cm、Φ3.5cm。 其中,Φ0.6cm、Φ0.9cm、Φ1.2cm、Φ1.6cm、Φ2.0cm 的准直器适用于头部和体部治疗;Φ2.5cm、Φ3.5cm 的准直器只适用于体部治疗。
	聚焦头初装源焦点剂量率	对于头部治疗: 初装源时,系统使用 Φ2.0cm 准直器在焦点位置,在专用球形模体 80mm 深度处水中的吸收剂量率不小于 3.0Gy/min。系统使用 Φ0.6cm 准直器在焦点位置,在专用球形模体中的焦点吸收剂量率与 Φ2.0cm 准直器在专用球形模体中的焦点吸收剂量率之比不小于 0.7 对于体部治疗: 初装源时,系统使用 Φ3.5cm 准直器在焦点位置,在体部专用模体中心点的水吸收剂量率不应小于 2.0Gy/min。系统使用 Φ0.6cm 准直器在体部专用模体中的焦点吸收剂量率与 Φ3.5cm 准直器在体部专用模体中的焦点吸收剂量率之比不应小于 0.6
	焦点到射线源距离	75cm
	伽马聚焦头束挡块	屏蔽体由 82mm 钢+305mm 铅+60mm 铅锑合金构成
旋转角度		加速器和伽马刀均为360°连续旋转照射

表 6-2　密封放射性核素情况

种类	放射源数量	状态	半衰期	γ射线能量均值	计划装源活度	放射源分类
^{60}Co	18个	固态	5.27a	1.25MeV	$8.458\,2\times10^{14}$Bq $(1\pm5\%)$	Ⅰ类源

3. 螺旋断层放射治疗装置　螺旋断层放射治疗系统(TOMO Therapy Hi·Art),集 IMRT(调强适形放疗)、IGRT(影像引导调强适形放疗)、DGRT(剂量引导调强适形放疗)于一体,是目前世界尖端的肿瘤放射治疗设备之一,其独创

性的设计以螺旋 CT 旋转扫描方式,结合计算机断层影像导航调校,突破了传统加速器的诸多限制,在 CT 引导下 360°聚焦断层照射肿瘤,对恶性肿瘤患者进行高效、精确、安全的治疗。TOMO 放疗技术的发明可比拟于从 X 射线机到 CT 的飞跃,在肿瘤治疗史上具有革命性里程碑的意义,开辟了肿瘤治疗的新篇章。

(1) 主要结构组成:螺旋断层放射治疗装置的照射实施系统主要由直线加速器、次级准直器、多叶准直器、MVCT(兆伏级三维 CT)探测器和主射束铅屏蔽组成。图 6-6 和图 6-7 为治疗装置的主要结构组成。

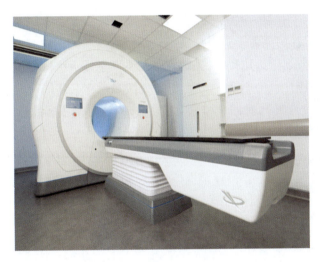

图 6-6　螺旋断层放射治疗系统(TOMO Therapy Hi·Art)

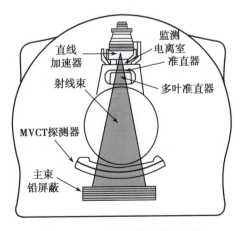

图 6-7　TOMO 主体部件结构图

（2）设备工作原理：加速器产生的高能 X 射线经过一条很窄的初级准直器射出，并随着机架的旋转形成扇形放射束，与此同时，治疗床缓慢前进，按照专用 TPS 设计的治疗方案，可以达到射线强度和分布状态的自动调整。通过这种螺旋式断层放射治疗方式，可以实现适形调强放射治疗功能。螺旋断层放射治疗系统 TOMO 集 IMRT（调强适形放疗）、IGRT（影像引导调强适形放疗）、DGRT（剂量引导调强适形放疗）于一体。

TOMO 放射治疗系统相比于传统疗法，最大的特点就是：肿瘤剂量适形度更高，肿瘤剂量强度调节更准，肿瘤周围正常组织剂量调节更细。具体体现为：①360°旋转，51 个弧度，全方位断层扫描照射在线成像系统确定或精确调整肿瘤位置，数以千计的放射子野以螺旋方式围绕患者实施精确照射。从而可以使高度适形的处方剂量送达靶区，关键器官的受照剂量大大降低或避免。②卓越的图像引导功能 TOMO 放射治疗系统的成像和治疗采用同一放射源——兆伏级 X 射线，在放疗的同时即可采集 CT 数据，使放射治疗和螺旋 CT 流畅结合。③自适应放疗，动态跟踪定位 CT 成像探测器会在放疗的同时收集穿透患者身体后的 X 射线，从而推算出肿瘤实际吸收的射线能量，为以后的放疗剂量提供科学准确的参考数据。④治疗范围广，治疗环节少，自动化程度高 TOMO 放射治疗系统集治疗计划、剂量计算、兆伏级 CT 扫描、定位、验证和螺旋放射功能于一体，治疗摆位和验证自动化程度高，花费时间少。

（3）主要参数和临床应用：典型螺旋断层放射治疗装置的主要技术参数如下：

1）治疗 X 射线：6MVX 射线，扇形窄束。

2）源轴距（source-to-axis distance，SAD）：85cm。

3）照射野：在机架等中心位置，照射野为 40cm 长（患者横向或治疗床横向，X 轴方向）、1~5cm 宽（患者纵向或治疗床纵轴方向，Y 轴方向）的狭长照射野（矩形照射野），最大射野为 40cm×5cm；临床治疗所用典型射野宽度为 1cm、2.5cm 和 5cm。

4）机架等中心处的输出剂量率：8~9Gy/min。

5）治疗方式：机架连续旋转、治疗床连续移动的螺旋断层方式，和 X 射线计算机螺旋断层摄影装置（螺旋 CT）的扫描方式相同。在治疗照射时，初级射线通过初级准直器后，经可调整宽度的次级准直器形成狭长扇形射线束，该射线束通过由 64 个叶片组成的多叶准直器，每个叶片在等中心处的等效宽度为 6.25mm，通过调整每个叶片的开合时间对治疗射线束进行强度调制。

6）MVCT 影像引导设备：3.5MV 的 X 射线。

7）装置屏蔽：具有宽度调整功能的次级准直器由 23cm 厚的金属钨组成，在加速管、靶及准直器周围设置铅块阻挡泄漏辐射；在主射线束的对面、MVCT 探测器的下方，孔径的另外一面设置有一个主射束铅屏蔽，由 13cm 厚的铅块组成，该主射束铅屏蔽随机架旋转，任何时刻都位于主射束的正前方。

通常来讲，TOMO 放疗的主要特点是高剂量、低损伤，主要特点是将直线加速器和 CT 机两者融合在一起，普通的放疗多数是静态放疗，它是二维放疗，定位简单，费用较低，TOMO 放疗整合了 IMRT、IGRT、DGRT 等放疗，将这三种技术结合到一起，可以对肿瘤局部进行精准、高效的治疗，同时，TOMO 放疗作为一种局部治疗手段，能够避开全身性照射，对身体影响较小。但治疗效果而言，TOMO 放疗和普通放疗相差不会很大。

4. 移动式电子加速器术中放射治疗系统　由于传统的术中放射治疗需要大型设备且在固定的直线加速器机房内进行，患者从手术治疗转至放射治疗途中可能增加感染、麻醉意外的风险，以及患者和操作人员必须采取相应的放射防护措施等因素，影响和制约了该技术的发展。随着科技的不断进步从而出现了一种用于术中放射治疗的移动式电子直线加速器（简称"移动式加速器"），可直接在手术室中对术后患者进行照射治疗。加速器电子束术中放射治疗就是在手术室中当患者处于麻醉状态下，对暴露的病灶或瘤床给予单次大剂量照射以达到肿瘤相对彻底治愈目的的治疗技术。

（1）主要结构组成：以目前用于术中放射治疗的 INTRABEAM 600 型移动式加速器为例，设备主要组成：由 XRS 射线源、控制平台、支持承载系统、质量保证系统、各种适配器和其他附件组成。如图 6-8 为手术外科放射治疗系统结构，图 6-9 为适配器。

（2）设备工作原理：XRS 射线源由其阴极发射的电子通过束流偏转系统形成高速电子流打在金靶上，产生各向同性的 X 射线，这个过程由内部监控系统进行反馈并可调。

产生 X 射线的靶端根据治疗需要可连接各种规格的适配器。各种适配器均有连接轴与 XRS 放射源直接相连，并使产生 X 射线的金靶端置于适配器的圆心，支持承载系统利用电磁耦合技术确保连接放射源的适配器精准地定位于治疗区。整个治疗方案的设定、操作均通过控制平台实现。

（3）主要参数和临床应用：该设备将重量只有 1.6kg 的小型直线加速器安装到可以 6 个方向自由浮动的机械臂上，进而保证在手术室中的灵活定位和准确

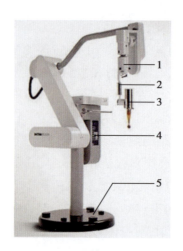

1.X射线源；2.带电磁制动释放按钮的手柄；3.XRS放射源头和球形适配器；4.控制面板；5.带锁底座。

图6-8　手术外科放射治疗系统结构

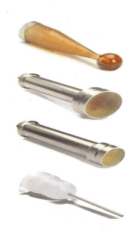

图6-9　适配器

将X线源定位到肿瘤组织中。小型直线加速器产生50kV低能量X射线通过选择不同形状(球形、平板、表面)和不同大小(1.5~5cm)的施源器，对肿瘤残余组织实施一次近距离的大剂量照射。

优点：①精准性：放射源通过合适的施源器最大限度地精准作用于瘤床，实现了手术切除与放射治疗的无缝连接，阻止了病变细胞再生的可能，降低了复发率；②直接性：放射治疗立即在已切除肿瘤的瘤床上作用，无放疗延迟。减少肿瘤细胞在等待外放疗或外放疗进行过程中的扩增；③高效性：术中单次大剂量的生物效应是常规外照射的1.5~2.5倍，高效的生物放疗量作用于瘤床，瘤床的微环境将被改变，足以更有效地杀伤肿瘤细胞。又可有效地减少术后放疗的疗程，缩短住院时间，降低整体治疗费用，使患者获得高效的治疗增益比，提高治疗精准性以达到提升患者的生活质量；④易防护性：利用低能50kV X射线，使剂量在达到最大剂量深度后急剧跌落，保证靶区剂量满足的同时最大限度地降低了周围正常组织和器官受量，从而起到保护周围正常组织的作用。

适用范围：①适用于全身实体肿瘤：乳腺癌、胰腺癌、胃癌、结直肠癌、前列腺癌、肺癌、头颈部肿瘤、脑瘤、妇科肿瘤、泌尿生殖系统肿瘤、盆腔肿瘤、腹膜后肿瘤、软组织肉瘤、肝胆系统肿瘤、骨肉瘤等原发或复发恶性肿瘤；②对于局部晚期肿瘤，手术难以完全切除干净的情况，可以结合术中放疗提高治疗效果。

5. 机械臂放射治疗系统(俗称赛博刀或射波刀)　机械臂治疗系统是一种机器人臂放射外科治疗设备,属于典型的立体定向放射治疗设备,整合了影像引导系统、高准确性机器人跟踪瞄准系统和射线释放照射系统,几乎可完成任何部位病变的治疗。该类设备临床应用中的关键是保证处方剂量的精确实施,因为立体定向治疗模式下照射靶区定位的极小偏差就可能导致治疗区剂量的过大偏差,从而对病灶外围正常组织和关键器官产生过高的照射风险。

(1) 主要结构组成:赛博刀配备有电子直线加速器和 X 射线成像系统。在成像系统实时监控下,由 6 个主要的子系统组成,包括 6MV 直线加速器、携带并定位加速器的 6 个关节的机械臂、X 射线成像系统、治疗床、治疗计划软件、控制工作站和操控台(图 6-10)。

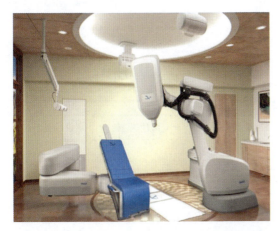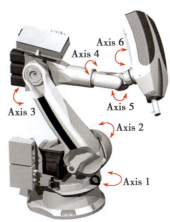

图 6-10　机械臂组成示意图

(2) 设备工作原理:赛博刀的基本工作原理是,在计算机控制下,首先采集三维断层图像,然后通过专用 TPS,利用 X 射线摄像设备及 X 射线影像处理系统获得的低剂量三维影像来追踪靶区位置,执行治疗计划,最后以准确剂量的放射线对肿瘤进行治疗。虽然没有使用框架和定位头盔,但治疗精度非常高,所以是一种无任何创伤的高精度现代放射治疗设备。

(3) 主要参数和临床应用:机械臂放射治疗系统将在成像系统实时监控下,将重约 150kg 的 6MV 直线加速器与具有 6 个方向自由度的机械手臂相结合形成立体定位射波手术平台,根据立体定向原理,使用大剂量窄束高能 X 射线准确聚焦于照射靶区,使之产生局灶性放射毁损或造成一系列放射生物学反应,以达到治疗相关疾病的目的。赛博刀机械臂有 6 个自由度,可支撑并保证轻型加速器自由旋转,它可使直线加速器调整到100多个位点,每个位点又可从多个角度照射,故可从多达1 200个方位照射,对病灶实施"适形治疗"。这使得赛博刀增添了非等中心治疗的功能,均匀性和适形度更高。

6. 质子放射治疗系统 质子治疗系统(proton therapy system,PTS)是利用质子射线束杀伤肿瘤的一种大型放射治疗设备。随着质子加速器的小型化、肿瘤定位追踪的精细化及质子辐射生物学效应的研究等进展,质子治疗正在迅速进入大众视野,成为目前乃至未来肿瘤治疗的一大利器。

(1)主要结构组成:PTS由主要设备和分系统组成。主要设备包括质子加速器、束流传输线、旋转机架、治疗头、患者支撑装置和患者定位装置,分系统包括束流选择系统、患者精密定位和准直系统、剂量验证系统、肿瘤信息管理系统、治疗计划系统、治疗控制系统和治疗安全系统等。各子系统通过TCP/IP网络连接,共同保障质子系统安全、稳定地运行(图6-11和图6-12)。

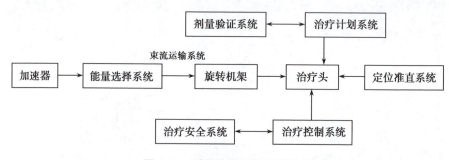

图6-11 质子治疗系统主要组成

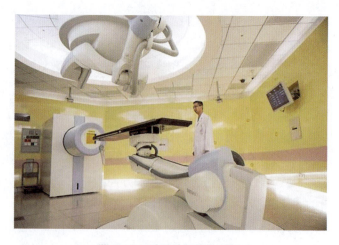

图6-12 质子放射治疗系统

（2）设备工作原理：质子治疗的工作原理是通过粒子加速器将质子（正粒子）加速到高能状态。这种高能状态允许质子直接进入肿瘤，对肿瘤进行精确定点"轰炸"。质子带正电，因此会吸引负电荷。当质子在 DNA 分子附近发射时，分子带负电荷的区域被吸引到质子上，从而干扰该分子的正常功能。这个过程的结果最终导致癌细胞的死亡。

主加速器系统通过对高纯度氢气电离，形成等离子的带正电质子和电子的混合体，质子在高压负电场的引导下把等离子体态中的质子从主加速器的离子源单元引出，经过垂直磁场下偏转，形成回旋路径，通过对主加速器高频系统的加速腔缝隙进行加速，当质子达到一定速度，通过主加速器的引出单元对其引出至能选系统，并通过束流传输系统进行束流的偏转和聚焦，到达旋转治疗室或固定治疗室，经治疗子系统的治疗头照射患者肿瘤病灶，质子在人体中的能量衰减，起初不大，后又快速上升形成一个峰值，通常称为 Bragg 峰（图 6-13），然后急速下降到零；质子治疗时将峰值部分对准肿瘤病灶处，肿瘤处受到的照射剂量最大，肿瘤后部的正常细胞基本上不会受到任何放射损害；将高剂量峰区集中在肿瘤上，以达到治疗癌症的目的。

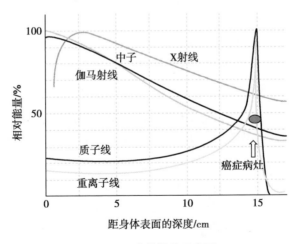

图 6-13　布拉格峰示意图

7. 重离子放射治疗　所谓重离子是指比质子重的带电粒子，如氦离子、碳离子、氖离子、钙离子、氩离子。在质子治疗逐渐在市场推广的同时，重离子以其更优的物理和放射生物学特征受到专家和科研机构的青睐。研究表明，重离子的线性能量传递（LET）、相对生物效应（RBE）和氧增比（OXR）皆优于质子，其辐射剂量可更多地沉积到人体深部的恶性肿瘤内,对肿瘤细胞更具杀灭性。

重离子放射治疗(以下简称"重离子放疗")是一类利用加速到快至光速的80%的重离子放射线治疗肿瘤的高精尖前沿技术,具有倒转剂量深度分布、拓展布拉格峰等特点,是一种被寄予厚望的新型癌症疗法。

(1)主要结构组成:从结构组成原理上,重离子与质子治疗系统基本相同,主要包括加速器、旋转机架、治疗头和治疗计划系统。

加速器是束流的生产装置,目前世界上专用的重离子治疗中心,基本上采用三种类型:直线加速器、回旋加速器和同步加速器。直线加速器通过电场控制使离子沿直线方向加速,加速器长度与能量增益成正比,所以重离子直线加速器规模非常庞大。回旋加速器通过间隙磁场对离子进行加速,离子运动轨迹类似一个螺旋线,其磁场强度决定了加速器尺寸,而且可以提供稳定束流强度,但很少能够调节参数,需要其他装置配合调制强度。同步加速器是由多级磁铁组成的狭窄真空环,离子在环内反复循环获得加速,其能量可变,但是需要注入和引出系统,操作相对复杂。

治疗头实际上是一个"束流性能转换装置",把束流照射野扩展到整个计算靶容积(planned target volume,PTV),并使之在PTV区域产生的剂量刚好等于要求剂量,以完成适形治疗的目的。实现"横向束流扩展"是治疗头的核心技术,其实现方式主要分为两种:散射法(scattering)和扫描法(scanning),也可以称为"被动法"和"主动法"。

(2)设备工作原理:重离子在纵向上表现出比质子更明显的剂量下降,更具有其额外的物理优势。另外由于重离子的质量增加,更大的惯性导致离子的横向散射范围更小,在瞄准肿瘤时保持了方向的稳定性,且剂量范围的控制精度是质子治疗的数倍,这使布拉格峰能够更准确地落在靶体积内。

重离子放射治疗的发展方向在于准确评估能量分布和单位能量所能造成的生物学效应。目前已有大量的体内外实验正在进行,利用蒙特卡罗方法揭示重离子与X射线在DNA损伤上的差异,通过改变粒子类型和束流参数进行扩大实验,以建立明确的生物学理论和临床标准流程。兼具重离子布拉格峰低前端剂量和调强放射治疗多通道高适性优点的笔形束技术近年来正在取代传统的扩展布拉格峰方法,重离子放疗技术作为现代医疗领域的重要组成部分,正逐渐展现出其深远的临床治疗意义和广阔的研究空间。

(3)质子和重离子治疗系统的临床应用:质子重离子可以治疗:①中枢神经系统肿瘤:如脑膜瘤、垂体瘤,治疗时,质子束或重离子束可以集中针对肿瘤部位进行消除,不会影响其他正常组织,不会损伤中枢神经。②头颈部肿瘤:对于头颈部的肿瘤、肉瘤,如鼻咽癌、软骨肉瘤等,采用质子重离子治疗的方法可以避免损伤附近其他器官如眼、耳的正常功能。③腹腔盆腔肿瘤:如肝癌、前列腺癌、胰腺癌等,对于腹腔盆腔等较大范围的肿瘤,可通过质子重离子治疗的方法对病灶进行强力放射。④颅底肿瘤:如脊索瘤、软骨肉瘤等,也可以通过质子重离子进行治疗。⑤胸部肿瘤:如肺癌、胸腺癌、食管癌等,也可以通过质子重离子进行治疗。

(4)质子重离子治疗的优点:①对人体的危害性小:相较于化学药物治疗而言,对人体的毒副作用小,也可减少对周围正常组织的伤害。②疗效好、疗程短:质子重离子可以直接对肿瘤细胞进行精准爆破,疗效较好;同时治疗通常只需数个周期,每个治疗周期只需数天。③无创:质子重离子治疗无须开刀,不会在人体上留下瘢痕。④适应性广:质子重离子治疗可适用于多种未实现转移的实体瘤,如腹腔胸腔肿瘤、脑肿瘤、头颈部肿瘤等。

值得注意的是,并非所有肿瘤患者都适合接受质子或重离子治疗。治疗的适用性取决于多种因素,包括肿瘤的类型、位置、大小、患者的整体健康状况以及是否有其他并发症。患者应在专业医疗团队的指导下,根据个人情况选择最合适的治疗方法。

8. 硼中子俘获治疗(boron neutron capture therapy,BNCT) BNCT是一种能够选择性地阻击癌细胞的生物靶向放射治疗方法。理论诞生于1936年,至今已经有80余年的发展历史。如果把治疗癌症比作射击比赛,那么癌细胞就如同靶心,在众多命中目标的射击方法中,最为先进的当属BNCT。BNCT利用硼在肿瘤处富集的特性,用中子和硼反应产生的射线杀死癌细胞。

(1)作用原理:BNCT是一种靶向放射治疗,包括两个步骤。首先,一种稳定的同位素被选择性地输送到肿瘤细胞。随后,用低能中子照射肿瘤,诱发核反应,产生高线性能量转移(LET)粒子和 γ 射线,导致局部细胞死亡。

硼中子俘获疗法利用非放射性同位素 ^{10}B 选择性地在肿瘤细胞中积累,从而实现细胞级靶向治疗。当低能中子被同位素 ^{10}B 吸收时,会引发一种称为硼俘获疗法的反应。这种反应会使同位素裂解成 α 粒子和重离子 ^{7}Li 核,对肿瘤组织进行高效杀伤,而健康细胞则不会受到伤害(图6-14)。

(2)临床应用和特点:硼中子俘获治疗系统目前主要用于治疗脑胶质瘤和黑色素瘤。脑胶质瘤是对患者威胁最大的一种恶性肿瘤。患这种瘤的人群多为青壮年,平均存活不到半年。由于其形状复杂,像树根一样生长在大脑中,运用

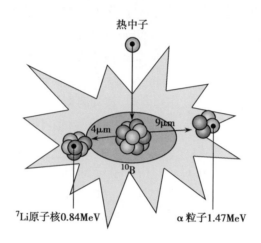

图 6-14　硼中子俘获治疗

手术、常规放疗、化疗等方法治疗效果很差。BNCT 治疗脑胶质瘤,患者 5 年存活率可达 58%,而用手术、化疗、常规放疗等方式治疗,患者 5 年存活率还不到 3%。BNCT 已被证实是目前治疗胶质瘤的最好方法。

其特点有:①对正常细胞的损伤远小于传统放射治疗;②它还可以针对放射治疗后复发的癌症;③对浸润性癌症、多发性癌症和放射抗性癌症有效;④治疗周期短(完成 1~2 次照射,一次照射时间为 30~60 分钟);⑤可以通过 PET 扫描预测治疗效果。

9. 后装治疗机　后装治疗机即近距离后装治疗机,使用放射核素产生的射束治疗肿瘤的设备。

(1) 主要结构组成:完整的后装治疗设备由以下几个部分组成:治疗机、施源器、治疗计划系统、附加安全设备(图 6-15 和图 6-16)。尽管近距离治疗可选择不同形状不同活度的放射源。但通常使用具有高活度的 ^{192}Ir 微型源作为后装近距离治疗用的放射源。

1) 常用的放射源 ^{192}Ir 的物理特性:①能量适中: ^{192}Ir 发出的 γ 射线能量适中(0.384MeV),在组织中有一定的穿透能力,能够有效地治疗不同深度的肿瘤;②半衰期较短: ^{192}Ir 的半衰期为 73.83 天。较短的半衰期使得放射源的活性可以在相对较短的时间内衰减到较低水平,便于放射源的更换和管理。

2) ^{192}Ir 临床应用优势:①高剂量率:能够在较短的时间内给予肿瘤较高的剂量,提高治疗效率;②适形性好:可以通过后装治疗技术,将放射源准确地放置

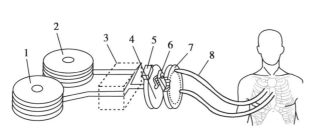

1. 模拟源轮　　2. 真源轮　　3. 安全区　　4. 换路器
5. 编码　　6. 换路导管　　7. 接盘器　　8. 施源器

图 6-15　后装治疗示意图

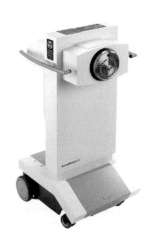

图 6-16　后装治疗设备

在肿瘤部位或其附近,实现对肿瘤的高剂量照射,同时减少对周围正常组织的损伤;③灵活性强:可用于多种肿瘤的治疗,如宫颈癌、子宫内膜癌、前列腺癌、食管癌等,尤其适用于一些腔道器官的肿瘤治疗。

3) 不常用的中子源锎-252(^{252}Cf):^{252}Cf 物理特性:①高能量:^{252}Cf 发出的中子射线具有很高的能量,能够穿透更深的组织,对一些深部肿瘤的治疗具有优势。②半衰期较短:^{252}Cf 的半衰期约为 2.645 年。相对较短的半衰期使得放射源的活性能够在一定时间内得到较好的控制,便于管理和使用。

^{252}Cf 临床应用优势:①高 LET(传能线密度)辐射:^{252}Cf 发出的中子射线属于高 LET 辐射,与传统的低 LET 辐射(如 X 射线、γ 射线)相比,具有更高的相对生物效应(RBE)。这意味着在相同的物理剂量下,^{252}Cf 能够对肿瘤细胞造成更大的生物损伤,提高肿瘤的控制效果。②对乏氧细胞敏感:肿瘤组织中常常存在乏氧细胞,这些细胞对传统的低 LET 辐射相对不敏感。而 ^{252}Cf 发出的中子射线对乏氧细胞具有较好的杀伤作用,能够弥补低 LET 辐射在治疗乏氧肿瘤方面的不足。

(2) 设备工作原理:它是先在患者的治疗部位放置不带放射源的治疗容器,包括能与放射源传导管相连接的空的装源管、针或相应的辅助器材(又称施源器),可为单个或多个容器,然后在安全防护条件下或用遥控装置,在隔室将放射源通过放射源导管,送至已安放在患者体腔内空的管道内,从而进行放射治疗。由于放射源是后来装上去的,故称之为后装治疗(treatment of after loading)。

（3）后装机的临床应用：^{192}Ir 后装治疗已被广泛应用于宫颈癌，前列腺癌，乳腺癌和皮肤癌的治疗。后装治疗是一种近距离治疗方法，基本特征是放射源贴近肿瘤组织，肿瘤组织可以得到有效的杀伤剂量，而邻近的正常组织，由于辐射源剂量随距离增加而迅速跌落，受照剂量较低。

施源器的形状、结构设计以及材料选择应适应靶区的解剖特点，保证放射源在其中正常驻留或运动。施源器应按照剂量学原理，形成各种预定的剂量分布，最大限度地保护邻近正常组织和器官。

^{252}Cf 可用于治疗宫颈癌、子宫内膜癌、前列腺癌、食管癌、直肠癌等多种肿瘤，尤其对于一些难治性肿瘤或复发性肿瘤可能具有较好的疗效。

（二）操作要求

1. 在放射治疗中，应有实施照射的书面程序。

2. 在治疗计划制订时，除考虑对靶区施以所需要的剂量外，应尽量降低靶区外正常组织的剂量，在治疗过程中应采取适当措施使正常组织所受到的照射剂量保持在可合理达到的最低水平。

3. 除有明确的临床需要外，应避免对怀孕或可能怀孕的妇女施行腹部或骨盆受照射的放射治疗；若确有临床需要，对孕妇施行的任何放射治疗应周密计划，以使胚胎或胎儿所受到的照射剂量减至最小。

4. 患者在接受放射治疗之前，应有执业医师标明日期并签署的照射处方。处方应包含下列信息：治疗的位置、总剂量、分次剂量、分次次数和总治疗周期；还应说明在照射体积内所有危及器官的剂量。

（三）放射治疗的质量保证与控制

1. 制定质量保证大纲　开展放射治疗的医疗机构应制定放射治疗质量保证大纲。

质量保证大纲应包括：①执业医师和医学物理人员应对每一种放射治疗的实践活动编写标准化的程序性文件及相应的临床核查的规范化程序并确保其有效实施；②患者固定、肿瘤定位、治疗计划设计、剂量施予及其相关验证的程序；③实施任何照射前对患者身份、肿瘤部位、物理和临床因素的核查程序；④剂量测定、监测仪器校准及工作条件的验证程序；⑤书面记录、档案保存在内的整个诊疗过程的规范程序；⑥偏差和错误的纠正行动、追踪及结果评价的程序；⑦对质量保证大纲定期和独立的审查程序。

2. 剂量测量仪器的测量和校准

（1）放射治疗单位应配置医学物理人员：开展放射治疗的医疗机构应确保

医学物理人员遵循国家相关标准进行患者的剂量测定并形成文件。

（2）开展放射治疗的医疗机构应确保：①对用于放射治疗剂量测定的剂量计和其他检测仪器进行量值溯源，按国家法规和技术标准的时间间隔要求对其进行校准；②在放射治疗设备新安装、大维修或更换重要部件后应进行验收检测；③每年至少接受一次状态检测；④开展临床剂量验证工作，包括体模测量或在体测量。

3. 设备质量控制（以医用电子直线加速器为例）

（1）一般要求

1）质量控制检测分为验收检测、状态检测和稳定性检测。

2）医用电子直线加速器的检测项目、周期和技术要求应符合 WS 674—2020《医用电子直线加速器质量控制检测规范》附录 C 中表 C.1 的要求，对功能不具备或不能满足检测条件的被检设备应在检测报告中加以说明。

3）新安装医用电子直线加速器的验收检测结果应符合随机文件中所列产品性能指标、双方合同或协议中技术条款，但不应低于本标准的要求。供货方未规定的项目应符合本标准要求。质量控制检测结果符合或优于本标准中所规定的指标数值为合格。

4）检测报告的基本内容应包括：委托单位基本信息、设备信息、检测项目、相应检测要求、检测结果及其相应标准要求。

5）质量控制检测中体模位置及相关检测条件按 WS 674—2020《医用电子直线加速器质量控制检测规范》附录 D 中 D.1 进行。

6）对于方形 X 射线照射野的均整度，体模表面位于辐射源下方，距等中心上方 10cm 处，用以测量分布在标准检测深度平面上的吸收剂量；体模表面位于辐射源下方，距等中心上方距离为最大剂量深度处，用以测量最大剂量深度平面上的吸收剂量。

7）对于非等中心设备和有关电子线的规定，其体模表面位于在正常治疗距离处，以便对各个特定深度的平面进行测量。

8）验收检测、状态检测和稳定性检测的具体检测预置条件按照 WS 674—2020《医用电子直线加速器质量控制检测规范》附录 E 的规定进行。

（2）对测量仪器的要求：检测用测量仪器应根据有关规定进行检定或校准，检测结果应有溯源性。

（3）对检测单位的要求：验收检测和状态检测应委托有资质的服务机构进行，稳定性检测应由医疗机构实施检测或委托有能力的机构进行。

（4）验收检测要求

1）医用电子直线加速器验收检测前，应有完整的技术资料，包括订货合同或双方协议、供货方提供的设备手册或设备清单、设备性能指标、使用说明书或操作维修规范。

2）验收检测应按照本标准，或按照购买合同所约定的技术要求进行检测。

3）验收检测原则上应由供货商、医疗机构协助有资质的放射卫生技术服务机构完成。

（5）状态检测要求

1）使用中的医用电子直线加速器应每年进行状态检测。

2）医用电子直线加速器安装完毕或重大维修后，应进行验收检测。设备状态检测中发现某项指标不符合要求，但无法判断原因时，应采取进一步的验收检测方法进行检测。

（6）稳定性检测要求：使用中的医用电子直线加速器，应按 WS 674—2020《医用电子直线加速器质量控制检测规范》要求定期进行稳定性检测。

三、工作人员的剂量限值

具体参见本书第二章第一节的具体要求。

第二节　对患者的防护

射线能量沉积在细胞上可导致其 DNA 发生损伤，进而引起细胞的凋亡与坏死，肿瘤放射治疗就是利用电离辐射的这一生物学效应治疗恶性肿瘤的。放射治疗采用特殊设备产生的高能量射线照射癌变的肿瘤，杀死或破坏癌细胞，抑制它们的生长、繁殖和扩散。但同时必须认识到：射线是不会区分正常细胞与肿瘤细胞的，即使采用最先进的放射治疗技术进行精确治疗，患者病灶周围的正常组织仍不可避免地会受到射线的照射。因此，放射治疗中对患者的防护不是要求避免对患者的照射，而是要求设法使肿瘤靶体积邻近的正常组织或器官受到的漏射辐射和散射辐射的剂量减少到可以合理做到的尽量低的水平，患者在接受放射治疗之前，应遵循执业医师、物理师签署的照射处方，目的是降低放射治疗并发症的发生率。

放射治疗的方式主要有两种：远距离治疗和近距离治疗。远距离治疗是指设备位于人体外，直接把高能量射线照在肿瘤部位即射线从患者体外对病变组织进行照射治疗;近距离治疗是指将放射源密封植入肿瘤内或靠近肿瘤的位置。大多数肿瘤患者接受其中一种治疗方式,个别患者可能会出现两种治疗方式联合使用的情况。不同的治疗方式,射线作用于患者的方式不同,其对患者机体照射的特性也不同。如何做好患者的防护措施,在确保治疗效果的同时尽量降低周围正常组织的受照剂量,在远距离治疗和近距离治疗中,根据各自治疗方式的特点其要求也有所区别。

一、远距离治疗的患者防护要求

针对远距离放射治疗而言,患者的安全与防护需遵循以下要求。

1. 放射治疗前应根据临床检查结果制订详细的放射治疗计划,包括放射治疗的类型、靶组织剂量分布、分割方式、治疗周期等。

2. 对放射治疗计划单要进行核对、签名确认与存档。治疗计划应由中级专业技术任职资格以上的放射肿瘤医师和医学物理人员共同签名。

3. 制订患者放射治疗计划时,应对靶区外重要组织器官的吸收剂量进行测算,按病变情况,采用包括器官屏蔽在内的适当的技术和措施以保护正常组织与器官,在保证治疗要求的前提下,使其处于可合理达到的尽量低的水平。

4. 对怀孕或可能怀孕的妇女及儿童应慎重采用放射治疗。因病情需要必须要给孕妇实施任何放射治疗时应进行更为缜密的放疗计划,以使胚胎或胎儿所受到的照射剂量减至最小。

5. 在治疗过程中,应定期对患者进行检查与分析。根据病情变化的需要调整治疗计划,密切注意体外放疗中出现的辐射损伤效应与可能出现的放射损伤,采取必要的医疗保护措施。

6. 放射治疗技师应把接受放射治疗时的注意事项告知患者,包括接受放疗时的体位保持、呼吸调节、在身体出现不适时如何示意工作人员等。

7. 首次放疗时,主管放射肿瘤医师应指导放射治疗技师正确摆位,落实治疗计划。

8. 照射过程中特别是 X 刀、γ 刀等精确放疗过程中应采取措施保持患者体位不变,对于儿童患者可适当使用镇静剂或麻醉剂。

9. 照射过程中密切观察设备运行情况,发现异常时,应立即停止照射,详细记录并查明原因。

10. 放射治疗完成后,若发现远距离治疗 γ 射线装置的放射源未退回贮存位置,应迅速将患者从治疗室内转移出去,并详细记录滞留时间和所处位置。

11. 放射治疗装置自身防护性能和安全性能要达标,并在使用过程中定期进行验证。

二、近距离治疗的患者防护要求

针对近距离放射治疗而言,患者的安全与防护需遵循以下要求。

1. 后装治疗应配备相应的治疗计划系统,应制订并实施质量保证计划,确保剂量准确。既能使治疗区域获得合理的剂量及其分布,又能控制正常组织的受照范围,最大限度缩小正常组织的受照剂量与范围。

2. 在治疗开始前对设备及相关防护措施进行检查,确保治疗设备和防护设备处于正常工作状态。

3. 每个治疗疗程实施前,应由放射治疗医师和医学物理师分别核对治疗计划。

4. 首次治疗时,放射治疗医师应指导放射治疗技术人员正确摆位,落实治疗计划。

5. 治疗中,技术人员应密切注视控制系统的各项显示与患者状况,以便及时发现和排除异常情况。不得在去掉保护与连锁控制装置的条件下运行。

6. 实施治疗时,应详细记录治疗日期、治疗方式、放射源类型、活度、数目、通道、照射时间、单次照射剂量及总剂量和放射源在施源器内的驻留位置及照射长度,并绘示意图存档。

7. 实施治疗时,除患者外,治疗室内不得停留任何人员。

8. 施源器、治疗床等表面因放射性物质所造成的污染水平应低于 $4Bq/cm^2$,若高于此污染水平应采取相应去污和放射源处理措施。

第三节　放射治疗工作人员的防护

随着放射治疗技术和计算机系统的发展,现代放射治疗基本采用隔室操作的模式,即放射工作人员在治疗时是不用出现在机房内。这样的治疗模式使得放射工作人员的受照剂量被大大地降低了。正常和不可避免的职业照射是不会对工作人员产生明显的放射损伤。真正的危险是来自潜在的事故或意外事件所造成的高剂量照射情况。因此,放射治疗单位必须有确保安全的工作条件、规范的操作步骤和预防放射事故的应急措施。

由于对设备、机房进行严格的屏蔽,散射线和漏射线的绝对量大大降低,正常情况下,医技人员的受照剂量均十分安全。但这并不意味着放射治疗的工作人员就不需要采取放射安全防护措施。

因此,放射治疗工作人员的放射安全与防护措施要从以下几个方面进行:个人剂量监测、职业健康监护和放射防护培训。对工作人员的职业受照剂量进行严格的控制和管理;定期组织放射工作人员接受健康体检;同时加强人员安全文化的培养、进行防护与安全知识的培训。

一、医疗机构的责任

1. 开展放射治疗的医疗机构应对放射工作人员、患者和公众的防护与安全负责,主要包括:

(1) 放射治疗工作场所的布局、机房的设计和建造。

(2) 配备与工作相适应的、结构合理的专业人员。

(3) 根据 GBZ 128—2019《职业性外照射个人监测规范》开展工作人员个人剂量监测和建立个人剂量监测档案。

(4) 对放射工作人员所受的职业照射加以限制,使其符合 GB 18871—2002《电离辐射防护与辐射源安全基本标准》对工作人员的职业照射剂量限值的规定;根据 GBZ 98—2020《放射工作人员健康要求及监护规范》开展放射工作人员职业健康检查和建立职业健康监护档案。

(5) 制订人员培训计划,对人员的专业技能、放射防护知识和有关法律知识进行培训,使之满足放射工作人员的工作岗位要求。

(6) 配置与放射治疗工作相适应的治疗设备、质量控制设备、监测设备及防护设施,采取一切合理措施预防设备故障和人为失误。

(7) 制定并落实放射防护管理制度、实施放射治疗质量保证大纲,采取合理和有效的措施,将可能出现的故障或失误的影响减至最小。

(8) 制定相应的放射事故应急预案,应对可能发生的事件,宣贯该预案并定期进行演练。

2. 应将放射治疗可能产生的风险告知患者。

二、放射治疗工作场所的防护要求

放射治疗场所要求既能够满足患者治疗的基本要求,同时还要兼顾电离辐射对周围环境及人员的影响,因此,在场所的选址和布局上都有严格的规定与要求。放射治疗工作场所的设计与建设是肿瘤放射治疗防护十分重要的环节,其中包括放疗工作场所恰当选址、合理布局、防护屏蔽与卫生防护要求、机房安全联锁、必要配套设施等。

（一）选址

从放射防护角度，为了减少电离辐射对公众的影响，放射工作场所宜设置在建筑物底层的一端或单独建筑物内。治疗机房的坐落位置应同时考虑周围环境与场所的人员驻留条件及其可能的改变。对于现代医院，放射治疗场所一般选址于独立的放疗科小楼，或者大型建筑的地下层。这些地方地点相对偏僻，人员的流动性少，有利于减少放射治疗过程中机房泄漏射线对周围人员和环境的影响。同时独立建筑的选择也有助于放射治疗场所区域的划分和屏蔽设计的实施。

（二）布局要求

1. 放射治疗设施一般单独建造或建在建筑物底部的一端；放射治疗机房及其辅助设施应同时设计和建造，并根据安全、卫生和方便的原则合理布置。

2. 放射治疗工作场所应分为控制区和监督区。治疗机房、迷路应设置为控制区；其他相邻的、不需要采取专门防护手段和安全控制措施，但需经常检查其职业照射条件的区域设为监督区。

3. 治疗机房有用线束照射方向的防护屏蔽应满足主射线束的屏蔽要求，其余方向的防护屏蔽应满足漏射线及散射线的屏蔽要求。

4. 治疗设备控制室应与治疗机房分开设置，治疗设备辅助机械、电器、水冷设备，凡是可以与治疗设备分离的，尽可能设置于治疗机房外。

5. 应合理设置有用线束的朝向，直接与治疗机房相连的治疗设备的控制室和其他居留因子较大的用室尽可能避开被有用线束直接照射。

6. X 射线管治疗设备的治疗机房、术中放射治疗手术室可不设迷路；γ 刀治疗设备的治疗机房，根据场所空间和环境条件，确定是否选用迷路；其他治疗机房均应设置迷路。

7. 使用移动式电子加速器的手术室应设在医院手术区的一端，并和相关工作用房（如控制室或专用于加速器调试、维修的储存室）形成一个相对独立区域，移动式电子加速器的控制台应与移动式电子加速器机房分离，实行隔室操作。

（三）空间、通风要求

1. 放射治疗机房应有足够的有效使用空间，以确保放射治疗设备的临床应用需要。

2. 放射治疗机房应设置强制排风系统,进风口应设在放射治疗机房上部,排风口应设在治疗机房下部,进风口与排风口位置应对角设置,以确保室内空气充分交换;通风换气次数应不小于 4 次/h。

(四)屏蔽材料

屏蔽材料的选择应考虑其结构性能、防护性能和经济因素,符合最优化要求,新建机房一般选用普通混凝土。

(五)安全装置和警示标志要求

1. 监测报警装置　含放射源的放射治疗机房内应安装固定式剂量监测报警装置,应确保其报警功能正常。

2. 联锁装置　放射治疗设备都应安装门机联锁装置或设施,治疗机房应有从室内开启治疗机房门的装置,防护门应有防挤压功能。

3. 标志　医疗机构应当对下列放射治疗设备和场所设置醒目的警告标志:①放射治疗工作场所的入口处,设有电离辐射警告标志;②放射治疗工作场所应在控制区进出口及其他适当位置,设有电离辐射警告标志和工作状态指示灯。

4. 急停开关　①放射治疗设备控制台上应设置急停开关,除移动加速器机房外,放射治疗机房内设置的急停开关应能使机房内的人员从各个方向均能观察到且便于触发。通常应在机房内不同方向的墙面、入口门内旁侧和控制台等处设置;②放射源后装近距离治疗工作场所,应在控制台、后装机设备表面人员易触及位置以及治疗机房内墙面各设置一个急停开关。

5. 应急储存设施　①γ 源后装治疗设施应配备应急储源器;②中子源后装治疗设施应配备符合需要的应急储源水池。

6. 视频监控、对讲交流系统　控制室应设有在实施治疗过程中观察患者状态、治疗床和迷路区域情况的视频装置;还应设置对讲交流系统,以便操作者和患者之间进行双向交流。

三、放射治疗操作中的放射防护要求

1. 对于高于 10MV 的 X 射线治疗束和质子重离子治疗束的放射治疗,除考虑中子放射防护外,在日常操作中还应考虑感生放射线的放射防护。

2. 后装放射治疗操作中,当自动回源装置功能失效时,应有手动回源的应急处理措施。

3. 操作人员应遵守各项操作规程,认真检查安全联锁,以保障安全联锁正常运行。

4. 工作人员进入涉放射源的放射治疗机房时应佩戴个人剂量报警仪。

5. 实施治疗期间,应有两名及以上操作人员协同操作,认真做好当班记录,严格执行交接班制度,密切注视控制台仪器及患者状况,发现异常及时处理,操作人员不应擅自离开岗位。

四、工作场所的分区

把放射治疗工作场所分为控制区和监督区,以便于放射防护管理和职业照射控制。

(一) 控制区

控制区是指需要对职业照射条件进行控制的区域,在该区域内要求或可能要求采取专门防护手段和安全措施。通常是指辐射水平较高,可能对工作人员造成较大辐射剂量的区域。本区域有以下特点:辐射水平相对较高,该区域内的辐射剂量率通常高于监督区,可能会对进入该区域的人员造成较高的辐射风险。严格的防护措施,控制区内设有专门的防护设备和安全措施,如防护门等,以确保工作人员的安全。严格的出入管理,进入控制区通常需要经过特殊的审批和培训,工作人员必须佩戴个人剂量计,并遵守严格的操作规程。

控制区主要区域包括:放射治疗机房,是放射治疗的核心区域,这里产生的辐射剂量较高。在机房内,通常配备有放射治疗设备、治疗床、放射监测设备等。近距离治疗室,用于进行近距离放射治疗的区域,辐射水平也较高。这里可能使用放射性源,如铱-192、钴-60 等,需要严格的防护措施。

(二) 监督区

监督区是指通常不需要采取专门防护手段和安全措施,但需要经常对职业照射条件进行监督和评价的区域。一般是指辐射水平相对较低,但仍需要进行监测和管理的区域。

本区域有以下特点:辐射水平相对较低,监督区内的辐射剂量率通常低于控制区,但仍可能对工作人员造成一定的辐射风险。较为宽松的防护措施,与控制区相比,监督区的防护措施相对简单,但仍需要配备基本的辐射监测设备。定期监测和评价,对监督区的辐射水平进行定期监测和评价,以确保工作人员的辐射安全。

监督区主要区域包括:控制室,放射治疗设备的操作室,工作人员在这里对治疗过程进行监控和操作。虽然控制室与治疗机房相邻,但由于采取了一定的防护措施,辐射水平相对较低;设备维修区,用于对放射治疗设备进行维修和保养的区域。在维修过程中,可能会接触到一定的辐射,但辐射水平通常较低;候诊区和走廊,患者和家属等候的区域以及连接各个区域的走廊,这些区域的辐射水平通常很低,但仍需要进行监测,以确保公众的安全。

总之,在放射治疗职业防护中,对工作场所进行合理的分区是非常重要的。通过明确控制区和监督区的范围和特点,可以采取相应的防护措施和管理手段,确保工作人员和公众的辐射安全。

五、个人剂量监测

个人剂量监测是指利用工作人员个人佩带剂量计所进行的测量以及对这些测量结果的解释。应当根据工作场所的辐射水平高低和变化情况,以及根据潜在照射的可能性与大小,确定个人监测的类型、周期和不确定度要求。

(一) 外照射个人剂量监测方法

1. 只接受外照射的人员,在左胸前暴露部位佩带一组个人剂量计。

2. 事故应急人员应佩带直读式或报警式个人剂量计。

3. 外照射个人剂量计的测读周期一般为 30 天,也可视情况缩短或延长,但最长不得超过 90 天。

(二) 个人剂量监测管理

具体要求参见本书第三章第三节的具体要求。

六、工作场所监测与评价

放射治疗工作场所的监测与评价至关重要,工作场所放射防护检测(以医用电子直线加速器为例)

1. 常规检测周期:定期检测的周期为一年。

2. 关注点的选取:加速器治疗机房的防护检测应在巡测的基础上,对关注点的局部屏蔽和缝隙进行重点检测。关注点参见 GBZ 121—2020《放射治疗放射防护要求》附录 B 图 B.1 和图 B.2。需要考虑天空反射和侧散射时,对天空反射可能的剂量相对高的区域进行巡测选取关注点,对侧散射可能的至机房近旁建筑物较高层室的剂量相对高的区域进行巡测选取关注点。

3. 对测量仪器要求

(1) 仪器应能适应脉冲辐射剂量场测量,推荐 X 射线剂量测量选用电离室探测器的仪表,不宜使用 GM 计数管仪器。对 X 射线治疗束在 10MV 以上的设备,应配备测量中子剂量的仪器。

（2）测量仪器应有良好的能量响应。

（3）仪器最低可测读值应不大于 0.1μSv/h。

（4）仪器宜能够测量辐射剂量率和累积剂量。

（5）仪器需经计量检定或校准并在检定有效期内使用。

4. 测量方法　采取巡测方法找出加速器治疗机房周边关注点。测量时测量仪器距检测表面 30cm 处，距离地面 50~150cm 处，治疗机房外距离中心点最近处作为巡测起点，围绕该起点进行上下左右巡测找出最大剂量点。待仪器稳定后进行测量。

七、职业健康监护

根据《中华人民共和国职业病防治法》的要求，必须对放射工作人员进行职业健康监护，其主要目的是：①评估工作人员的健康状况；②确定工作人员在特殊工作条件下从事预定任务的适任性；③提供用于事故情况下暴露于特定危险物或职业病的基础资料。

放射治疗工作人员职业健康监护内容没有特殊要求，详细内容参见本书第三章第三节的具体要求。

第四节　《放射诊疗管理规定》对人员资质、设备和场所的要求

一、对人员资质的要求

开展放射治疗工作人员应符合相关法律、法规的规定。

第七条　医疗机构开展不同类别放射诊疗工作，应当分别具有下列人员：

（一）开展放射治疗工作的，应当具有：

1. 中级以上专业技术职务任职资格的放射肿瘤医师。

2. 病理学、医学影像学专业技术人员。

3. 大学本科以上学历或中级以上专业技术职务任职资格的医学物理人员。

4. 放射治疗技师和维修人员。

二、对设备和场所的要求

第八条　医疗机构开展不同类别放射诊疗工作，应当分别具有下列设备：

（一）开展放射治疗工作的，至少有一台远距离放射治疗装置，并具有模拟定位设备和相应的治疗计划系统等设备。

第九条　医疗机构应当按照下列要求配备并使用安全防护装置、辐射检测仪器和个人防护用品：

（一）放射治疗场所应当按照相应标准设置多重安全联锁系统、剂量监测系统、影像监控、对讲装置和固定式剂量监测报警装置；配备放疗剂量仪、剂量扫描装置和个人剂量报警仪。

其他要求参见本书第四章第五节的具体要求。

第五节　监督管理的特殊要求

放射治疗技术中有一部分射线是来源于放射源的。放射源是指用放射性物质制成的能产生放射照射的实体。放射性核素会自发衰变释放出射线和粒子，这些射线和粒子可以用来治疗恶性病变组织。伴随衰变的发生放射性核素的活度会慢慢降低，当其活度下降到一定程度已经不能再满足正常医学治疗的需求时就成为具有一定安全隐患的废弃源。

一、放射治疗中放射源的管理

常见的放射源有：^{60}Co 远距离治疗源、^{60}Co 伽马刀治疗源、^{60}Co 或 ^{192}Ir 后装治疗源。^{60}Co 远距离治疗源一般使用年限为 6~10 年，按照《中华人民共和国放射性污染防治法》《放射性同位素与射线装置安全和防护条例》和《放射性废物安全管理条例》中的相关要求，放射治疗过程中产生的退役放射源的管理与防护应遵循生态环境部门的相关要求。

二、团标中特殊要求

T/WSJD 55—2024《医疗机构放射卫生监督指南》中关于放射治疗卫生监督检查的特殊要求涉及的以下相关内容：

1. 放射治疗工作场所应按 GBZ 121—2020《放射治疗放射防护要求》的要求设置影像监控、对讲装置、安全联锁、剂量报警等安全和防护设施，且能正常运行。

2. 按照放射治疗质量保证方案的要求开具治疗处方、制订治疗计划、实施治疗过程。

3. 配备放射防护与质量控制设备,并按规定进行检定或校准。

第六节　卫生监管实践

某医院新建加速器项目未按规定进行职业病危害预评价案

(一) 案情介绍

2015 年 6 月 12 日,某市卫生执法人员在对某医院日常监督检查中发现,2014 年 6 月 23 日该医院的新建加速器项目因没有进行职业病危害预评价擅自开工建设而被警告和限期整改,现逾期仍未改正。卫生执法人员在现场发现"一台医用加速器"和"2 名工人正在安装防护门"。经查,该医院仍不能提供职业病危害预评价报告审核意见。执法人员当场制作了现场笔录、询问笔录,并下达卫生监督意见书,责令该医院立即停止新建加速器项目建设。经立案调查后认定,该医院存在新建加速器项目未按规定进行职业病危害预评价审核擅自开工建设的违法行为,违反了《中华人民共和国职业病防治法》第十七条第一款,依据《中华人民共和国职业病防治法》第七十条第(一)项,经过合议、重大集体讨论,某市卫生计生行政部门(2015 年时卫生健康主管部门)对该医院做出罚款人民币十万元的行政处罚决定。当事人接到《行政处罚事先告知书》后放弃了陈述、申辩和听证权力,于 2015 年 7 月 15 日缴纳罚款人民币十万元,此案办结。

(二) 案例分析

此案为某医院新建加速器项目没有进行职业病危害预评价擅自开工建设案例,案情并不复杂。但对卫生行政部门依法加强对各级医疗机构放射诊疗活动的监管、处罚,具有很多值得探讨之处。

1. **违法事实认定、证据采集分析。** 某市卫生执法人员在首次发现了该医院新建加速器项目没有进行职业病危害预评价的违法行为,有现场笔录和询问笔录为证,并给予了警告和限期 30 日进行整改。卫生执法人员再次检查发现该医院仍然没有进行职业病危害预评价,有现场笔录和询问笔录为证。两次被询问人均是该医院保健科长张某某,案卷附有该医院授权张某某处理新建加速器建设项目相关事宜的授权说明。从医疗机构执业许可证、现场检查笔录、询问笔录、影像资料等证据可见,此案违法事件、违法情节认定准确、清晰,违法事实确凿。因此,依据《中华人民共和国职业病防治法》第七十条规定对当事人处以十万元的罚款。

2.执法程序分析　本案为卫生监督管理中发现,经七日内立案、调查取证、合议、行政处罚事先告知、行政领导集体讨论,决定给予某医院罚款人民币十万元的行政处罚。该案符合《某省适用听证程序的罚款数额规定》,在行政处罚事先告知过程中,采用行政处罚听证程序,充分给予当事人陈述、申辩和听证的权利,允许当事人及利害关系人与卫生执法人员进行质证,以充分体现行政处罚公开、公正的原则。根据《中华人民共和国行政处罚法》第三十八条第二款"对情节复杂或者重大违法行为给予较重的行政处罚,行政机关的负责人应当集体讨论决定",召开行政机关负责人会议,集体讨论做出了行政处罚决定。可见,本案的处理过程符合《中华人民共和国行政处罚法》和《卫生行政处罚程序》的规定。

(三)思考建议

卫生执法人员在执法工作中应及时对发现的违法行为进行回访检查,督促管理相对人改正违法行为。本案在2014年6月23日首次下达的卫生监督意见书中显示对某医院限期整改期限为30日,再次检查制作的现场笔录时间为2015年6月12日。可以看出执法人员没有在规定的整改限期后立即回访检查。因此可能会对放射诊疗工作人员、患者和公众造成放射危害,并带来巨大的经济损失和不良社会影响。

本章思考题

1. 放射治疗机房的屏蔽设计需要考虑哪些因素?
2. 简述放射治疗工作人员健康检查的主要项目。
3. 放射治疗设备的安全联锁装置有哪些作用和类型?
4. 在放射治疗中,对患者非照射部位防护的主要措施有哪些?
5. 放射治疗场所的通风要求及其意义是什么?

(本章编者:马贵华　尹俊清)

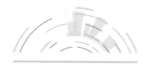

第七章

核医学诊疗的防护与监督管理要求

　　核医学(nuclear medicine)是利用核素和核技术来进行生命科学和基础医学研究并在临床进行诊断和治疗疾病的一门综合性交叉学科,是现代医学的重要组成部分,是核探测技术、电子技术、计算机技术、化学、物理和生物学等现代科学技术与医学相结合的产物。

　　核医学在疾病的诊断、治疗过程中需使用放射性药物,其为非密封放射性物质。在诊疗过程中,需将放射性药物引入到患者体内,患者在受到内照射的同时,又可作为一个核辐射的来源,对周围人群产生外照射。另外,患者的排泄物可能对周围环境造成污染。可见,核医学的诊断与治疗过程中既有内照射,也有外照射及环境污染。因此,如何对患者进行有效的内照射防护,同时对其周围的工作人员及其他人群进行有效的外照射防护,对其排泄物引起的环境污染进行有效控制,是核医学诊疗过程必须高度重视的问题。

　　医疗机构在核医学诊疗工作中应当按照《中华人民共和国职业病防治法》《放射性同位素与射线装置安全和防护条例》《放射诊疗管理规定》和 GBZ120—2020《核医学放射防护要求》等国家法律法规和标准规定,落实主体责任,实施质量控制,保证患者的诊疗质量和健康权益,保障医务人员的职业健康安全。

第一节　医学诊疗常见放射性核素和设备

一、医用放射性核素

临床核医学实践中的体外诊断、体内诊断与治疗,都需要放射性核素及其标记的化合物即放射性药物来进行示踪。放射性药物(或核药物)是指含有一种或几种放射性核素并供医学诊断和治疗用的药物(品)。临床上使用的放射性药品必须获得国家药品监督管理部门批准,具有批准文号并上市销售。广义的放射性药物包括:含有一种或多种放射性核素的医药制剂、医学使用的放射性核素发生器、与核素发生器配套使用的药盒、制备放射性药物的前体。

按放射性核素半衰期的长短可分为长半衰期如 ^{125}I,中等半衰期如 ^{32}P、^{131}I,短半衰期如 ^{99m}Tc、^{18}F、^{11}C 等放射性核素。按核素在临床使用的目的划分,可以分为显像与功能测定类放射性核素如 ^{18}F、^{99m}Tc,治疗类放射性核素如 ^{131}I、^{32}P,体外分析类放射性核素如 ^{125}I、^{14}C、^3H 等。下面按照放射性核素的来源进行介绍:

（一）反应堆生产

利用反应堆提供的高通量中子流照射特定的靶材料引起核反应可产生一些有用的子核素,通过一定的分离和纯化,可以得到多种医用放射性核素。通过反应堆生产的放射性核素品种多、成本低、产量大,又能同时辐照多个靶材料来生产不同的核素,因此是医用放射性核素的主要来源。但是反应堆生产的医用放射性核素常伴有 β⁻衰变,发出的 β⁻射线可能产生较明显的辐射生物效应,对受试者易产生放射危害,不利于制备诊断用放射性药物,而常常作为治疗性的放射性核素。反应堆生产的放射性核素一般由生产商供应,通过运输送达核医学科。表 7-1 列出了常见的反应堆生产的医用放射性核素。临床核医学使用最多的治疗用的核素就是反应堆生产的 ^{89}Sr、^{90}Sr、^{99}Mo(分离获得的可制成 ^{90}Mo-^{99m}Tc 发生器)、^{131}I、^{32}P、^{153}Sm。

^{131}I 是核医学科常见的放射性核素,主要衰变类型是 β⁻、γ,半衰期为 8.0 天,β⁻ 能量 606keV、334keV,γ 能量 364keV、637keV,^{131}I 的 β 射线可用于治疗甲状腺疾病,其 γ 射线可用于甲状腺、肝、肺等脏器的扫描以及肾、甲状腺等脏器的功能测定。

^{177}Lu 是目前最常用于治疗的放射性金属核素,半衰期为 6.7 天,β 粒子能量中等[最大能量（E_{max}）=0.497MeV],辐射范围小[最大距离（R_{max}）=2mm],对邻近

表 7-1　常见的反应堆生产的医用放射性核素

放射性核素	半衰期($T_{1/2}$)	放射性核素	半衰期($T_{1/2}$)
^{24}Na	15.0h	^{3}H	12.3a
^{55}Fe	2.7a	^{14}C	5 730a
^{59}Fe	44.5d	^{198}Au	2.0d
^{75}Se	120d	^{32}p	14.3d
^{133}Xe	5.25d	^{51}Cr	27.7d
^{125}I	60.2d	^{35}S	87.4d
^{131}I	8.0d	^{45}Ca	163d
^{99}Mo	66.0h	^{58}Co	70.8d
^{153}Sm	46.8h	^{64}Cu	12.7h
^{103}Pd	17.0d	^{177}Lu	6.71d

注:本表数据源于 GB 18871—2002 附表 B3。

正常细胞损伤小。^{177}Lu 衰变时还发射适合于 SPECT 的 γ 光子,可进行诊断评估和剂量测定,是实现诊疗一体化的理想核素。与 ^{90}Y 相比,^{177}Lu 更有利于统筹放射性标记抗体的制备及制订治疗计划。同时,由于其能量较低,造成的骨髓毒性较低,对周围正常细胞的辐射剂量低,肾毒性也较低。^{177}Lu 标记纳米颗粒是多功能化的靶向放射性药物,同时充当着放疗、热消融及多方式成像试剂的角色。

（二）加速器生产

加速器生产放射性核素是利用加速器将带电粒子加速到一定的能量,轰击特定的靶材料,引起核反应而实现的。生产出来的放射性核素一般为贫中子核素,以发射 β$^+$或电子俘获形式进行衰变,能量适度,半衰期短,放射危害小,非常适合 PET 显像。目前加速器生产的放射性核素主要是一些短半衰期核素如 ^{11}C、^{13}N、^{15}O 以及 ^{18}F 等,见表 7-2。这些核素容易标记到生物分子上,化学修饰作用小,对功能显像非常有意义。加速器生产的放射性核素可以由专门的机构或单位供应,也可以在核医学 PET 中心自己生产,这使得核医学的放射防护问题变得更为复杂,存在外照射防护和感生放射性问题。由于加速器生产的核素与靶元素不是同位素,因此能够得到高比活度甚至是无载体的放射性核素。在生产短半衰期的放射性核素时,也可能发生放射性气溶胶污染,因此,可能对职业人员和公众造成内照射,在进行装置设计和安装时,应当有良好的通风系统和放射性监测报警装置。

表 7-2　常见的加速器生产的医用放射性核素

放射性核素	半衰期($T_{1/2}$)	主要衰变方式	放射性核素	半衰期($T_{1/2}$)	主要衰变方式
^{11}C	20.4min	β^+	^{67}Ga	78.3h	EC
^{13}N	10min	β^+	^{68}Ge-^{68}Ga	288d	EC, β^+
^{15}O	122s	β^+	^{111}In	2.8d	EC
^{18}F	109.8min	β^+	^{123}I	13.0h	EC
^{22}Na	2 602a	β^+, EC	^{201}Tl	74h	EC
^{52}Fe	8.3h	β^+, EC	^{57}Co	271.8d	EC

(三) 放射性核素发生器生产

临床上部分放射性核素可通过放射性核素发生器来获得。放射性核素发生器(radionuclide generator)是一种能从较长半衰期的母体放射性核素中分离出由它衰变而产生的较短半衰期放射性子体核素的装置。发生器的重要性在于母体核素的半衰期足够长,它们有足够的时间进行长距离的运输,能为难以开展核药学生产与服务的偏远地区提供短寿命核素源,因而在医院及实验室已被普遍采用。

为了使生产的放射性核素适用于医学诊断和治疗,并满足放射防护的需要,对放射性核素发生器有下列基本要求:①子体核素必须具有高的放射化学纯度和放射性核素纯度,以确保放射性药品的质量;②子体核素必须具有适宜的核性质,在满足诊断或治疗用途的前提下,尽可能减少患者所受的辐射剂量;③产品必须无菌和无热原,且能方便地制成临床适用的放射性药物;④母体核素容易获得,便于运输和应用;⑤医用放射性核素发生器应结构设计合理、紧凑,操作简便,使用安全;⑥医用放射性核素发生器应设置屏蔽体,屏蔽厚度应符合 GB 11806—2019《放射性物品安全运输规程》的要求;⑦现场淋洗时应另设附加屏蔽,以确保工作人员的辐射安全。

在发生器中,随着母体核素的衰变,子体核素不断增多又不断衰变,经过一定时间可达到放射性平衡。用适当的分离手段即可从母体中获得无载体的子体核素。由于母体核素的半衰期较长且不断衰变,上述分离过程可重复进行,因此发生器可在一定的时间内重复使用,直到母体核素的放射性活度减到很弱为止。这一现象和从母牛身上挤牛奶相似,因此放射性核素发生器俗称"母牛(cow)",把供应这些由母牛生产的医用放射性核素的公司称为"奶站"。

目前临床上一些常用的医用放射性核素发生器见表 7-3。使用较多的是

^{99}Mo-^{99m}Tc 发生器、^{188}W-^{188}Re 发生器和 ^{90}Sr-^{90}Y 发生器,我国目前批准生产和市场供应前两种核素发生器。

表 7-3　几种医用放射性核素发生器

子体	半衰期/h	衰变类型	主要光子能量/keV	β⁻最大能量/MeV	母体	半衰期
^{99m}Tc	6.0	IT	140		^{99}Mo	66.0h
^{188}Re	17.0	β⁻(γ)	155	2.1	^{188}W	69.4d
^{90}Y	64.2	β⁻	140	2.3	^{90}Sr	28.1a
^{87m}Sr	2.8	IT	388		^{87}Y	3.4d
^{68}Ga	1.1	β⁺	511		^{68}Ge	288d
^{113m}In	1.7	IT	393		^{13}Sn	115.1d

^{99m}Tc 是 ^{99}Mo-^{99m}Tc 发生器中得到的无菌、无热原、无载体的游离态核素。^{99m}Tc 有相当好的物理和辐射特性:物理半衰期为 6h;无 β 辐射,GBq 级活度的摄入用于诊断对患者不会产生显著辐射剂量,发射的 140keV 光子,易准直,可获得高的空间分辨率显像。增加 ^{99m}Tc 标记的放射性药物容易标记生产,将 ^{99m}TcO$_4$ 加入多种(无放射性)冷试剂盒即得,它是目前应用最广泛的放射性药物,几乎占临床所用放射性药物总量的 80% 以上,但随着正电子核素的使用增加,^{99m}Tc 使用量有所下降。

^{188}Re(铼-188)是 ^{188}W—^{188}Re 发生器生产的子核素,具有优良的辐射特性,β⁻衰变的半衰期为 17.0h,衰变产物为稳定的 ^{188}Os,β 衰变时发射的最大能量为 2.1MeV 和 2.0MeV 的 β⁻射线,衰变概率分别为 71.1% 和 25.6%,上述能量的 β⁻射线适用于放射性核素体内治疗肿瘤;同时发射 155keV 的 γ 射线(15%),适宜于显像诊断,以观察治疗效果;铼(Renium,Re)也具有优良的化学特性,它与 Tc 同属于ⅦB 族元素,化学性质相近,大多数 ^{99m}Tc 放射性药物的标记方法也适用于 ^{188}Re。

^{90}Y 是 ^{90}Sr-^{90}Y 发生器生产的子核素,为纯 β⁻辐射体核素,半衰期为 64.2h,β⁻衰变时发射的 β 粒子最大能量为 2.3MeV,衰变概率为 99.988 5%,另一条 β⁻射线的最大能量为 0.52MeV,衰变概率仅为 0.011 5%,β⁻衰变时伴随的 γ 辐射概率近似为零。由于 ^{90}Y 衰变时发射高能量的 β⁻粒子,所以它可以作为治疗肿瘤的放射性核素。由 ^{90}Y 制作的玻璃微球、^{90}Y 络合物或螯合物以及 ^{90}Y 标记的单克隆抗体已在临床上得到应用。

（四）高放射性废液提取

反应堆乏燃料高放射性废液中含 ^{90}Sr、^{137}Cs 等核素，从高放射性废液中提取也是生产医用放射性同位素的一种方式，如 ^{90}Sr 可用于医用敷贴器和 ^{90}Sr-^{90}Y 发生器。

二、核医学诊疗常用设备

核医学诊疗中，显像、测量和计数装置主要分为两类：一类是闪烁装置，它们包括 γ 照相机、SPECT、PET 和井型计数器；另一类是气体探测器如盖-革计数管和电离室辐射检查设备。核医学体内诊断可以根据仪器在体外探测 γ 射线的方式不同，分为放射性核素非显像探测装置和显像装置。前者主要用于功能检查，是利用非显像探测装置在体表检测和记录特定放射性药物在组织、脏器中的摄取、聚集和排泄的过程，并以时间—放射性强度曲线等方式显示，据此判断特定脏器的功能和病理变化。核医学常用的非显像探测装置包括甲状腺功能仪、肾图仪、心功能仪等。这些仪器的核心部件是 γ 射线闪烁探测器，它具有带屏蔽壳和准直器的 γ 闪烁探头和相应的电子器件及记录系统。放射性核素显像装置包括 γ 相机、SPECT、PET。γ 相机只可以获得脏器的平面图像，目前在我国主要在一些较小或偏僻地区的医院使用。而 SPECT 和 PET 可以得到人体横断面、矢状面及冠状面图像，应用更为广泛。

在核医学临床应用中，核医学医师根据诊疗目的选择相应的设备、采集协议、图像处理和评估、噪声影响、空间分辨等技术参数，均会涉及患者的诊断和治疗的正当性要求、最优化要求。

（一）闪烁探测器

用于核医学的核辐射探测仪器主要是闪烁探测器，γ 闪烁计数器、γ 照相机、SPECT 及 PET 等都要使用闪烁探测器，其工作原理基本类似。在闪烁探测器的探测面有一个不透光的固体闪烁体，γ 射线进入闪烁体，通过光电效应、康普顿效应和电子对效应产生次级电子，次级电子又使闪烁体中的原子、分子进一步电离和激发，被电离和激发的原子、分子在退激过程中又发射出光子，这些光子经过光反射层及光导被收集在光电倍增管的光阴极上，光子打在光阴极上并被吸收，然后发射出光电子，光电倍增管再将光电子进行倍增，最后被收集到阳极上，产生负脉冲信号，再经过电子学线路放大，信号被记录并用计算机分析。

（二）SPECT

SPECT 是一个探头可以围绕患者某一脏器进行 360° 旋转的 γ 相机，只是图像重建的方法不同。SPECT探头绕人体一周,在旋转时每隔一定角度(3°或6°)采集一帧图片,然后经滤波反向投影法或迭代重建法或傅里叶变换法等方法,用电子计算机自动处理,将图像叠加,重建为该脏器的横断面、冠状面、矢状面或任何需要的不同方位的断层、切面图像,最后大大提高了诊断的灵敏度和正确性。SPECT也可以与X-CT融合,在高分辨的解剖影像的基础上,获得功能图像。

(三) PET

1. 显像的基本原理　正电子放射性核素发射出的正电子在体内移动大约1mm后和负电子结合发生湮灭,正负电子消失的同时产生一对能量相等(511keV),方向相反的γ光子(图7-1)。

在PET探头系统内由数个探测器环构成,由湮灭产生的两个方向相反的光子能够被探头内的两个探测器分别探测到。这种位置探测不需

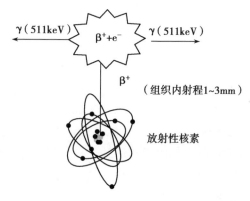

图7-1　正电子湮灭

要如SPECT那样的屏蔽型准直器,而是依靠两个光子的特殊方向和符合电路来实现的,故称为"光子准直"或"电子准直"。由于免去了屏蔽型准直器,因而极大地提高了探测灵敏度(一般准直器挡去90%以上的应该入射视野的射线)。

2. PET-CT　把PET和CT联合在一起,通过PET扫描和CT扫描的联合扫描,使两者的硬件和软件有机地融合在一起。CT的球管发射X线,穿透人体组织,探测器在对侧获得数据来重建结构图像;同时又提供给PET作为衰减校正的参数,在此基础上再进行PET图像的重建。因此,所显示的图像为两者图像的融合结果,即细胞的代谢显像和所处的解剖位置图像,一次检查可快速了解全身的整体状况。PET-CT一次显像能同时获得PET与CT两者的全身各方向的断层图像,使得精细的CT解剖图像为背景,融合PET功能影像的图像,便于病灶的准确定性和精确定位,对肿瘤等全身性疾病的诊断、分级分期和治疗方案的制定以及肿瘤原发病灶的寻找和转移与复发的诊断尤为有利;也对放射治疗中生物靶区的定位以及适形调强放疗计划的实施具有重要价值。

3. 飞行时间(time of flight,TOF)技术　基本原理是PET探测器能分辨出一对由湮灭反应产生的方向相反的γ光子到达探测器的时间差,凭这个时间差,就可以确定湮灭事件发生的具体范围。PET/CT作为功能影像诊断利器,对于小

病灶的成像与诊断率一直是业界关注的焦点,TOF 技术能够提高小病灶的定位精度、优化 PET 临床图像的效果,对于临床诊断的意义非常大。

4. PET/MR　与 CT 相比,MRI 在反映解剖形态和生理功能信息方面具有无可比拟的优越性,特别是在软组织对比方面,其优势更强且无辐射。当前,PET 与 MRI 的结合即 PET/MRI 有 PET/CT 无法超越的优势。一体化正电子发射体层/磁共振成像一体化 PET/MR 是将 PET 和 MR 组合在同一个机架内,其中整环 PET 探测器被嵌入传统 MR 系统的梯度线圈和射频发射体线圈之间。在射频线圈和梯度线圈进行发射/接收射频脉冲和梯度脉冲时,PET 探测器同时接收正电子湮灭事件,从而实现完全等视野、等中心的"同时间、同空间、同步成像"。一体化 PET/MR 产品具有多序列、多参数、软组织分辨率更高的特点、双模态真正同步采集的优势以及更低的人体辐射。

5. 正电子核素　除了常见的 ^{18}F,还有 ^{89}Zr、^{68}Ga,^{89}Zr 是一种新型正电子核素,半衰期为 78.4 小时,平均正电子能量 0.389MeV。^{89}Zr 标记药物具有很高分辨率,同时它们能特异性地结合到目标组织上,且对比度良好,具有很好的应用前景。^{89}Zr 适用于肽段、肽段聚合物、脂质体、微球、纳米粒子和蛋白的体内分布和代谢 PET 显像研究。临床研究广泛证实 ^{89}Zr 免疫 PET 技术的多项优势,因其高空间分辨率、广泛受体表达和异质性、筛选阳性转移灶以及预测靶向治疗效果,在推动靶向药物治疗的发展方面发挥了重要作用。如果未来能借助更灵敏的 PET 扫描仪和先进的软件,减少辐射剂量,能使该技术迎来更广阔的应用前景。

正电子核素 ^{68}Ga 的应用也非常普遍,仅次于 ^{18}F。^{68}Ga 以其优越的核素性质、简单的化学标记性质且便于药盒化等优势,得到广泛的应用。与 ^{18}F-FDG PET/CT 相比,^{68}Ga-FAPI-46 PET 显著提高了胰腺癌、宫颈癌、胆管癌及肝细胞癌复发和转移的检测和再分期的准确性,不仅更多的病灶被检出,而且病灶对显像剂摄取明显更高。

第二节　核医学诊疗的放射防护原则

一、核医学诊疗的正当性

(一) 一般要求

1. 技术和方法　所有新型核医学诊疗技术和方法,医疗机构在应用前都应通过正当性判断;已判断为正当的技术和方法,当取得新的或重要的证据并需要重新判断时,应对其重新进行正当性判断。

2. 核医学医师　核医学医师应掌握相关医学影像诊疗技术的特点及其适应证,使用时应严格控制其适应证范围。

3. 执业医师　执业医师在申请放射性药物诊疗前,应注意查阅以往患者或受检者检查资料,应避免不必要的检查。

4. 特殊人群　为了避免对胚胎、胎儿和婴儿造成意外辐射照射,应对患者或受检者是否怀孕或哺乳进行询问和评估,并有相应记录,并将有关告知说明张贴在核医学部门入口处和给药前候诊处显著位置。

(二)诊断中的正当性要求

1. 孕妇　除有临床指征并必须使用放射性药物诊断技术外,宜尽量避免对怀孕的妇女使用诊断性放射性药物。

2. 哺乳期妇女　除有临床指征并必须使用放射性药物诊断技术外,应尽量避免对哺乳期妇女使用放射性药物;若必须使用时,应建议患者或受检者参照 GBZ 120—2020《核医学放射防护要求》附录 B 的建议适当停止哺乳。

3. 儿童　除有临床指征并必须使用放射性药物诊断技术外,通常不宜对儿童实施放射性核素显像检查,若需对儿童进行这种检查,应参照 GBZ 120—2020《核医学放射防护要求》附录 C 的建议减少放射性药物施用量,而且宜选择短半衰期的放射性核素。

(三)治疗中的正当性要求

1. 孕妇　除非是挽救生命的情况,对怀孕的妇女不应实施放射性药物的治疗,特别是含 ^{131}I 和 ^{32}P 的放射性药物(因其易通过胎盘屏障)。为挽救生命而进行放射性药物治疗时,应参照 GBZ 120—2020 附录 D 的方法对胎儿接受剂量进行评估,并书面告知患者胎儿可能存在潜在风险。

2. 哺乳期妇女　除非是挽救生命的情况,宜尽量避免对哺乳期妇女进行放射性药物治疗;若必须使用时,应建议患者或受检者参照 GBZ 120—2020 附录 B 的建议适当停止哺乳。

二、防护的最优化

在核医学实施过程中,应遵循可合理达到的最低量原则(as low as reasonably achievable principle,ALARA principle),即诊断过程中一切辐射应当使其剂量保持在可以合理达到的尽可能低的水平,治疗则应达到使病变细胞、病变组织被有效抑制为目的。应当避免一切不必要的照射(包括失误和重复性检查)。在核医学诊疗中所使用的放射源、个人受照剂量,均要保持在可合理做到的尽可能低的水平,此为 ALARA 原则。

(一)最优化一般要求

1. 核医学医师　核医学医师审查放射性药物诊疗申请时,应采用以下措施,使患者或受检者接受的剂量尽可能低:①根据不同患者或受检者的身体情况选用适当的放射性药物及其施用活度,特别要注意儿童与器官功能损害的患者或受检者;②对非检查器官应尽量使用阻断放射性药物吸收的方法,并使其加速排除;③注意采用适当的图像采集和处理方法;④要充分应用已有的信息,避免一切不必要的重复照射;⑤应符合 GBZ 120—2020 附录 E 中相应的核医学诊断参考水平。

2. 验证　应有对放射性药物诊疗方案及患者或受检者身份进行验证的程序。

3. 出院指导　对符合 GBZ 120—2020《核医学放射防护要求》附表 L.2 体内放射性活度的患者出院时,应提供书面和口头的指导,以便他们在出院后能有效地减少对家庭成员、护理人员和公众所造成的照射,特别是未成年人和孕妇。

(二)诊断中的最优化要求

1. 患者　对患者进行核医学诊断中应注意和采取如下最优化措施:①使用放射诊断药物之前,应有确定患者身份、施药前患者的准备和施药程序等有关信息的程序,应确保给每例患者施用的放射性药物活度与处方量相符,并做好给药记录;②对每个诊断程序,应适当考虑与该程序有关的核医学诊断参考水平(参见附录 E);③应适当选择准直器、能量窗、矩阵尺度、采集时间和放大因子等,以及 SPECT 或 PET 的有关参数和放大因子;④采用动态分析时,为获取最佳品质影像,也应适当选取帧的数量、时间间隔等参数;⑤在实施诊断后,尤其是在检查后的短时间内,应鼓励患者多饮水、多排泄,以加快排出放射性药物。

2. 孕妇　采用 ^{99m}Tc 及其放射性药物对孕妇进行核医学诊断时,可直接采用较小的施用药量和延长成像时间来进行优化,此时通常不需要估算胎儿受照剂量;放射性碘等放射性核素易于穿过胎盘屏障,从而引起胎儿摄入,这时应参照 GBZ 120—2020 附录 D 对胎儿受照剂量进行评估,以避免造成事故性照射。

3. 儿童　仅当有明显的临床指征时,才可以对儿童实施放射性核素显像检查,并应根据患儿的体重、身体表面积或其他适用的准则尽可能减少放射性药物施用量,选择半衰期尽可能短的放射性核素。

（三）治疗中的最优化要求

1. 避孕　①应按 GBZ 120—2020 附录 F 的建议告知已接受放射性药物治疗的妇女在一段时期内避免怀孕；②已接受 ^{131}I（碘化物）、^{32}P（磷酸盐）或 ^{89}Sr（氯化锶）治疗的男性宜采取避孕措施 4 个月。

2. 治疗　应采用的最优化措施：①在使用放射治疗药物之前，应有确定患者身份、施药前患者的准备和施药等有关信息的程序；②在给妇女使用放射性药物前，应询问确认患者是否怀孕或哺乳；③除非是挽救生命的情况，孕妇不应接受放射性药物的治疗，特别是含 ^{131}I 和 ^{32}P 的放射性药物；放射性药物的治疗，通常应在结束怀孕和哺乳期后进行；为挽救生命而进行放射性药物治疗时，若胎儿接受剂量不超过 100mGy，可以不终止怀孕；④要特别注意防止由于患者的呕吐物和排泄物造成的放射性污染；⑤当需要进行患者剂量估算时，宜由具备专门知识的人员按附录 D 建议的方法对每次治疗所致患者辐射剂量进行评估并予以记录，特别是婴儿和胎儿所受剂量。

三、个人剂量限值与剂量约束

即使放射实践满足了正当性要求，放射防护与安全也达到了最优化，但仍然不能保证对每一个人提供足够的防护。剂量约束是对源可能造成的个人受照剂量所规定的一种剂量的上界值，被用作对所考虑的源进行防护与安全最优化时的约束。视具体情况对职业照射、公众照射应用相应的剂量限值，对患者的医疗照射应用相应的剂量约束。

GB 18871—2002 中规定的个人剂量限值旨在防止发生确定性效应，并将随机性效应发生概率限制在可以接受的水平。个人剂量限值不适用于医疗照射的患者。

对核医学影像诊断，我国 GB 18871—2002 和国际机构（如 ICRP、IAEA）均基于辐射防护原则，制定了与剂量约束值相对应的放射性核素施用量指导值。对于应用 ^{99m}Tc 及其标志物的显像患者，施用量不超过 28 000MBq，对其探视者及家属等周围人群的辐射剂量不会大于 5mSv 剂量约束；同理，对于施用量不超过 5 600MBq 时，对其周围人群的剂量不会大于 1mSv 剂量约束；对于应用 ^{18}F-FDG 显像患者不会产生对其探视者及家属等周围人群的辐射剂量约束（无施用量的限制）。

施用放射性核素治疗时，核医学单位应向探视者和家庭成员提供有关的放射防护措施（如限定接触或接近患者的时间等）及相应的书面指导，并对其所受剂量加以约束,通常的公众剂量限值不适于核素治疗患者的探视者和家庭成员,相应的剂量约束要求见表7-4。

表7-4 对接触接受 ^{131}I 治疗后患者的人员的剂量约束要求

人员类型	剂量约束/(mSv·次$^{-1}$)
到访人员(非看护人员)家庭成员及亲友	0.3
孕妇	1.0
2岁及以下儿童	1.0
3~10岁儿童	1.0
10岁以上,60岁以下	3.0
60岁及以上	15.0

特别要指出的是那些明知受照而志愿帮助(并非是他们的职业)护理、(支持)慰问和探视正在或已接受放射性核素治疗患者的个人,对他(她)们同样必须进行剂量限制和剂量约束。安慰者和拜访者在一个患者的治疗期间,所受到的辐射剂量不能超过5mSv;对于接触接受放射性核素治疗的患者的18岁以下未成年人受到的辐射剂量,应该限制到小于1mSv。

第三节 核医学诊疗场所的防护

开展核医学诊疗的工作场所应实行分级管理。工作场所应划分出控制区和监督区,合理布局工作场所,规划好人流、物流、气流路径,妥善收集、暂存和处理核医学活动中产生的放射性废物。

一、诊疗场所平面布局和分区

(一)选址

在医疗机构内部区域选择核医学场址,应充分考虑周围场所的安全,不应邻接产科、儿科、食堂等部门,这些部门选址时也应避开核医学场所。尽可能做到相对独立布置或集中设置,宜有单独出、入口,出口不宜设置在门诊大厅、收费处等人群稠密区域。

(二)布局设计

遵循的原则:①使工作场所的外照射水平和污染发生的概率达到尽可能

小;②保持影像设备工作场所内较低辐射水平以避免对影像质量的干扰;③在核医学诊疗工作区域,控制区的入口和出口应设置门锁权限控制和单向门等安全措施,限制患者或受检者的随意流动,保证工作场所内的工作人员和公众免受不必要的照射;④在分装和给药室的出口处应设计卫生通过间,进行污染检测。

核医学工作场所的布局应有助于开展工作,避免无关人员通过。治疗区域和诊断区域应相对分开布置。根据使用放射性药物的种类、形态、特性和活度,确定核医学治疗区(病房)的位置及其放射防护要求,给药室应靠近病房,尽量减少放射性药物和给药后患者或受检者通过非放射性区域。

(三) 功能设置分区要求

核医学工作场所从功能设置可分为诊断工作场所和治疗工作场所。其功能设置要求如下:

1. 单一诊断场所　应设置给药前患者或受检者候诊区、放射性药物贮存室、分装给药室(可含质控室)、给药后患者或受检者候诊室(根据放射性核素防护特性分别设置)、质控(样品测量)室、控制室、机房、给药后患者或受检者卫生间和放射性废物储藏室等功能用房。

2. 单一治疗场所　应设置放射性药物贮存室、分装及药物准备室、给药室、病房(使用非密封源治疗患者)或给药后留观区、给药后患者专用卫生间、值班室和放置急救设施的区域等功能用房。

3. 辅助用房　①诊断工作场所和治疗工作场所都需要设置清洁用品储存场所、员工休息室、护士站、更衣室、卫生间、去污淋浴间、抢救室或抢救功能区等辅助用房;②对于综合性的核医学工作场所,部分功能用房和辅助用房可以共同利用。

4. 正电子药物制备场所　正电子药物制备工作场所至少应包括回旋加速器机房工作区、药物制备区、药物分装区及质控区等。

正电子药物制备场所,应按相关的药物生产管理规定,合理规划工作流程,使放射性物质的传输运送最佳化,减少对工作人员的照射。回旋加速器室、药物制备室及分装区域的设置应便于放射性核素及药物的传输,并便于放射性药物从分装热室至注射室间的运送。

(四) 管理分区要求

核医学放射工作场所应划分为控制区和监督区。控制区一般包括使用非密封型核素的房间(放射性药物贮存室、分装及/或药物准备室、给药室等)、扫描室、给药后候诊室、样品测量室、放射性废物储藏室、病房(使用非密封源治疗患者)、卫生通过间、保洁用品储存场所等。监督区一般包括控制室、员工休息室、更衣室、医务人员卫生间等。应根据 GB 18871 的有关规定,结合核医学科的具体情况,对控制区和监督区采取相应管理措施。

(五)空间交通模式

通过设计合适的时间空间交通模式来控制辐射源(放射性药物、放射性废物、给药后患者或受检者)的活动,给药后患者或受检者与注射放射性药物前患者或受检者不交叉,给药后患者或受检者与工作人员不交叉,人员与放射性药物通道不交叉。合理设置放射性物质运输通道,便于放射性药物、放射性废物的运送和处理;便于放射性污染的清理、清洗等工作的开展。

应通过工作场所平面布局的设计和屏蔽手段,避免附近的辐射源(核医学周边场所内的辐射装置、给药后患者或受检者)对诊断区设备成像、功能检测的影响。

二、放射防护措施要求

(一)非密封源工作场所分级分类

1. 分级 核医学的工作场所应按照非密封源工作场所分级规定进行分级(具体分级见本书第二章第三节的相关内容),并采取相应防护措施。

2. 分类 在相同的防护条件下,操作的放射性活度越大,对环境的污染和对工作人员潜在危害的可能性就越大,为了便于管理和工程设计及放射防护的目的,在 GBZ 120—2020 中规定,将非密封放射性物质工作场所按放射性核素的日操作最大量放射性核素的加权活度的大小分为Ⅰ、Ⅱ、Ⅲ三类,见表 7-5。日操作最大量放射性核素的加权活度等于放射性核素计划的日操作最大活度(Bq)与该核素的毒性权重因子的积除以操作性质修正因子所得的商。临床核医学的活性实验室、病房、洗涤室、显像室等工作场所通常情况下属于Ⅱ或Ⅲ类核医学工作场所。

表 7-5 核医学工作场所分类一览表

分类	日操作最大量放射性核素的加权活度 /MBq
Ⅰ	>50 000
Ⅱ	50~50 000
Ⅲ	<50

注:GBZ 120—2020《核医学放射防护要求》附录 G。

在 GBZ 120—2020 中,将目前常用的放射性核素按其毒性不同分为 A、B、C 三类,并给出了核素的毒性权重因子、操作性质修正因子,不同操作性质的修正因子见表 7-6。

表 7-6　不同操作性质的修正因子

操作方式和地区	操作性质修正因子
贮存	100
废物处理 闪烁法计数和显像 候诊区及诊断病床区	10
配药、分装以及施给药 简单放射性药物制备 治疗病床区	1
复杂放射性药物制备	0.1

注:数据源自 INTERNATIONAL ATOMIC ENERGY AGENCY,Nuclear Medicine Resources Manual,IAEA, Vienna(2006)。

常用的放射性核素分类包括:A 类(8 个,权重因子为 100),^{75}Se、^{89}Sr、^{125}I、^{131}I、^{32}P、^{90}Y、^{99}Mo、^{153}Sm;B 类(11 个,权重因子为 1),^{11}C、^{13}N、^{15}O、^{18}F、^{51}Cr、^{67}Ga、^{99m}Tc、^{123}I、^{111}In、^{113m}In、^{201}TI;C 类(5 个,权重因子为 0.01),^{14}C、^{3}H、^{81m}Kr、^{127}Xe、^{133}Xe。

不同类别核医学工作场所用房室内表面及装备结构的基本放射防护要求见表 7-7。

表 7-7　不同核医学工作场所用房室内表面及装备结构的基本放射防护要求

种类	分类		
	I	II	III
结构屏蔽	需要	需要	不需要
地面	与墙壁接缝无缝隙	与墙壁接缝无缝隙	易清洗
表面	易清洗	易清洗	易清洗
分装柜	需要	需要	不必须
通风	特殊的强制通风	良好通风	一般自然通风
管道	特殊的管道[a]	普通管道	普通管道
盥洗与去污	洗手盆[b]和去污设备	洗手盆[b]和去污设备	洗手盆[b]

注:[a] 下水道宜短,大水流管道应有标记以便维修检测。
[b] 洗手盆应为感应式或脚踏式等手部非接触开关控制。

（二）工作场所的通风

核医学工作场所的通风按表 7-7 要求,通风系统独立设置,应保持核医学工作场所良好的通风条件,合理设置工作场所的气流组织,遵循自非放射区向监督区再向控制区的流向设计,保持含放射性核素场所负压以防止放射性气体交叉污染,保证工作场所的空气质量。合成和操作放射性药物所用的通风橱应有专用的排风装置,风速应不小于 0.5m/s。排气口应高于本建筑物屋顶并安装专用过滤装置,排出空气浓度应达到环境主管部门的要求。

（三）分装

分装药物操作宜采用自动分装方式,^{131}I 给药操作宜采用隔室或遥控给药方式。

（四）回旋加速器

1. 回旋加速器　①回旋加速器机房内、药物制备室应安装固定式剂量率报警仪;②机房内应装备应急对外通信设施;③应设置门机联锁装置,机房内应设置紧急停机开关和紧急开门按键;④电缆、管道等应采用 S 型或折型穿过墙壁;⑤在地沟中水沟和电缆沟应分开;⑥机房的建造应避免采用富含铁矿物质的混凝土,避免混凝土中采用重晶石或铁作为骨料。

2. 不带自屏蔽的回旋加速器　①应有单独的设备间;②在靶区周围采用"局部屏蔽"的方法,吸收中子以避免中子活化机房墙壁;③机房墙壁内表面设置可更换的衬层;④选择不易活化的混凝土材料;⑤墙体中有含硼等防中子物质。

（五）机房其他防护要求

①控制区的入口应设置电离辐射警告标志;②核医学场所中相应位置应有明确的患者、受检者导向标识或导向提示;③给药后患者、受检者候诊室、扫描室应配备监视设施或观察窗和对讲装置;④应为放射性物质内部运输配备有足够屏蔽的储存、转运等容器;⑤容器表面应设置电离辐射标志;⑥扫描室外防护门上方应设置工作状态指示灯。

三、工作场所的防护水平要求

1. 核医学工作场所控制区的用房,应根据使用的核素种类、能量和最大使用量,给予足够的屏蔽防护。在核医学控制区外人员可达处,距屏蔽体外表面0.3m 处的周围剂量当量率控制目标值应不大于 2.5μSv/h,控制区内屏蔽体外表面 0.3m 处的周围剂量当量率控制目标值应不大于 25μSv/h,宜不大于 2.5μSv/h;核医学工作场所的分装柜或生物安全柜,应采取一定的屏蔽防护,以保证柜体外表面5cm处的周围剂量当量率控制目标值应不大于25μSv/h;同时在该场所及周围的公众和放射工作人员应满足个人剂量限值要求。

2. 应根据使用核素的特点、操作方式以及潜在照射的可能性和严重程度,做好工作场所监测,包括场所周围剂量当量率水平、表面污染水平或空气中放射性核素浓度等内容,工作场所放射防护检测方法见GBZ 120—2020《核医学放射防护要求》附录J。开展核医学工作的医疗机构应定期对放射性药物操作后剂量率水平和表面污染水平进行自主监测,每年应委托有相应资质的技术服务机构进行检测。核医学工作场所的放射性表面污染控制水平见表7-8。

表 7-8　核医学工作场所的放射性表面污染控制水平

单位:Bq/cm²

表面类型		α 放射性物质		β 放射性物质
		极毒性	其他	
工作台、设备、墙壁、地面	控制区 ᵃ	4	4×10	4×10
	监督区	4×10⁻¹	4	4
工作服、手套、工作鞋	控制区 监督区	4×10⁻¹	4×10⁻¹	4
手、皮肤、内衣、工作袜		4×10⁻²	4×10⁻²	4×10⁻¹

注:ᵃ 该区内的高污染子区除外。

第四节　放射性药物的质量控制

一、放射性药物的特点

（一）诊断用药物

1. 适宜的核特性　核性质是指放射性核素的射线类型、能量和半衰期。诊断用放射性药物中的放射性核素应发射 γ 射线、正电子(β^+),不应发射或少发射β^-射线或 α 射线,以减少机体不必要的放射损伤。γ 射线衰变分支比较高,射线能量以 50~500keV 为好,尤以 100~300keV 最佳,此能量范围的 γ 射线既能穿透机体,又适合于扫描机、γ 照相机和 SPECT 的探测,可得到清晰且分辨率高的图像。发射正电子的核素与 PET 连用,可得到清晰度高的图像,因而这类放射性核素越来越受到人们的青睐。用于诊断的放射性核素,其半衰期($T_{1/2}$ 或 T_p)在能满足诊断检查所需时间的前提下应尽可能的短,以便在诊断完成后,放射性核素活度迅速衰减,将辐射损伤减少到最低程度。一般 $T_{1/2}$ 以几个小时至几天为宜。短寿命放射性核素的利用虽然可以减少患者受到的辐照剂量,却增加了工作人员的剂量,因为他们必须处理较强的放射性物质,同时正电子在一些材料中会产生韧致辐射。

2. 毒性小、体内廓清快　体内使用的放射性药物、放射性核素及其衰变产物的毒性要小,且容易从体内廓清,以减少不必要的机体放射损伤。

3. 放射性核素的活度和放射性纯度高　放射性核素的活度和放射性纯度越高,由它制备的放射性药物的活度和放射性纯度也高,这样可提高药物作用的效果,减少毒副作用和杂质放射性的干扰及危害。

4. 放射化学纯度高　是指在一种放射性核素产品中,以某种特定化学形态存在的这种放射性核素的百分含量。医用放射性核素应具有高的放化纯度才能保证它最有效地被利用。

5. 良好的体内分布特征　诊断用放射性药物在体内应有较好的体内分布特征,首先要求分布速度快,且在需要显像的组织与器官中的分布多于在其周边的组织和器官,在非靶器官和组织中的廓清速度要快,同时它在排泄器官和通道内的放射性滞留对需要显像的组织与器官的显像干扰要小。

（二）治疗用药物

体内治疗用放射性药物包括两种类型,即无机的放射性核素与标记在特定配体上的放射性核素。后者由放射性核素及其标记的配体两部分组成。放射性药物的治疗作用主要依赖其发射出的射线在病变组织或细胞中产生的电离辐射生物学效应,使用的活度要比诊断用放射性药物的活度高得多。

对治疗用放射性药物有特殊要求,包括:

1. 能发射高 LET 的辐射　高能 β^- 射线辐射体,在组织中的电离密度较大,具有一定的射程,能保证有效的治疗范围,对稍远的周围正常组织不会造成明显损伤,这种辐射体若兼有发射适当 γ 射线的特性则有利于显像监测治疗的效果,如 ^{188}Re;能发射高 LET α 粒子和俄歇电子的核素在局部组织中产生的生物学效应更大,射程更短,有效照射范围小,对正常细胞的副作用小,适于靶向性治疗,如 ^{111}In、^{213}Bi。

2. 适当的半衰期　以几天为宜,能达到一定的辐射累积吸收剂量,保证治疗效果。

3. 理想的化学特性　容易标记、容易制备,在体内外较稳定。

4. 理想的生物学特性　在病变靶器官或靶细胞有高的摄取率,滞留时间长,以保证在局部有较高的辐射吸收剂量,而正常组织和细胞摄取率低,以减轻对正常组织的辐射。同时要求未定位在病变部位的药物尽快排出体外。可以多次重复使用,不会产生排斥反应。

二、放射性药物的质量控制

放射性药物的质量控制是指为使用的药品质量达到国家标准,生产厂家或医院的放射性药房按药品生产质量管理规范要求而采取的一系列措施,包括质量保证和质量检验,其目的是:确保放射性药物的效力,在毒理学上的安全性,已知性质和已知组成成分,以及预定的纯度等。为了以最低的吸收剂量获得合格的诊断信息,放射性药物的生产过程要求达到最高标准。

(一)放射性药物的来源

来源包括:①放射性药厂生产供应的成品和半成品;②医院的放射性药房现场制备的放射性药物如利用核素发生器配套药盒现场制备放射性药物;③加速器生产超短半衰期放射性核素制备 PET 药物,利用放射性核素标记单克隆抗体、多肽、核酸进行靶向显像或靶向治疗等。

(二)质控的要求

①应由放射性药厂负责对药品生产过程及最终成品的质量控制,保证使用药品的安全、有效;②由医院的放射性药房在使用前负责对自己现场制备的药物进行质量检验,并保证其安全、有效。所以医院的放射性药房必须熟悉和掌握放射性药物质量控制和检验的全部内容和操作,并配备相应的人员和设备。

(三)质量检验

为进行放射性药物的质量控制,必须对生产和使用的放射性药物按药品标准进行质量检验,内容一般分为物理、化学和生物学检验三个方面。

1. 物理检验 包括药物性状(色泽、澄清度、粒子等)的观察、放射性核素的鉴别、放射性活度等。放射性药物主要为注射剂和口服溶液,一般应为无色澄清液体。性状检验方法是在规定了一定照度的澄清度仪上,在有防护的条件下,肉眼观察供试品的色泽和澄清度有无变化;如是悬浮剂,例如锝(^{99m}Tc)聚合白蛋白注射液,除了肉眼观察性状应为白色颗粒悬浮液外,还应该在光学显微镜下检查其粒子的大小,其中一个重要的指标就是没有≥150μm 的粒子。通过测定放射性核素的物理半衰期或用 γ 谱仪测定该核素的 γ 能谱,可以确定放射性药物中的核素性质。为控制患者的受照剂量,获得最佳的诊断与治疗效果,应准确测定放射性活度,一般放射性药物质量标准中活度测定值均在标示值的±10%,但治疗用放射性药物的放射性活度测定值应控制在标示值的±5%。通过直接测量样品的活度、体积或质量可计算得到放射性浓度和放射性比活度。

2. 化学检验　包括 pH、放射化学纯度、化学纯度等。液态的放射性药物，须常规检验 pH 测定，一般理想酸碱度应接近人体的生理 pH，即 pH=7.4。由于血液的缓冲能力很强，可允许药物的 pH 在 3~9 的范围内。由于放射性药物的体积小、活度高，用一般 pH 计测定有困难，同时对操作人员的辐射剂量也高，所以一般用精密 pH 试纸法。放射化学纯度是放射性药物常规检验项目中最重要的项目，是衡量放射性药物质量的重要指标之一。常用的放射化学纯度测定法有纸色谱法、聚酰胺薄膜色谱法、快速硅胶薄层色谱法、高效液相色谱法以及电泳法等。化学纯度是指放射性药物中指定某些非放射性的化学成分的纯度，与放射性无关。一般是生产过程带入的化学杂质。为减少操作人员承受的辐射剂量和对设备的放射性污染，可等到放射性核素衰变一段时间后再进行分析。

3. 生物学检验　包括无菌检查、热原检查、生物分布和生物活性等。放射性药物大多数是注射液，必须通过无菌检查。为了达到无菌检查的要求，可采用灭菌或除菌两种方法。对于热稳定性好的制品，可选用干热灭菌、湿热灭菌、环氧乙烷灭菌和 γ 射线辐射灭菌等灭菌方法，否则采用膜过滤法除菌。经典的无菌检查法是菌落培养，时间很长，为 5~7 天。现也可采用 PCR 等方法快速鉴定。药品注射液必须通过热原检查，以保证药品的安全。

例如对于放射性核素发生器生产的放射性核素及其放射性药物，如果用于注射，必须在无菌条件下制备淋洗液。从发生器获得的产品，其淋洗产额应计算并与活度计测量结果相对照，确定发生器是否正常。同时要检查每次淋洗产物中有无母体核素的存在，因为这种长半衰期的母体核素能导致患者获得较大的吸收剂量，同时也有可能会降低影像的质量。

放射性药物质量控制还需要对每次放射性药物质量控制的分析结果、活度测量(包括用来控制仪表的标准源)及剂量学计算等结果保存完整的记录，同时也要完整记录并报告药物的任何缺陷和不良反应，并寻找原因。

第五节　对医务人员的防护

一、个人防护用品

开展核医学工作的单位应根据工作内容，为工作人员配备合适的防护用品和去污用品,其数量应满足开展工作需要。当使用的 ^{99m}Tc 活度大于 800MBq 时,防护用品的铅当量应不小于 0.5mmPb;对操作 ^{68}Ga、^{18}F 等正电子放射性药物和 ^{131}I 的场所,此时应考虑其他的防护措施,如:穿戴放射性污染防护服、熟练操作技能、缩短工作时间、使用注射器防护套和先留置注射器留置针等措施。

根据工作内容及实际需要,合理选择使用移动铅屏风、注射器屏蔽套、带有屏蔽的容器、托盘、长柄镊子、分装柜或生物安全柜、屏蔽运输容器/放射性废物桶等辅助用品,防护通风橱的典型屏蔽厚度参见 GBZ 120—2020 附录 I。

二、放射性药物操作的放射防护要求

(一)场所要求

①操作放射性药物应有专门场所,如临床诊疗需要在非专门场所给药时则需采取适当的防护措施。放射性药物使用前应适当屏蔽;②操作放射性碘化物等挥发性或放射性气体应在通风柜内进行。通风柜保持良好通风,并按操作情况必要时进行气体或气溶胶放射性浓度的监测;③从控制区取出物品应进行表面污染检测,以杜绝超过 GBZ 120—2020 表 2 规定的表面污染控制水平的物品被带出控制区;④装有放射性药物的给药注射器,应有适当屏蔽。

(二)贮存要求

①放射性物质的贮存容器或保险箱应有适当屏蔽。放射性物质的放置应合理有序、易于取放,每次取放的放射性物质应只限于需用的部分;②放射性物质贮存室应定期进行放射防护监测,无关人员不应入内;③贮存和运输放射性物质时应使用专门容器,取放容器中内容物时,不应污染容器。容器在运输时应有适当的固定措施;④贮存的放射性物质应及时登记建档,登记内容包括生产单位、到货日期、核素种类、理化性质、活度和容器表面放射性污染擦拭试验结果等;⑤所有放射性物质不再使用时,应立即送回原地安全储存。

(三)人员要求

①控制区内不应进食、饮水、吸烟、化妆,也不应进行无关工作及存放无关物品;②操作放射性药物时,应根据实际情况,熟练操作技能、缩短工作时间并正确使用个人防护用品;③操作放射性核素的工作人员,在离开放射性工作场所前应洗手和进行表面污染检测,如其污染水平超过 GBZ 120—2020《核医学放射防护要求》表 2 规定值,应采取相应去污措施;④操作放射性碘化物等挥发性或放射性气体的工作人员宜使用过滤式口罩;⑤核医学放射工作人员应按 GBZ 128 的要求进行外照射个人监测,同时对于近距离操作放射性药物的工作人员,宜进

行手部剂量和眼晶状体剂量监测,保证眼晶状体连续 5 年期间,年平均当量剂量不超过 20mSv,任何 1 年中的当量剂量不超过 50mSv;操作大量气态和挥发性物质的工作人员,例如近距离操作 ^{131}I 的工作人员,宜按照 GBZ 129 的要求进行内照射个人监测。

(四) 应急

①当发生放射性物质溢出、散漏事故时,应根据单位制定的放射事故处置应急预案,参照使用 GBZ 120—2020 6.1.2 和附录 K 所列用品,及时控制、消除放射性污染;②当人员皮肤、伤口被污染时,应迅速去污并给予医学处理。

三、粒籽源植入操作人员的防护

(一) 防护用品

①操作人员应在铅当量不低于 0.5mmPb 的屏风后分装粒籽源,屏风上应有铅玻璃观察窗,铅玻璃铅当量不低于 0.5mmPb;②工作人员防护用品配备见 GBZ 120—2020 附录 K,操作前要穿戴好防护用品。防护衣厚度不应小于 0.25mmPb 铅当量。对性腺敏感器官,可考虑穿含 0.5mmPb 铅当量防护的三角裤或三角巾。

(二) 操作过程

①粒籽源分装操作室台面和地面应无渗漏易于清洗,分装应采取防污染措施。分装过程中使用长柄镊子,轻拿轻放,避免损伤或刺破粒籽源,不应直接用手拿取粒籽源;②在实施粒籽源手术治疗前,应制订详细可行的实施计划,并准备好所需治疗设备,如定位模板、植入枪等,尽可能缩短操作时间;③拿取掉落的粒籽源应使用长柄器具(如镊子),尽可能增加粒籽源与操作人员之间的距离。在整个工作期间,应快速完成必要的操作程序,所有无关人员尽可能远离放射源。

(三) 应急

如粒籽源破损引起泄漏而发生污染,应封闭工作场所,将源密封在屏蔽容器中,控制人员走动,以避免放射性污染扩散,并进行场所去污和人员应急处理。

四、放射性药物的去污措施

放射性药物的去污部分内容参见本书第二章第三节的具体内容,除此还要注意:①核医学工作场所现场应备有去污箱及其使用程序,并提供监控污染水平的导则。在完成放射性药物操作时,以及在离开因可能受到污染而被划定的控制区时,应洗手。如果在简单洗涤后手上仍残留可检测的污染物,则使用针对污染物化学形式的表面活性剂或螯合剂进行清洗;②在面部去污时应特别注意限制放射性物质进入眼睛、鼻子或嘴巴;当怀疑身体其他部位而不是手受到污染时,或当洗手程序无效时,应咨询并报告放射防护负责人;③如果皮肤破损或伤口存在有放射性污染危险,应尽快用水冲洗伤口,并应注意不要将污染冲洗到伤口中;采取相应的急救措施,并寻求进一步的治疗,包括在必要时进行去污;同时报告放射防护负责人;④应尽快脱去受污染的衣物,并应小心避免扩散污染;⑤所有使用放射性药物的医务人员都应接受事故、泄漏或受污染人员处理程序方面的培训,并定期间隔接受复训。

第六节　对患者的防护

一、管理要求

开展核医学放射诊疗的防护管理要求,分为医疗机构、执业医师、放射防护负责人和设备供方与维护公司的要求:

(一)医疗机构

开展核医学工作的医疗机构应对放射工作人员、患者或受检者以及公众的防护与安全负责,主要包括:①应制定全面的质量保证大纲,该大纲至少包括GBZ 120—2020《核医学放射防护要求》附录 A 中 A.1 建议的内容;②应建立健全包括患者或受检者防护在内的管理制度和操作流程,该管理制度和操作流程至少包括 GBZ 120—2020 附录 A 中 A.2 建议的内容;③应配备与其服务项目相适应并且性能合格的核医学诊疗设备(包括相关辅助设备)、放射防护与放射性药物施用量质量控制仪器、个人防护用品;④应对外购的按人份分装的放射性药物活度进行抽样检测,抽样率不应小于 10%;按人份分装的放射性药物活度实测值与期望值的偏差应不大于±10%;应按国家相关规定定期对防护检测仪表和活度计进行检定或校准,取得合格和有效的检定或校准证书;⑤应保障放射工作人员、患者或受检者以及公众的放射防护安全与健康,对工作人员所受的职业照射应加以限制,使其符合 GB 18871 职业照射剂量限值的规定,个人监测应符合GBZ 128 和 GBZ 129 的要求;⑥制定并落实放射防护管理制度,有效实施质量保证大纲,采取合理和有效的措施以预防设备故障和人为失误;⑦应针对实施诊疗时可能出现的故障或失误,制定应急预案,并进行应急培训和演练,将可能出现的故障或失误所致后果减到最小;⑧制订人员培训计划,对人员的专业技能、放射防护知识和有关法律知识进行培训,使之满足放射工作人员的工作岗位要求。

（二）执业医师

应保障患者或受检者免受不必要的照射，其主要责任与义务包括正当性判断、告知患者或受检者辐射对健康的危害，为其他执业医师提供相应的信息。

（三）放射防护负责人

核医学从业人员、放射防护负责人和其他相关人员在他们的具体活动领域内对放射防护法规和标准的应用负有相应的职责。

（四）设备供方与维护公司

核医学设备供方及提供维护服务的公司对本标准负有特定的责任，为了适应这些责任，供方应：①提供核医学所涉及的源、设备和仪器生产和销售的许可证；②在设备运转出现异常或非计划的事件时（即使没有造成对健康的紧急危险）提供技术援助。

二、减少患者的辐射吸收剂量

要确保对患者的照射剂量是达到预期诊断目标的最小剂量，即给予的放射性活度要最优化，要遵照核医学诊断中国家规定的使用放射性药物活度的参考水平，详见表 7-9。在给予相同放射性药物活度的情况下，要充分考虑技术因素和患者情况对放射性核素显像图像质量的影响，确保图像质量的最优化；患者情况包括年龄、疾病的情况和检查显像时体位是否在移动等。

表 7-9　典型成年患者核医学诊断过程放射药物施用量的参考水平

部位	检查	放射性核素	化学形态	每次检查常用最大活度/MBq
骨	骨显像	^{99m}Tc	MDP（亚甲基二磷酸盐和磷酸盐化合物）	600
	骨断层显像	^{99m}Tc	MDP 和磷酸盐化合物	800
	骨髓显像	^{99m}Tc	标记的硫化胶体	400
脑	脑显像（静态的）	^{99m}Tc	TcO_4^-	500
			DTPA（二乙三胺五乙酸），葡萄糖酸盐和葡庚糖酸盐	500
	脑断层显像	^{99m}Tc	ECD（双半胱氨酸乙酯）	800
		^{99m}Tc	DTPA（二乙三胺五乙酸），葡萄糖酸盐和葡庚糖酸盐	800

续表

部位	检查	放射性核素	化学形态	每次检查常用最大活度/MBq
脑		^{99m}Tc	HM-PAO(六甲基丙二胺肟)	500
	脑血流	^{99m}Tc	HM-PAO(六甲基丙二胺肟),ECD(双半胱氨酸乙酯)	500
	脑池造影	^{111}In	DTPA(二乙三胺五乙酸)	40
甲状腺	甲状腺显像	^{99m}Tc	TcO_4^-	200
		^{131}I	碘化钠	20
	甲状腺癌转移灶(癌切除后)	^{131}I	碘化钠	400
	甲状旁腺显像	^{201}Tl	氯化亚铊	80
		^{99m}Tc	MIBI(甲氧基异丁基异腈)	740
肺	肺通气显像	^{81m}Kr	气体	6 000
		^{99m}Tc	DTPA(二乙三胺五乙酸)-气溶胶	80
	肺灌注显像	^{81m}Kr	水溶液	6 000[a]
		^{99m}Tc	HAM(人血清白蛋白)	100
		^{99m}Tc	MAA(大颗粒聚集白蛋白)	185
	肺断层显像	^{99m}Tc	MAA(大颗粒聚集白蛋白)	200
肝和脾	肝和脾显像	^{99m}Tc	标记的硫化胶体	150
	胆道系统功能显像	^{99m}Tc	EHIDA(二乙基乙酰苯胺亚氨二醋酸)	185
	脾显像	^{99m}Tc	标记的变性红细胞	100
	肝断层显像	^{99m}Tc	标记的硫化胶体	200
泪腺	泪引流	^{99m}Tc	TcO_4^-	4
心血管	首次通过血流检查	^{99m}Tc	TcO_4^-	800
		^{99m}Tc	DTPA(二乙三胺五乙酸)	560
	心血池显像	^{99m}Tc	HAM(人血白蛋白微球)	800
	心和血管显像	^{99m}Tc	标记的正常红细胞	800
	心肌显像	^{99m}Tc	PYP(焦磷酸盐)	600
	心肌断层显像	^{99m}Tc	MIBI(甲氧基异丁基异腈)	600
		^{201}Tl	氯化亚铊	100
		^{99m}Tc	磷酸盐和磷酸盐化合物	800
		^{99m}Tc	标记的正常红细胞	400

续表

部位	检查	放射性核素	化学形态	每次检查常用最大活度/MBq
胃,胃肠道	食管通过和食管反流	^{99m}Tc	标记的硫化胶体	40
	胃排空	^{99m}Tc	标记的硫化胶体	12
	胃/唾液腺显像	^{99m}Tc	TcO_4^-	40
	梅克尔憩室显像	^{99m}Tc	TcO_4^-	400
	胃肠道出血	^{99m}Tc	标记的硫化胶体	400
		^{99m}Tc	标记的正常红细胞	400
肾、泌尿系统	肾皮质显像	^{99m}Tc	DMSA(二巯基丁二酸)	160
		^{99m}Tc	葡庚糖酸盐	200
	肾血流、功能显像	^{99m}Tc	DTPA(二乙三胺五乙酸)	300
		^{99m}Tc	MAG3(巯基乙酰基三甘氨酸)	300
		^{99m}Tc	EC(双半胱氨酸)	300
	肾上腺显像	^{75}Se	硒基-去甲胆甾醇	8
其他	肿瘤或脓肿显像	^{67}Ga	柠檬酸盐	300
		^{201}Tl	氯化物	100
	肿瘤显像	^{99m}Tc	DMSA(二巯基丁二酸),MIBI	400
	神经外胚层肿瘤显像	^{123}I	MIBG(间碘苄基胍)	400
		^{131}I	MIBG(间碘苄基胍)	40
	淋巴结显像	^{99m}Tc	标记的硫化锑胶体	370
	脓肿显像	^{99m}Tc	HM-PAO(六甲基丙二胺肟)标记的白细胞	400
	下肢深静脉显像	^{99m}Tc	标记的正常红细胞	每侧 185
		^{99m}Tc	大分子右旋醣酐	每侧 185

注:本表资料来自 IAEA 第 40 号安全报告的附录Ⅵ。

采取措施以阻断非研究器官对放射性药物的摄取;加速体内已有的放射性药物的排泄,例如使用甲状腺的阻止剂可以抑制放射性碘在甲状腺中的富集、泻药能促进胃肠的排泄、插入导管以排空膀胱尿液、脂肪餐用于排空胆囊等。这些措施可以获得更好的图像,减少干扰与毒副作用。

核医学诊断的最优化还可以通过所用设备的质量控制程序和周期性设备维护来实现。

儿童应尽可能不进行核医学检查,如果确实必要,用药剂量要减少,给儿童的核素使用量(与成人相比)可按如下任何一种方法减少:体重(kg)/70,体表面积(m²)/1.73,身高(cm)/174。

给予内照射治疗时,应确保要估算并记录相关器官典型的辐射吸收剂量。要有合格的核医学医师(技师),负责放射性活度的测量,负责放射性核素所致内照射剂量的估算。给药方式也要做到防护的最优化。若以胶囊形式给予^{131}I时,则应借助一个小的屏蔽容器(>1cm厚度的铅容器)直接倒入患者口中;以口服溶剂形式给予^{131}I时,应该由患者从屏蔽药瓶借助吸管吸取,用过的小药瓶应该用水冲洗数次,患者应喝几杯水洗净口腔。

除了对患者的防护,还需做好对公众(包括家属)的防护。要获得必需的患者信息,包括生活条件和家中的人口数量,有无小孩子,是否有独立房间,工作中与他人相间距离、工作的时间、工作场所中是否有怀孕的同事、工作场所中是否有小孩子。为了限制已接受密封的或非密封的放射性核素治疗的患者家庭中的任何成员和公众成员的受照射剂量,按规定这类患者当其体内放射性物质活度降至低于特定的水平之前不得出院,如用^{131}I进行体内核素治疗后,患者在出院时其体内最大放射性活度的指导水平为400MBq(IAEA标准是1 100MBq)。

若给男性施用治疗剂量的、处于离子化学状态且具有较长寿命的放射性核素,有可能使精液中有大量的这种放射性核素,影响精子的质量。已接受碘-131、磷-32或放射性锶(氯化锶)治疗的男性,在4个月内建议不要有房事。对已接受放射性药物治疗的妇女,应按表7-10给出的建议在一段时间内避免怀孕。

表7-10　放射性核素治疗用最大活度和治疗后避免怀孕时间的建议

放射性药物及形态	疾病	最大放射性活度/MBq	避免怀孕时间/月
^{32}P,磷酸盐	红细胞增多症和相关疾病	200	3
^{89}Sr,氯化物	骨转移瘤	150	24
^{90}Y,胶体	关节炎关节	400	0
^{90}Y,抗体或奥曲肽	癌	4 000	1
^{131}I,碘	良性甲状腺疾病	800	6~12
^{131}I,碘	甲状腺癌	6 000	6~12
^{131}I,间碘苄基胍	恶性肿瘤	7 500	3
^{153}Sm,胶体	骨转移瘤	2 600	1
^{169}Er,胶体	关节炎关节	400	0

注:1. 即使施用活度小于表列的值,避免怀孕的时间也按此表建议处理。

2. 本表采用了2018年IAEA安全标准系列No.SSG-46附录Ⅱ的表2的建议值。

大多数核药物及其代谢产物是通过尿排出体外的,所以在核医学诊断检查24~48小时后鼓励患者多饮水并适当地使用利尿剂,可以减少膀胱及其周围器官(性腺)的辐射吸收剂量。当使用放射性碘或高锝酸盐进行检查时(甲状腺显像除外),可以在检查前用 KI 或 KClO$_4$ 对甲状腺组织进行封闭,有效地减少甲状腺组织的吸收剂量。轻泻剂可增加已进入胃肠道的放射性药物及其代谢物的排泄。还可根据器官及药物的性质决定采取何种措施,如肾脏中的药物可以通过利尿剂,胆囊中的药物可以通过胆囊收缩素或高脂餐等促排。具体的措施见表 7-11。

表 7-11　核医学检查中减少器官吸收剂量的方法

方法	放射性药物	程序	器官
饮水及排尿	^{99m}Tc-ECD	脑血流灌注显像	
	^{99m}Tc-DTPA	脑池显像	膀胱
	^{201}Tl-氯化物	心肌血流灌注显像	
	^{99m}Tc-MAA	肺灌注显像、下肢深静脉显像	
	^{99m}Tc-MDP	骨显像	
	^{99m}Tc-DTPA	肾动态显像	
	^{99m}TcO$_4^-$	阴囊显像、唾液腺显像、Meckel 憩室显像	
	^{18}F-FDG	代谢显像	
KClO$_4$,在检查结束之后用	^{99m}TcO$_4^-$	阴囊显像、唾液腺显像、Meckel 憩室显像	甲状腺
	^{99m}TcO$_4^-$	泪囊显像	甲状腺
	^{99m}Tc-MIBI	心肌血流灌注闪烁显像、甲状旁腺显像	
泻剂		亲肿瘤阳性显像	肠道
	^{67}Ga	肿瘤阳性显像	
	^{99m}Tc-SC 或 ^{99m}Tc-DTPA	胃排空功能测定	
复方碘或 KI	^{131}I-MIBG	肾上腺髓质显像	甲状腺
利尿剂	^{99m}Tc-DTPA	肾动态显像	肾脏
胆囊收缩素(或高脂餐)	^{99m}Tc-IDA 化合物	肝胆显像	胆囊

三、粒籽源植入患者的防护

植入前,治疗医师应根据临床检查结果,分析及确定肿瘤体积。根据治疗计划报告,确定所需的粒籽源总活度及靶区所需粒籽源个数。应正确勾画实际肿瘤靶区,在影像引导下或术中,通过植入针准确无误地将粒籽源植入肿瘤靶区,保护靶区相邻的重要器官。粒籽源植入后应尽快使用合适的影像方法,确认植入粒籽源个数。

植入粒籽源患者宜使用临时专用病房。如无专用病房,患者床边 1.5m 处应划为临时控制区。控制区入口处应有电离辐射警告标志,除医护人员外,其他无关人员不应入内。医护人员查房,家属成员如需长时间陪护应与患者保持 1m 以上的距离。

接受植入粒籽源治疗的前列腺患者和胃肠道患者应使用专用便器或专用浴室和厕所,前列腺植入粒籽源的患者为防止随尿液排出,在植入后两周内,应使用容器接尿液。如果发现植入的粒籽源流失到患者的膀胱或尿道,应用膀胱内镜收回粒籽源并放入铅罐中贮存。肺部或气管植入粒籽源患者,在住院期间应戴口罩,以避免粒籽源咳出丢失在周围环境中,如发现粒籽源咳出,应报告主管医生并采取相应的应急措施。当患者或家庭成员发现患者体外的粒籽源时,不应用手拿,应当用勺子或镊子夹取粒籽源,放在预先准备好的铅容器内(主管医师事先给予指导)。该容器返还给主管医师。

植入粒籽源出院患者应建立登记制度并给患者提供一张信息卡,信息卡内容应包括:患者姓名、住址、电话、年龄、有效个人证件号码、植入部位、医院及电话、植入粒籽源个数、植入时间、出院粒籽源数量、检查日期等。

粒籽源植入前列腺患者,植入数天内应避免性生活,在 2~3 周后可以过性生活,宜使用安全套。植入粒籽源后的前 4 个月,尤其是前两周内,日常生活中应与配偶保持 60cm 距离。

粒籽源植入患者出院后,如果发现粒籽源脱出时应用镊子或勺子将粒籽源放入容器中,然后联系主管医师。

四、孕妇和儿童患者的特殊防护

(一) 孕妇的防护

孕妇在进行核医学检查或治疗时,由于放射性药物通过胎盘而进入胎儿体内导致核素的内照射危害;同时母亲的器官和组织内的放射性药物对胎儿构成的外照射危害。当计划给孕妇施行核医学检查时,应当非常小心地确定这种检查是否确实非常需要,一般情况下应当不施行。孕妇迅速通过肾脏排出的放射性药物,储存于膀胱,构成了对孕妇其他器官或组织以及对胎儿照射的重要放射源。因此,在给予孕妇短寿命放射性核素的药物之后,应当鼓励她频繁地排尿。当孕妇患者已施行核医学检查时发生这种疑虑时,应当由有资格的专家对辐射吸收剂量和胎儿受到的危险做出估价,并综合确定是否终止妊娠,见 GBZ 120—2020 附表 F.1。

（二）哺乳期妇女的防护

因为婴幼儿对射线的敏感远超成人,所以对哺乳期妇女的用药要非常慎重,其用药后停止哺乳的建议时间见 GBZ 120—2020《核医学放射防护要求》的附表 B.1。

（三）儿童的防护

儿童遭受辐射诱发随机效应的风险较大,除有临床指征并必须使用放射性药物诊断技术外,通常不宜对儿童实施放射性核素显像检查,若需对儿童进行这种检查,应建议减少放射性药物施用量,而且要选择短半衰期的放射性核素。儿童的施用量参考水平与成人不同（表 7-12）。

表 7-12　儿童患者部分放射诊断药物施用量的参考水平

放射性药物	建议施用活度（仅考虑了体重）/（MBq·kg^{-1}）	最小用量/MBq	最大用量/MBq
^{125}I-MIBG	5.2	37	370
^{99m}Tc-MDP	9.3	37	—
^{18}F-FDG 全身	3.7~5.2	37	—
^{18}F-FDG 脑	3.7	37	—
^{99m}Tc-DMSA	1.9	18.5	—
^{99m}Tc-MAG3（不要血流显像）	3.7	37	148
^{99m}Tc-MAG3（要血流显像）	5.6	37	148
^{99m}Tc-亚氨基二乙酸（IDA）	1.9	18.5	—
^{99m}Tc-MAA（有 ^{99m}Tc 通气检查）	2.6	14.8	—
^{99m}Tc-MAA（无 ^{99m}Tc 通气检查）	1.1	14.8	—
^{99m}Tc-高锝酸盐 Meckel 憩室显像	1.9	9.3	—
^{18}F-氟化钠	2.2	18.5	—

注:1. 施用量范围低端应考虑较小的患者。施用量取值可以考虑患者的质量和 PET 扫描时间。

2. 资料来自 2010 North American Consensus Guideline。

第七节　对公众的防护

在核医学工作场所内,放射性核素贮存、分装操作室和注射室等场所,口服或注射放射性药物后的患者,都有可能会引起公众照射。接受放射性药物的患者,在没有接受治疗或其他核医学检查程序时也被视为公众成员,例如在登记室、候诊室候诊时。同样,对于保洁员、陪护和探视人员的任何照射都是公众照射。现阶段,公众成员也包括来访者,例如送餐快递员、销售员、医疗机构内的其他患者。

本节专门针对核医学诊疗工作,提供关于公众放射防护的一般性和概括性的指导原则。

一、外照射和污染

1. 保护公众免受外照射的主要手段是在核医学工作场所内设置屏蔽,至实施放射性药物诊疗程序的设施引起的公众照射符合公众剂量限值,包括可进入房间的上方和下方,引起的公众照射符合公众剂量限值,最好低于监管机构可能采用的任何剂量约束。

在决定特定患者出院时的适当活度时,医疗机构及其放射防护负责人应考虑患者的交通和生活条件,例如患者可在多大程度上与其他家庭成员隔离,此外需要安全地处理患者的排泄物和体液,这些排泄物和体液可能含有迁移源。在某些情况下,例如老年或儿科患者可能有需要与其他家庭成员约定应采取的预防措施。

GBZ 120—2020《核医学放射防护要求》、IAEA 特定安全导则第 SSG-46 号出版物均推荐了和有关剂量约束值相应的施用量值。核医学单位应向探视者和家庭成员提供有关的放射防护措施(例如限定接触或接近患者的时间等)及其相应的书面指导,并对其所受剂量加以约束,使其在患者的诊断或治疗期间,以及出院后探视者和家庭成员所受的照射处于尽可能低的水平。通常的公众剂量限值不适用于核素治疗后患者对探视者和家庭成员所造成的照射,应遵循 GBZ 120—2020 的剂量约束要求。儿童应尽量避免探视已施用放射性药物的患者,无法避免时所受剂量不应超过 1mSv。

接受 ^{131}I 治疗的患者体内的放射性活度降至 400MBq 或距离患者体表 1m 处的周围剂量当量率不大于 25μSv/h 方可出院,以控制其家庭与公众成员可能受到的辐射。

GBZ 120—2020《核医学放射防护要求》给出了常见的放射性药物的医疗照射剂量约束控制方法,使探视者和家庭成员在患者诊断和治疗期间所受的剂量不应超过 5mSv。

2. 接受永久性粒籽植入的患者可能会在住院治疗阶段和出院时照射公众成员。接受临时粒籽植入的患者也可能在治疗阶段照射公众成员。在核医学工作场所内,放射防护负责人应订立规则,确保任何公众成员的照射量均低于公众剂量限值,最好是低于任何适用的剂量约束。

二、出入监管

1. 应当对来访者进入核医学工作场所的情况加以控制,限制来访者进入控制区或监督区,以确保来访者的剂量低于公众剂量限值和约束。在特殊情况下,可允许来访者进入控制区,但来访者应始终有一名了解该区域防护和安全措施的工作人员陪同。应制定书面程序,特别说明何时可以在何种特殊情况下,以及谁可以陪同来访者。在任何情况下,都应特别考虑怀孕或可能怀孕的女性。

2. 控制区和监督区应明确标识,以警示、防止无意中进入正在进行治疗或其他放射诊疗程序的区域。可使用钥匙(密码)加强相应的控制措施,以限制只有经授权的人员才能操作放射诊疗设备的控制面板。

三、监管和报告

制定核医学诊疗工作公众照射的监管方案,应包括公众可进入的核医学工作场所和周围地区的剂量评定。剂量可以从核医学项目初始阶段的屏蔽计算中得出,并与放射防护设施初始运行时和之后定期的核医学工作场所防护监测结果相结合。核医学工作场所防护监测结果应长期保存,以满足任何相关的监管要求。

第八节　放射性废物的管理

一、放射性废物的来源

在核医学诊疗中产生的含有放射性物质或被放射性物质污染的、其放射性比活度或浓度大于审管部门规定的清洁解控水平的、预期不会再利用的任何物理形态的废弃物,称为放射性废物。在放射性核素生产与转运、药物制备与使用、患者检查及治疗等环节,均会产生多种形态的放射性废物。在核医学诊疗工作中常见的放射性废物可以分为以下三类:

1. 放射性固体废物　放射性核素发生器;使用后的遮盖用纸、手套、空的药水瓶和注射器;放射性核素治疗的住院患者使用过的物品。

2. 放射性液体废物　含放射性核素的残液;接受放射性核素诊疗后患者的分泌物、排泄物;实验与诊断使用过的液体闪烁液等放射性药物操作与实践产生的放射性液体。

3. 放射性气载废物　放射性药物生产、转运和使用过程中产生的放射性气溶胶。

二、防护管理要求

根据现行的《放射性废物安全管理条例》(2011 年 12 月 20 日公布)规定,生态环境部门负责放射性废物的安全监督管理工作。《医疗废物分类目录(2021 年版)》(2021 年 11 月 25 日国家卫生健康委、生态环境部联合发布)规定将医疗机构产生的医疗废物分为感染性废物、损伤性废物、病理性废物、药物性废物和化学性废物;废弃的麻醉、精神、放射性、毒性等药品及其相关废物的分类与处置,按照国家其他有关法律、法规、标准和规定执行。

按照 GB 18871—2002《电离辐射防护与辐射源安全基本标准》和 GBZ 120—2020《核医学放射防护要求》的要求,对放射性废物的管理要规范,首先放射性废物分类,应根据医学实践中产生废物的形态及其中的放射性核素种类、半衰期、活度水平和理化性质等,将放射性废物进行分类收集和分别处理。核医学常用放射性核素的物理特性参见 GBZ 120—2020 附录 H。

(一) 放射性废气

对于放射性废气的管理要求已经在本书本章的第三节的具体要求中阐述得很清楚了,不再赘述。

(二) 放射性废液

1. 专用厕所　开展放射性药物治疗的医疗机构,应为住院治疗患者或受检者提供有防护标志的专用厕所,专用厕所应具备使患者或受检者排泄物迅速全部冲入放射性废液衰变池的条件,而且随时保持便池周围清洁。

2. 衰变池　对于衰变池应合理布局,池底和池壁应坚固、耐酸碱腐蚀和无渗透性,并有防泄漏措施。

（三）放射性固体废物

1. 登记　设废物储存登记表,记录废物主要特性和处理过程,并存档备案。

2. 污物存放　①供收集废物的污物桶应具有外防护层和电离辐射警示标志。在注射室、注射后患者候诊室、给药室等位置放置污物桶;②污物桶内应放置专用塑料袋直接收纳废物,装满后的废物袋应密封,不破漏,及时转送存储室,放入专用容器中存储;③对注射器和碎玻璃器皿等含尖刺及棱角的放射性废物,应先装入利器盒中,然后再装入专用塑料袋内;④废物袋、废物桶及其他存放废物的容器应安全可靠,并在显著位置标有废物类型、核素种类、存放日期等说明。

3. 剂量要求　①每袋废物的表面剂量率应不超过 0.1mSv/h,质量不超过 20kg;②废物包装体外表面的污染控制水平:$\beta < 0.4Bq/cm^2$。

4. 储存场所　储存场所应具有通风设施,出入口处设电离辐射警告标志。

第九节　《放射诊疗管理规定》对人员、设备和场所的要求

一、人员要求

只有合格的核医学科工作人员才能保证放射实践的正当性要求、放射防护的最优化,落实医疗照射的指导水平与剂量约束,因此行政规章对核医学科专业技术人员的执业资质有明确的规定。《放射诊疗管理规定》第七条第(二)项规定,开展核医学工作的,应当具有:①中级以上专业技术职务任职资格的核医学医师;②病理学、医学影像学专业技术人员;③大学本科以上学历或中级以上专业技术职务任职资格的技术人员或核医学技师。

配有医用回旋加速器的 PET 和 PET/CT 科室人员除符合上述要求外,还需配备物理、化学或药学专业人员,并持有执业证书等相应资质。

二、设备和场所的要求

放射性药物(制剂)、核医学诊疗设备是患者实施医学诊断和治疗的前提,为保障患者的诊疗质量和放射防护安全,行政规章和国家标准对核医学科诊疗和放射诊疗工作场所有明确规定。

《放射诊疗管理规定》第六条第(二)项规定,要具有符合国家相关标准和规定的放射诊疗场所和配套设施;

第八条第(二)项规定,要具有核医学设备及其他相关设备;

第九条第(二)项规定,要设有专门的放射性同位素分装、注射、储存场所,放射性废物屏蔽设备和存放场所;配备活度计、放射性表面污染监测仪;

第十条第(一)项规定,装有放射性同位素和放射性废物的设备、容器,要设有电离辐射标志,第(二)项规定放射性同位素和放射性废物储存场所,要设有电离辐射警告标志及必要的文字说明;

第二十一条第二款规定,放射性同位素不得与易燃、易爆、腐蚀性物品同库储存,储存场所应当采取有效的防泄漏等措施、并安装必要的报警装置,第三款规定放射性同位素储存场所应当有专人负责,有完善的存入、领取、归还登记和检查的制度,做到交接严格,检查及时,账目清楚,账物相符,记录资料完整。

三、核医学科的特殊要求

放射性药物(制剂)种类多、临床应用广泛,使用不当容易造成患者的放射损伤。因此,行政部门对放射性药物的应用人群、放射性废物的处置和放射事件的报告作了特别规定。

《放射诊疗管理规定》第二十六条第二款第(二)项规定,不得将核素显像检查列入对婴幼儿及少年儿童体检的常规检查项目;

第三十条规定,核医学诊疗产生的放射性固体废物、废液及患者的放射性排出物应当单独收集,与其他废物、废液分开存放,按照国家有关规定处理;

第三十二条规定,医疗机构发生下列放射事件,应当及时进行调查处理,如实记录,并按照有关规定及时报告卫生行政部门和有关部门:①诊断放射性药物实际用量偏离处方剂量 50% 以上的;②放射治疗实际照射剂量偏离处方剂量 25% 以上的;③人员误照或误用放射性药物的;④放射性同位素丢失、被盗和污染的;⑤设备故障或人为失误引起的其他放射事件。

第十节　卫生监管实践

为保障核医学工作者的职业健康安全、接受放射性药物诊疗的患者和社会公众的安全健康权益,卫生健康行政部门依据法律法规规章和国家强制性标准对核医学诊疗活动实施监督检查,督促医疗机构在核医学诊疗活动中落实执行执业、放射卫生防护要求。但是,相关医疗机构在核医学诊疗活动中,主体责任缺失,没有树立放射卫生防护理念,违反法律法规的行为时有发生,下面这一案例具有典型性。

某医学影像诊断中心未按照规定管理放射性同位素案

（一）案情介绍

2021年4月21日，某区卫生健康委监督所对某医学影像诊断中心（以下简称"某中心"）进行监督检查。卫生执法人员查阅某中心已取得的《医疗机构执业许可证》和《放射诊疗许可证》，发现其不仅开展X射线影像诊断等诊疗项目，还应用放射性同位素^{18}F（以下简称"^{18}F"）开展PET影像诊断核医学项目。

卫生执法人员对某中心使用放射性同位素和射线装置开展核医学影像诊断的行为进行重点检查。经查，卫生执法人员发现某中心提供的产品发货单、交接记录、患者使用记录、患者病历中PET-CT检查记录单中的^{18}F注射单位均无法一一对应。经合议讨论，执法机关认定某中心放射性同位素储存场所未能做到"交接严格、检查及时、账目清楚、账物相符、记录资料完整"，属于未按规定管理放射性同位素。以上事实有书证、当事人的陈述、证人证言、现场笔录、视听资料等为证。其中心的行为违反了《放射诊疗管理规定》第二十一条第三款的规定，依据《放射诊疗管理规定》第四十一条第（七）项的规定，给予1.警告、2.罚款人民币三千元的行政处罚。2021年7月8日向某中心送达了行政处罚决定书，并将处罚情况抄告某区生态环境局。2021年7月22日复查合格，7月27日某中心完全履行处罚决定，8月23日本案结案。

（二）案件评析

1. 精雕细琢、抽丝剥茧，违法事实认定清楚。某中心在2021年4月20日放射性同位素交接记录表登记了4条与^{18}F生产厂家交接的记录，交接总量记录合计100mCi。但是某中心当日在放射性同位素使用记录表登记了30余名患者使用^{18}F的剂量，总量合计为168.8mCi，两个数据竟然相差70%。由于^{18}F在自然界中是不存在的，通常是利用核反应人工制备而成。^{18}F的半衰期是109.8分钟，2小时不到就衰变结束，前一日接受的^{18}F也无法留到第二日。卫生执法人员凭借专业知识，首先发现某中心登记的放射性同位素交接记录表与^{18}F生产厂家的产品发货单中的接收时间、批号、剂量均不一致的逻辑错误；其二，某中心登记的放射性同位素使用记录表与患者病历中使用^{18}F的剂量仍不一致。综上，产品发货单、交接记录、使用记录、患者病历中的^{18}F剂量均无法一一对应，与事实情况严重不符。某中心已制定放射性同位素^{18}F贮存、领取、使用、归还等相关管理制度，但实际操作时因贪图方便并未严格遵守相关规定，导致放射性同位素交接不严格，检查不及时，账目不清楚，账物不相符，记录资料不完整。

2. 多角度全方位取证,证据链完整。卫生执法人员在调查取证过程中,对某中心的受托人、护士长、注射 ^{18}F 的护士制作了询问笔录,获得了全面扎实的当事人陈述和证人证言;结合执法记录仪记录的现场检查视频资料、调取的某中心相关书证等证据,同时咨询相关核医学专业专家学者的意见,使本案证据互相印证,证据链条完整闭合,可以认定某中心存在未按规定管理放射性同位素的违法行为。

3. 运用法律解释方法,精准适用法律规范。《放射诊疗管理规定》第二十一条第三款明确规定了"放射性同位素储存场所应当有专人负责,有完善的存入、领取、归还登记和检查的制度,做到交接严格,检查及时,账目清楚,账物相符,记录资料完整。"而与之对应的责任条款没有明确列出。卫生执法人员结合"文义解释、体系解释、目的解释"的法律解释基本方法,对本案适用《放射诊疗管理规定》第四十一条第(七)项规定进行了充分的分析思考。第一,某中心使用放射性同位素 ^{18}F 和射线装置 PET-CT 提供医疗服务的行为,符合《放射诊疗管理规定》的适用范围和"放射性同位素储存场所"的定义。第二,通过为患者静脉注射 ^{18}F,结合 PET 和 CT,是临床上常见有效的肿瘤、癌症的筛查、评估、治疗手段。但 ^{18}F 具有放射性,衰变过程中产生正电子,通过湮没反应,释放 γ 射线,某中心理应加强放射性同位素的接收、储存、制备、分装、使用等全流程的管理,避免产生放射危害等风险,保证医疗质量和医疗安全,保障放射诊疗工作人员、患者和公众的健康权益。此类违法行为的处罚具有正当性和必要性。第三,本案违法行为与《放射诊疗管理规定》第四十一条前六项所列明的违法情形具有相似的价值,在性质、影响程度等方面具有一致性,因此,本案适用《放射诊疗管理规定》第四十一条第(七)项"违反本规定的其他情形"进行处罚,未无限扩大法律规范的适用情形,符合法律规范的立法宗旨和目的,对类似案例的定性和处罚具有示范性意义和指导性作用。

4. 用仪器复查,体现卫生执法技术性

处罚不是最终目的,规范医疗机构依法执业才是终极目标。卫生执法人员办案时积极宣贯卫生法律知识,耐心指导某中心按照规定严格管理放射性同位素的交接、贮存、领取、使用、归还等过程,要求按照实际情况如实、及时、准确、清晰登记账目。复查时,卫生执法人员不仅关注上述违法行为的整改情况还携带 α、β 表面污染仪(型号:COMO-170)和电离室巡检仪(型号:451P)两台专业检测仪器对某中心核医学工作场所表面污染水平和周围剂量当量率进行放射防护检测。执法机关用仪器复查、用数据说话,用闭环管理的复查方式体现卫生行政执法的严谨性和专业性。

（三）思考建议

1. 跨部门合作,加强核医学放射卫生管理。^{18}F 的半衰期是 109.8 分钟,衰变类型为 β^+、γ 射线,β 射线能量为 0.634MeV,γ 射线能量为 0.511MeV 的放射性核素特性。^{18}F 是 PET 显像中最常用的核素,是临床核医学诊断、治疗疾病的重要手段之一,也是放射卫生工作的重点管理对象,卫生、公安、生态环境等有关部门应各司其职、共同管理。实践中,由于 ^{18}F 的衰变,^{18}F 生产厂家会根据购买方预订需求、运输距离和到达时间预估出厂活度。双方在交接的过程中需要标定实际到达时间的放射性活度。本案中某中心与生产厂家双方交接时的产品发货单并未明确标定放射性活度和交接时间,导致交接记录不完整、不准确。本案涉及放射性同位素的生产、销售和运输,卫生行政机关在作出行政处罚的同时亦及时抄告生态环境主管部门,从源头上加强核医学放射安全和防护监督管理工作,促进放射性同位素和射线装置的安全应用,保障人体健康,保护自然环境。

2. 关注新兴业态,推进"健康中国"建设。近年来,国家出台多项政策,鼓励建立第三方医学影像诊断中心,与公立医疗机构不断整合资源,加强技术协作和提升技术水平,共同为肿瘤、心脑血管疾病、神经系统疾病等疑难疾病患者提供便利、先进、优质的医学影像诊疗服务。某中心作为某区第一家,也是唯一一家第三方医学影像诊断中心于 2020 年 8 月 12 日取得医疗机构执业许可证;2020 年 11 月 2 日取得放射诊疗许可证;2021 年 1 月 19 日增加"医学影像科,核医学专业"诊疗科目,并配置了 64 排 CT、PET-CT、3.0T 磁共振等乙类大型医用设备和医学影像专业的医师、技师及其他卫生技术人员。办案过程中,卫生执法人员不仅对某中心的违法行为进行了查处,又切实履行了政府公共服务的职责,提供了整改政策指导和建议,有效地结合行政处罚与行政服务,将宣传教育融入执法过程,保障和优化营商环境,贯彻落实国家发展战略,推进健康中国建设。

本章思考题

1. **医用放射性核素的生产途径有哪些？**（反应堆生产；加速器生产；放射性核素发生器生产；高放射性废液提取）

2. **诊断用放射性药物的要求有哪些？**（适宜的核特性；毒性小、体内廓清快；放射性核素的活度和放射性纯度高；放射化学纯度高,是指在一种放射性核素产品中,以某种特定化学形态存在的这种放射性核素的百分含量；良好的体内

分布特征)

3. 治疗用放射性药物的要求有哪些?（能发射高 LET 的辐射;适当的半衰期;理想的化学特性;理想的生物学特性）

4. 核医学诊疗工作中常见的放射性废物分哪几类?（放射性固体废物;放射性液体废物;放射性气载废物）

5. 非密封放射性物质工作场所按放射性核素的日操作最大量放射性核素的加权活度的大小分为Ⅰ、Ⅱ、Ⅲ三类,每一类的日操作最大量放射性核素的加权活度是多少?（Ⅰ类>50 000MBq、Ⅱ类 50~50 000MBq、Ⅲ类 <50MBq）

（本章编者:孙浩　陈娜）

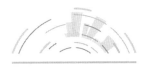

第八章

放射卫生技术服务机构监督管理

放射卫生技术服务机构是指为医疗机构提供放射诊疗建设项目职业病危害放射防护评价、放射卫生防护检测,提供放射防护器材和含放射性产品检测、个人剂量监测等技术服务的机构。放射卫生专业技术人员,是指在放射卫生技术服务机构或者拟申请放射卫生技术服务机构资质的单位中从事放射卫生技术服务工作的人员。

近年来,随着我国核能、医疗、科研等领域的快速发展,放射卫生技术服务机构的重要性日益凸显。我国现有一批规模较大、技术实力较强的放射卫生技术服务机构,它们为放射性工作的安全开展提供了有力保障。然而,也存在一些问题和挑战,如部分地区机构数量不足、技术水平参差不齐、服务质量有待提高等。针对这些问题,国家和地方卫生健康主管部门正在加强监管力度,推动放射卫生技术服务机构的规范化、标准化建设。同时,鼓励技术创新和人才培养,提高服务质量和效率,以满足社会对放射卫生技术服务的不断增长需求。

第一节　放射卫生技术服务机构许可

国家对放射卫生技术服务机构实行资质认可制度。放射卫生技术服务机构应当依法取得放射卫生技术服务机构资质;未取得放射卫生技术服务机构资质的,不得从事放射卫生检测、评价技术服务。

放射卫生技术服务机构资质由省、自治区、直辖市卫生健康主管部门认可及颁发证书。省(自治区、直辖市)卫生健康主管部门统称资质认可机关。

一、法律法规依据

1.《放射卫生技术服务机构管理办法》(卫监督发〔2012〕25 号)公布、国卫职健函〔2020〕340 号修正)。

2.《国家卫生健康委办公厅关于印发职业健康和公共卫生监督领域"证照分离"改革措施的通知》(国卫办法规发〔2021〕13 号)。

3.《国家卫生健康委办公厅关于进一步规范放射卫生技术服务机构资质管理工作的通知》(国卫办职健发〔2022〕7 号)。

二、申请机构应具备的条件

(一) 基本条件

1. 具有法人资格或法人授权资格。

2. 有固定的办公场所和从事相应放射卫生技术服务的工作场所及条件。

3. 能独立开展相应的技术服务工作。

4. 岗位设置合理,职责明确。

5. 有完善的质量管理体系。

(二) 技术人员条件

1. 基本条件

(1) 应当有与其申请技术服务项目相适应的管理、技术和质量控制人员。

(2) 专业技术人员应当掌握相关法律、法规、标准和本单位质量管理体系文件。

(3) 专业技术负责人应当掌握本专业业务,专业技术人员的专业与申请的技术服务项目相一致。

(4) 专业技术人员必须经正规系统培训并考核合格。

2. 具体条件

(1) 申请放射诊疗建设项目职业病危害放射防护评价甲级资质的,放射卫生专业技术负责人应当具有高级技术职称,从事相关专业工作 5 年以上,是本单位职工且未在其他放射卫生技术服务机构中任职。放射卫生专业技术人员中,高级技术职称人员不少于 3 人,中级以上技术职称的人数不少于总数的 60%,技术人员总数不少于 10 人。

(2) 申请放射诊疗建设项目职业病危害放射防护评价乙级资质的,放射卫生专业技术负责人应当具有高级专业技术职称,从事相关专业工作 5 年以上,是本单位职工且未在其他放射卫生技术服务机构中任职。放射卫生专业技术人员中,中级以上技术职称人数不少于 3 人,技术人员总数不少于 5 人。

(3)申请放射防护器材和含放射性产品检测资质的,放射卫生专业技术负责人应当具有高级专业技术职称,从事相关专业工作 5 年以上,是本单位职工且未在其他放射卫生技术服务机构中任职。放射卫生专业技术人员中,高级技术职称人员不少于 2 人,中级以上技术职称的人数不少于总数的 40%,技术人员总数不少于 7 人。

(4)申请放射卫生防护检测资质的,放射卫生专业技术负责人应当具有中级以上专业技术职称,从事相关专业工作 3 年以上,是本单位职工且未在其他放射卫生技术服务机构中任职。放射卫生专业技术人员中,中级以上技术职称人数不少于 2 人,技术人员总数不少于 5 人。

(5)申请个人剂量监测资质的,放射卫生专业技术负责人应当具有中级以上专业技术职称,从事相关专业工作 3 年以上,是本单位职工且未在其他放射卫生技术服务机构中任职。放射卫生技术人员总数不少于 3 人。

正在修订准备出台的《放射卫生技术服务机构管理办法》中,放射卫生技术服务机构根据认可的业务范围可在全国从事放射卫生技术服务活动。

放射诊疗建设项目职业病危害放射防护评价不再区分甲级资质和乙级资质,对人员也有了新的变化。

(三)仪器设备条件

放射卫生技术服务机构具备的仪器设备应当满足其申请的服务项目检测工作的需要。

(四)实验室要求

1. 检测实验室具有良好的内务管理,整洁有序。检测仪器放置合理,便于操作,并配有必要的防污染、防火、防盗、控制进入等安全设备及相关措施。

2. 有质量管理体系文件,并严格按照文件开展质量控制工作。

3. 放射性物质检测场所,应当符合放射卫生有关法规、规章和标准的要求,有使用放射性标准源或标准物质控制检测质量的措施。有参与实验室间检测能力验证活动的记录。

4. 检测方法采用国家、行业或地方规定的方法或标准,应有检测方法细则、仪器操作规程、样品处理程序和数据处理规则等作业指导文件。

5. 为检验样品建立唯一识别系统和状态标识。编制有关样品采集、接收、流转、保存和安全处置的书面程序。

6. 放射性样品应当与其他样品分开存放,专人保管。废弃的放射性样品和其他放射性废物应当按照有关规定处理。处理非密封型放射性同位素的实验室应当有通风设备,地面、实验台应便于去除放射性污染。

7. 原始记录和检测报告应当按照要求,包含有足够的信息,并且按照有关规定书写、更改、审核、签章、分发和保存。

三、放射卫生技术服务机构许可程序

(一) 申请资料的受理

1. 接受申请之日起 5 日内做出是否受理的决定:①对符合受理要求的,卫生健康主管部门出具"行政许可申请受理通知书";②对不符合受理要求的,卫生健康主管部门出具"行政许可申请不予受理决定书"。

2. 申请材料不齐全或不符合法定形式的,卫生健康主管部门出具"申请材料补正通知书",一次性告知申请单位需要补正的全部内容。

(二) 卫生健康主管部门现场评审

1. 专家组成　申请资料受理后,由省级卫生健康主管部门从省级或国家级放射卫生技术评审专家库中抽取的 3 或 5 名专家,技术评审专家专业应当能够满足技术评审的需要。在评审开始前,由省级卫生健康主管部门指定 1 名技术评审专家组成员担任组长,负责主持技术评审工作,对技术评审工作负总责。

2. 现场技术评审的主要内容

(1) 组织机构等情况:①组织机构和办公场所;②技术人员;③仪器设备;④实验室管理。

(2) 检测管理:模拟检测报告、原始记录、数据处理、结果判定、标准引用和报告格式的规范。

(3) 能力考核

1) 理论考试:开卷考试,时间 120 分钟,参加考试的人员不少于申报人数的80%,合格率不小于考试人员的 90%;同时应抽取 2~3 名检测、评价人员以及技术负责、质量管理人进行口试,了解其对法律法规、相关标准、质量管理体系等掌握情况。

2) 检测能力考核:至少应包括:①是否规范编制检测方法验证、确认或论证程序,并按程序规范开展检测方法验证、确认或论证工作,详细记录每项检测方法建立的内容、过程和结论,每项检测方法至少规范出具 1 份检测报告;②检测

能力考核应覆盖所申请的放射诊断、介入放射学、放射治疗、核医学各类检测项目及参数,在每类设备中,抽取有代表性的诊疗设备进行考核;申请放射诊疗场所防护检测的,还应抽取有代表性的放射诊疗场所进行防护检测考核;③检测能力考核尽可能采取实操方法进行,如受条件或时间所限,可以采取现场演示的方式进行,考核完成后,被考核单位应出具完整的检测报告;④申请放射防护器材和含放射性产品检测能力考核的,应通过现场盲样考核、留样复测和现场演示等方式考核其检测能力;⑤申请个人剂量监测资质的,通常情况下,对已知盲样照射能量的,测量结果误差应不超过±10%,对未知照射能量的,测量结果误差应不超过±30%。如申请机构近3年连续参加省级以上卫生行政部门组织的放射卫生检测能力比对均取得"合格"以上的,可不进行盲样考核,直接认定具备相应检测能力。

3) 建设项目评价能力考核:对初次申请资质的单位,应根据考核组指定内容,在规定时间内提交放射诊疗建设项目职业病危害模拟预评价报告和控制效果评价报告,对资质延续的机构,可抽取该机构既往预、控评报告进行审核。

（三）现场评审结果判定

按照《评价资质判定标准》执行。

（四）现场评审结论

建议通过、建议整改后通过和建议不通过。

（五）资质的审批

省级卫生健康主管部门应当自收到技术评审专家组技术评审报告之日起20日内,作出是否批准的决定,对符合条件的,应当做出准予行政许可的书面决定,对不符合条件的,应当做出不予行政许可的书面决定,并说明理由。省级卫生健康主管部门应将批准的技术服务机构相关信息及时在网站上公告,并上传至国家职业卫生技术服务机构管理信息系统。

四、资质证书管理

（一）变更

1. 放射卫生技术服务机构名称、地址或法人代表或负责人发生变化的,应向原发证机关提出变更申请。

2. 放射卫生技术服务机构变更其他核准项目的,需重新申请资质审定。

（二）续展

放射卫生技术服务机构资质证书有效期为4年,在有效期届满30日前的3

个月内向原发证机关提出延续申请。

（三）补发

遗失放射卫生技术服务机构资质证书的,应当向原发证机关提出补发申请。

（四）注销

逾期未申请续展或监督检查不合格且未能按时整改、因机构原因不再从事技术服务工作的,由原发证机关予以注销。

（五）核实资质认可信息

按照《国家卫生健康委办公厅关于做好职业卫生放射卫生技术服务信息报送管理工作的通知》规定,从 2021 年 12 月 1 日开始,放射卫生技术服务机构取得资质后,应登录国家信息系统,核实资质认可基本信息,发现信息有误的应当及时联系省级卫生健康主管部门更正相关信息。

第二节　放射卫生技术服务机构监督管理

放射卫生技术服务机构的监督管理是保障放射卫生领域安全与规范的重要环节。加强对放射卫生技术服务的管理,规范放射卫生技术服务行为,保证其服务质量、维护用人单位、劳动者、患者(受检者)及公众的合法权益,促进放射卫生技术服务的可持续发展和放射卫生技术服务机构依法依规在许可范围内规范开展放射卫生技术服务工作。

一、监督管理法律依据

1.《中华人民共和国职业病防治法》(2002 年 5 月 1 日起施行,主席令第 60 号;2011 年 12 月 31 日第一次修正,主席令第 52 号;2016 年 7 月 2 日第二次修正,主席令第 48 号;2017 年 11 月 4 日第三次修正,主席令第 81 号;2018 年 12 月 29 日第四次修正,主席令第 24 号)。

2.《放射诊疗管理规定》(2006 年 3 月 1 日起施行,卫生部令第 46 号;2016 年 1 月 19 日第一次修订,国家卫计委令第 8 号)。

3.《放射卫生技术服务机构管理办法》(卫监督发〔2012〕25 号)。

4.《国务院关于取消和调整一批行政审批项目等事项的决定》(国发〔2015〕11 号)。

5.《国家卫生健康委关于放射卫生技术服务机构管理有关事项的通知)(国

卫职健函〔2020〕340号）。

6.《国家卫生健康委办公厅关于印发职业健康和公共卫生监督领域"证照分离"改革措施的通知》,(国卫办法规发〔2021〕13号)。

7.《国家卫生健康委办公厅关于做好职业卫生放射卫生技术服务信息报送管理工作的通知》(国卫办职健函〔2021〕566号)。

8.《国家卫生健康委办公厅关于进一步规范放射卫生技术服务机构资质管理工作的通知》(国卫办职健发〔2022〕7号)。

9. T/WSJD 41—2023《放射卫生技术服务机构监督指南》。

二、监督方法和内容

（一）监督方法

1. **查看基本情况**　①机构的基本情况,周期内人员、设备、技术能力变化情况;②开展技术服务情况。

2. **现场查验**　①实验室及工作场所情况;②配置的设备和仪器,及其检定/校准和使用情况;③专业技术人员档案。

3. **资料查阅**　①资质证书;②专业技术人员配备情况、专业技术人员培训证明文件、职业健康监护档案、个人剂量监测档案、培训记录档案等资料;③开展各类放射卫生技术服务过程中留存的记录文件;④质量管理体系运行情况等资料。

4. **询问调查**　①开展放射卫生技术服务的情况;②开展技术服务工作的流程、注意事项等;③质量控制的流程、注意事项等;④其他与检查相关的情况。

5. **文书制作**　根据实际工作需要制作卫生行政执法文书,制作执法文书应符合法律规定。执法文书包括但不限于以下种类:①现场笔录;②询问笔录;③卫生监督意见书;④当场行政处罚决定书;⑤证据先行登记保存决定书。

（二）具体监督内容

1. 机构资质和日常管理

（1）资质证书:包括核查机构法人资格证书和技术服务资质证书,通过对机构相关证书的核查,了解其是否具有法人资格或法人授权资格,技术服务资质证书是否在有效期内,机构是否在资质认可的项目和参数范围内开展技术服务工作,有无转包、转让、出借资质证书的行为或出具虚假报告的行为。

（2）机构信息:机构名称、注册地址和实际地址、法定代表人或负责人有无变化,变化后是否及时向证书核发机关申请变更。

（3）工作场所：办公和实验室具有良好的内务管理，整洁有序。检测仪器放置合理，便于操作，并配有必要的防污染、防火、防盗、控制进入等安全设备及相关措施。

（4）核查技术服务能力考核情况：核查技术服务机构是否按照要求，定期参加省级以上卫生健康主管部门组织的放射卫生检测能力比对、能力考核或能力验证，对考核不合格的项目是否采取有效的办法查找原因及时整改。

2. 质量管理体系　放射卫生技术服务质量管理体系是指把可能影响放射诊疗建设项目评价、放射卫生检测、个人剂量监测等所有要素综合起来，在质量方针的指引下形成集中统一、步调一致、协调配合的有机管理体系。

（1）质量管理体系的层次：完整的质量管理体系至少包括质量手册、程序性文件、作业指导书和各种文件、记录、表格、报告（如检测方法验证报告、检测方法确认报告、检测方法论证报告）。

1）质量手册：质量管理体系的主要文件，包括质量方针、质量目标、质量标准等，手册应明确各岗位的职责以及人员考核、内务管理、质量控制和数据溯源等基本准则。

2）程序性文件：质量管理体系的重要组成部分，它可以保证技术服务各个环节都处于受控状态，作业指导书主要包括各种仪器的操作规程和使用方法。

3）原始记录：原始记录表格作为受控文件，表格种类完整、记载的项目要齐全。原始记录表格至少包括被服务单位基本情况调查表、安全防护措施记录、防护检测记录、放射诊疗设备性能检测记录等。

监督检查时首先应查看上述文件是否有效，实际使用的表格与受控表格的格式和内容是否一致，核查文件管理记录、检测和评价报告，内审、管理评审、质量监督、内部质量控制等年度计划以及相应的实施档案的规范性和完整性，受控文件的发放、回收、作废、销毁是否按本单位质量管理体系进行。

（2）取消 CMA 认定后的措施：按照《国家卫生健康委办公厅关于进一步规范放射卫生技术服务机构资质管理工作的通知》（国卫办职健发〔2022〕7 号），要求各级卫生健康主管部门在对放射卫生技术服务机构审批和监督过程中，不再要求其提供检测项目 CMA 证书，也不得因技术服务机构不能提供此类证书而处罚。该文件对《放射卫生技术服务机构管理办法》《技术评审项目和判定标准》相关内容进行了调整，并对取消 CMA 认定证书后技术服务机构检测能力验证做了规定。

3. 技术人员情况　对专业技术人员检查时，可通过机构提供的专业技术人员花名册,对照资质申请时的技术人员名单,核实人员变化情况,①核查技术人员总数是否满足相应资质的要求;②核查技术人员职称比例(中、高级职称人数)是否符合要求;③核查新入职人员工作履历、放射卫生培训情况;④抽查检测、评价报告,审核是否有非技术人员花名册人员的签字。

可通过工资发放记录、劳动合同、社保基金缴纳情况和机构考勤记录,核查技术人员在职情况,按照《中华人民共和国劳动法》的规定,劳动者与用人单位确立劳动关系的,应当订立劳动合同,明确双方权利和义务,因此可以通过劳动合同,了解技术人员和服务机构的关系。此外,质量负责人、授权签字人也应有相应的任命文件,检测人员、校核人员、仪器管理人员、档案管理人都应有明确的岗位职责。

4. 仪器设备状况　①检查仪器的种类、数量、性能等能否满足工作要求;②检测报告中使用的仪器是否在单位固定资产账目上,有无仪器购置票据和新购仪器验收资料;③仪器的计量检定是否在有效期内;④每台仪器上是否粘贴运行状态标识,仪器运行状态标识通常分为三种:绿色表示检定合格,可以正常使用,黄色表示某些功能已丧失,但检测工作所用功能正常,准许在限定范围内使用,红色表示检定不合格,应为"停用";⑤还应检查仪器是否有专人管理,检测仪器的领取、归还和维修记录是否完整。

现场检查时应根据技术机构资质服务范围和提供的仪器设备清单,分别抽取放射诊疗设备性能检测和防护检测所用的仪器设备,查看是否有操作规程、仪器的可操作性以及该仪器的性能、指标等是否满足检测需求,也可通过抽查检测报告,倒推该仪器是否在本单位清单中,尤其注意仪器出入库记录与检测报告中标注仪器的名称、型号、使用时间有无冲突。

5. 放射卫生检测工作

(1) 检测报告和原始记录

1) 检测报告:①检测报告应该包括表头部分,主要记录被检测单位名称、被检测诊疗设备、检测所用仪器和检测条件;②正文部分,记录各点的检测结果;③评价部分,依据相应标准对检测结果进行评价。

2) 原始记录:①原始记录至少包含委托单位、被检设备(场所)及型号规格、检测样品唯一性编号、使用的主要仪器设备及编号、检测依据、检测项目,检测时间和检测地点、检测人、校核人、陪同人等内容,记录的页眉、页码、行距和字体等应规范,书写正确,无错别字和序号错误;②放射诊疗设备性能检测报告原始记录中检测项目和参数应符合相关标准,工作场所放射防护检测报告原始记录中布点、检测点位置以及图例与实际相符,本底水平测量方法符合标准要求,且本底水平值可信;③对检测数据异常或不合格数据应如实记录,不能将异常数据或未检测的参数按"不具备被检条件"处理;④数据修约规范,采用法定计量单位,数据处理过程信息完整准确,计算公式、计算方法正确,正确使用校准因子修正检测结果,检测条件满足相关标准要求,被检放射诊疗设备中检测痕迹(设备中留存数据)与原始记录中相关信息一致;⑤检测报告和原始记录签字人均应为机构专职技术人员,检测报告中所有信息均应溯源到原始数据。

(2)监督检查:现场检查时通过抽查检测报告,查看①使用的仪器设备是否满足被检测项目和作业指导书的规定;②现场检测是否至少由 2 名技术人员完成并在记录上签字。

检查检测报告的真实性方法可参照如下:①开展该现场检测时的证明材料,如检测者与被检单位名称做背景的合影、检测时有医院陪同人员的影像材料、差旅报销材料、车辆使用记录等;②报告中检测人、校准人、审核人、授权签字人签字笔迹;③仪器设备编号、仪器设备使用记录时间与原始记录中信息是否一致,仪器设备出入库记录时间与仪器设备现场使用时间吻合。

对有疑问的检测报告,应到被检测的医院通过陪同人员和被检测设备电脑系统遗留的痕迹进一步核查。

6. 放射诊疗建设项目评价情况　①评价机构是否具备开展相应建设项目的评价资质;②评价报告的格式是否规范;③是否按照规定组织专家评审:包括评审流程和评审组人数、专家的专业构成等。

7. 信息报送　按照《国家卫生健康委办公厅关于做好职业卫生放射卫生技术服务信息报送管理工作的通知》,2021 年 12 月 1 日起,放射卫生技术服务机构在完成放射卫生防护检测、放射诊疗建设项目评价、个人剂量监测和放射防护器材和含放射性产品检测,出具报告后的 15 个工作日内,应通过国家卫生健康委"职业卫生技术服务机构管理信息系统"上报相关信息。

各技术服务机构应当确定专人负责信息上报工作,并对信息的完整性、真实性、合法性负责。报告内容除技术服务机构基本信息、用人单位基本信息和参与服务的人员信息外,需要详细报告开展的技术服务内容,如现场调查时间、实施检测时间、检测点位数、超标点位数、超标点位放射危害类型,以及预评价、控制效果评价和个人剂量监测等情况。

(三)监督结果处理

1. 完成现场检查后,对现场查见内容进行客观描述,记录并反映检查现场的真实情况,制作现场检查笔录。

2. 检查发现可能存在违法行为的,应依法进行调查处理。

3. 对于可以立即改正的违法行为,应当场制作监督意见书,并督促其限期改正违法行为。

(1) 对涉嫌违法的行为需要进一步开展调查的,应对相关证据进行采集。证据采集应从以下方面开展:①采集书证:例如资质证书、仪器使用记录、检测报告、评价报告、培训证明等;②采集物证:例如被封存的仪器设备等;③采集媒体资料:例如照片、音频文件、视频文件等;④采集了解有关事实情况的相关人员作出的证人证言;⑤采集当事人就被调查的有关事实向调查机关所作的当事人陈述;⑥采集鉴定人运用专业知识和技能作出的鉴定意见。

(2) 对现场监督结果进行判定并按照法规要求进行相应处理。

第三节　违法行为查处

一、常见的几种违法行为

1. 以虚假、欺骗手段获取资质证书　技术服务机构进行资质认证,不得以挂证、租设备、伪造职称证书等手段,骗取资质证书。

2. 未取得资质开展放射卫生技术服务或超出资质范围开展放射卫生技术服务工作　包括只有防护检测资质的机构开展放射诊疗建设项目评价,只有 X 射线影像诊断场所防护检测资质的开展介入放射学、核医学或放射治疗相关项目等。

3. 出具虚假报告　检测、评价报告的真实性是技术服务的底线,判断技术服务内容的真伪是监督检查的重点,尤其在当前技术服务环境不良、无序竞争普遍的情况下,低价中标的现象时有发生,这就为出具虚假报告创造了条件。虚假报告的形式多样,现有法律法规对此类报告规定也不明确,监督检查时可借鉴国家市场监督管理总局颁发的《检验检测机构监督管理办法》相关内容进行判定,存在以下问题的报告可以认为是不实或虚假报告:

(1) 检验检测机构出具的检验检测报告存在下列情形之一,并且数据、结果存在错误或者无法复核的,属不实检测报告:

1) 样品的采集、标识、分发、流转、制备、保存、处置不符合标准等规定,存在样品污染、混淆、损毁、性状异常改变等情形的。

2）使用未经检定或者校准的仪器、设备、设施的。

3）违反国家有关强制性规定的检验检测规程或者方法的。

4）未按照标准等规定传输、保存原始数据和报告的。

（2）存在下列情形之一的，属于虚假检测报告：

1）未经检验检测的。

2）伪造、编造原始数据、记录，或者未按照标准等规定采用原始数据、记录的。

3）减少、遗漏或者变更标准等规定应当检测的项目，或者改变关键检测条件的。

4）调换检测样品或者改变其原有状态进行检验检测的。

5）伪造检测机构公章或者检测专用章，或者伪造授权签字人签名或者签发时间的。

二、行政处罚相关规定

放射卫生技术服务机构存在以下违法行为的，应按照《中华人民共和国职业病防治法》第七十九条："未取得职业卫生技术服务资质认可擅自从事职业卫生技术服务的，由卫生行政部门责令立即停止违法行为，没收违法所得；没有违法所得或违法所得不足五千元的，并处五千元以上五万元以下的罚款；违法所得五千元以上的，并处二倍以上十倍以下的罚款"；第八十条："超出资质认可或者诊疗项目登记范围从事职业卫生技术服务或者职业病诊断的、不按照本法规定履行法定职责的、出具虚假证明文件的，由卫生行政部门责令立即停止违法行为，给予警告、没收违法所得；没有违法所得或违法所得不足五千元的，并处五千元以上二万元以下的罚款；违法所得五千元以上的，并处二倍以上五倍以下的罚款"进行相应的处罚。

第四节　卫生监管实践

放射卫生技术服务机构出具虚假检测报告案

（一）案情介绍

2017年8月21日，某市卫生执法人员根据在某医院放射卫生监督中检查发现的某放射卫生技术服务机构违法线索，遂对该机构进行全面检查。检查发现,该机构未能出示放射诊疗设备性能检测报告和放射工作场所防护检测报告的原始记录。执法人员进一步询问医疗机构相关人员当日(2017年7月22日)检测情况,并调取了检测放射诊疗设备使用情况的电子数据记录,初步掌握了该医疗机构出具虚假检测报告的事实。在进一步调查过程中,该机构又向执法人员提供了2017年7月22日对该医院放射防护检测的原始记录,为核实原始记录的真实性,2017年8月24日,该市卫生计生委(2017年卫生健康主管部门称呼)组织该机构进行溯源核查,要求该机构在检测人员、检测设备、放射诊疗设备以及检测条件与上次一致的情况下进行复测,同时委托该省放射卫生技术服务专家库中3名经验丰富的检测专家对该机构现场复测情况进行专家评估并出具鉴定结论。专家通过现场观看检测过程,结合现场检测记录,认为2017年8月24日现场复测无法复现2017年7月22日该医院CT检测设定的管电压及扫描时间等检测条件,可以判定2017年7月22日CT检测数据及完成的检测报告不真实、不客观,同时认为检测人员还不具备独立完成该项检测工作的实际能力。在大量的证据面前,该机构检测人员承认其在检测过程中,对原始记录参考既往数据进行编写,出具了虚假检测报告,同时该机构也出具了整改报告,并向该医院收回检测报告。

该机构出具虚假证明文件的行为违反了《中华人民共和国职业病防治法》第二十六第三款的规定,依据《中华人民共和国职业病防治法》第八十条第(三)项、第八十七条的规定,以及《××省卫生系统行政处罚自由裁量指导意见》对该项的规定,给予该机构:1.警告;2.罚款人民币一万五千元的行政处罚,同时责令按照《卫生监督意见书》整改。该机构在规定时间内自觉缴纳了罚款,随后主动注销了放射卫生技术服务资质,结案。

(二) 案例分析

1. 案由新颖　此案是在对医院监督检查中发现第三方机构的违法行为,属于延伸检查。对未进行实际检测而编造数据并出具虚假检测报告的放射卫生技术服务行为实施行政处罚,案由新颖,具有可借鉴性。

2. 取证方式巧妙　此案以溯源核查方式解决了取证难题。对检测报告原始记录真实性的确认,是该案的难点和焦点。尽管在现场检查时该机构未能提供检测报告原始记录,但检测人员始终拒绝承认出具虚假检测报告,甚至在事后又提供了现场检测原始记录。本案执法人员根据短期内检测人员、检测设备、放射诊疗设备以及检测条件相同情况下放射诊疗设备性能检测结果基本一致的事实,巧妙的组织该机构进行溯源核查,结果发现该机构在对其使用的CT机性能进行复测时,按原始记录记载的检测条件,CT 机无法正常使用并完成检测工作,证明了检测人员弄虚作假编造原始记录的事实。

3. 借助专家力量解决技术难题　该案中执法人员借助专家的力量,在开展溯源核查时委托了三位经验丰富的检测专家对该机构复测情况进行专家评估,并以专家作出的检测报告不客观、不真实的评估结论作为该机构出具虚假检测报告的有力证据。

4. 证据种类丰富、严密、确凿　该案调查缜密,并注重各种证据的收集和固定。如通过现场笔录、医院相关人员的证人证言、检测人员的陈述、专家的鉴定意见、整改报告、DR 机电脑内拍片记录和扫描影像资料等多种证据,环环相扣、相互印证该机构出具虚假检测报告的事实。各种证据形成完整的证据链,最终完成了对违法主体、违法事实、非法所得的认定。

5. 违法所得认定合情合理　虽然本案违法的放射卫生技术服务机构于 2017 年 7 月 19 日与该医院签订了放射检测委托协议书,但案发时,该机构并未收到该医院支付的检测费用,并于案发后收回检测报告。该医院协议签订人员也陈述,未向该机构支付过检测费用,故认定该机构无违法所得较为合理。

(三) 思考建议

1. 该案按照《中华人民共和国职业病防治法》对出具虚假证明文件的放射卫生服务机构实施了行政处罚,但目前针对放射卫生技术服务机构监督管理,尚没有配套的法规和规章,而卫生部 2012 年出台的《放射卫生技术服务机构管理办法》作为一个规范性文件,未能对违法行为制定具体罚则,也未能对弄虚作假的检测人员给予有效的法律惩戒,因此建议国家应尽快制定和完善针对放射卫生技术服务机构管理的法律、法规和规章。

2. 在对医疗机构监督检查中,监督员往往仅止步于医院出具了第三方机构出具的检测报告,对于报告的真实性未深入进行探查,通过该案,提示监督执法人员应强化检查内容的关联性、延展性,以发现隐匿违法行为。

3. 放射卫生技术服务机构出具虚假报告监管的难点主要原因是难以取证。该案通过开展溯源核查、引入专家评估,较好地解决了出具虚假证明文件违法行为查处中取证难的问题。同时也提醒执法人员在日常监督检查时可进一步完善检查形式,如可以联合放射卫生检测质量控制机构对机构检测情况进行溯源核查,可对中介服务机构造假行为起到极大的震慑作用。

------------------------------ **本章思考题** ------------------------------

1.【单选题】以下哪项情形不属于放射卫生技术服务机构出具的不实检测报告（　　）

A. 样品的采集、标识、分发、流转、制备、保存、处置不符合标准等规定,存在样品污染、混淆、损毁、性状异常改变等情形的

B. 出具的报告中存在错字、病句的

C. 使用未经检定或者校准的仪器、设备、设施的

D. 违反国家有关强制性规定的检验检测规程或者方法的

答案:B

解析:见本章第三节。

2.【多选题】放射卫生技术服务机构的诊断 X 射线机设备性能检测(不包括 CT 机、DSA、乳腺摄影)资质,应装备的仪器包括哪些（　　）

A. X 射线剂量仪

B. 数字式 X 射线曝光时间测量仪

C. 千伏(kvp)测量仪

D. 性能检测模体/工具

答案:A B C D

3.【多选题】以下哪项是对放射卫生技术服务机构监督管理的重点检查内容（　　）

A. 开展技术服务项目审批、登记情况

B. 配置的设备和仪器,及其检定/校准和使用情况

C. 专业技术人员配备情况,专业技术人员培训证明文件、职业健康监护档案、个人剂量监测档案、培训记录档案等资料

D. 开展各类放射卫生技术服务过程中留存的记录文件、质量管理体系运行情况等资料

答案:A B C D

解析:见本章第二节。

4.【多选题】以下哪项是卫生监督机构对放射卫生技术服务机构监督管理的相关依据（　　）

A.《中华人民共和国职业病防治法》

B.《放射卫生技术服务机构管理办法》

C.《放射诊疗管理规定》

D.《职业卫生技术服务机构管理办法》

答案:A B C

解析:见本章第二节。

5.【**判断题**】放射卫生技术服务机构是指为医疗机构提供放射诊疗建设项目职业病危害放射防护评价、放射卫生防护检测,提供放射防护器材和含放射性产品检测、个人剂量监测等技术服务的机构(　　　　)

A. 正确

B. 错误

答案:A

解析:见本章第一节。

（本章编者:孙鹤霞　尹俊清）

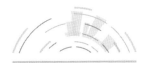

参考文献

［1］孙全富,涂彧,刘青杰,等.放射卫生基础［M］.北京:中国人口出版社,2023.

［2］苏旭,张良安.实用辐射防护与剂量学［M］.北京:中国原子能出版社,2013.

［3］杨朝文.电离辐射防护与安全基础［M］.北京:中国原子能出版社,2010.

［4］陈志.电离辐射防护基础［M］.北京:清华大学出版社,2020.

［5］潘自强,程建平.电离辐射防护和辐射源安全［M］.北京:中国原子能出版社,2008.

［6］涂彧.医学放射防护学教程［M］.北京:中国原子能出版社,2019.

［7］涂彧,王进.放射卫生与防护［M］.苏州:苏州大学出版社,2023.

［8］全国信息与文献标准化技术委员会.医学放射防护学教程［M］.北京:中国原子能出版社,2019.

［9］国际放射防护委员会.国际放射防护委员会建议书 国际放射防护委员会第121号出版物［M］.北京:中国原子能出版社,2021.

［10］国际放射防护委员会.国际放射防护委员会建议书 国际放射防护委员会第103号出版物［M］.潘自强,周永增,周平坤,等,译.北京:中国原子能出版社,2008.

［11］国际放射防护委员会.国际放射防护委员会建议书 国际放射防护委员会第60号出版物［M］.李德平,孙世荃,陈明媛,等,译.北京:中国原子能出版社,1993.

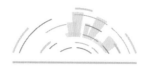

附　录

1.《中华人民共和国职业病防治法》(2018 年修订)(略)

2.《放射性同位素与射线装置安全和防护条例》(2019 年修订)(略)

3.《医疗机构管理条例》(2022 年修订)(略)

4.《医疗机构管理条例实施细则》(2017 年)(略)

5.《放射诊疗管理规定》(2016 年版修订)(略)

6.《放射工作人员职业健康管理办法》(略)

7.《大型医用设备配置与使用管理办法(试行)》(2018 年 5 月 22 日发布)(略)

8.《放射卫生技术服务机构管理办法》(2012 年)(略)

9.《放射诊疗建设项目卫生审查管理规定》(2012 年)(略)

10.《卫生部关于印发〈卫生部核事故和辐射事故卫生应急预案〉的通知》(卫应急发〔2009〕101 号)

11.《卫生部办公厅关于规范健康体检应用放射检查技术的通知》(卫办监督发〔2012〕148 号)

12.《国家卫生健康委关于放射卫生技术服务机构管理有关事项的通知》(国卫职健函〔2020〕340 号)

13.《国家卫生健康委办公厅关于印发职业健康和公共卫生监督领域"证照分离"改革措施的通知》(国卫办法规发〔2021〕13 号)

14.《国家卫生健康委办公厅关于做好职业卫生放射卫生技术服务信息报送管理工作的通知》(国卫办职健函〔2021〕566 号)

15.《诊所备案管理暂行办法》(2022 年 12 月 20 日颁布)

16.《国家卫生健康委办公厅关于进一步规范放射卫生技服务机构资质管

理工作的通知》(国卫办职健发〔2022〕7 号)

17.《国家卫生健康委关于发布大型医用设备配置许可管理目录(2023 年)的通知》

18.《关于进一步做好医疗机构医用辐射场所辐射监测有关事项的通知》(国卫办职健发〔2024〕12 号)

19.《卫生部关于修订口腔科二级科目的通知》(卫医政发〔2010〕55 号)

卫生部关于修订口腔科二级科目的通知

(卫医政发〔2010〕55 号)

各省、自治区、直辖市卫生厅局,新疆生产建设兵团卫生局:

为适应口腔医学发展及实际工作需要,提高专科诊疗水平和服务能力,根据中华口腔医学会的建议,经研究决定,修订《医疗机构诊疗科目名录》中口腔科的二级科目。现将修订后的口腔科(12.)二级科目印发给你们,请遵照执行。

二〇一〇年六月十一日

修订后的诊疗科目口腔科(12.)

12. 口腔科

12.01 牙体牙髓病专业

12.02 牙周病专业

12.03 口腔黏膜病专业

12.04 儿童口腔专业

12.05 口腔颌面外科专业

12.06 口腔修复专业

12.07 口腔正畸专业

12.08 口腔种植专业

12.09 口腔麻醉专业

12.10 口腔颌面医学影像专业

12.11 口腔病理专业

12.12 预防口腔专业

12.13 其他

20.《卫生部关于陀螺旋转式钴-60 立体定向放射治疗系统放射诊疗许可管理有关问题的批复》

卫生部关于陀螺旋转式钴-60 立体定向放射治疗系统放射诊疗许可管理有关问题的批复

黑龙江省卫生厅：

你厅《关于对陀螺旋转式钴-60 立体定向放射治疗系统放射诊疗许可管理的请示》(黑卫监督函〔2009〕359 号)收悉。经研究，现批复如下：

陀螺旋转式钴-60 立体定向放射治疗系统采用 154 个储存孔所装钴源的集合和陀螺旋转式聚焦原理，与传统的钴-60 治疗机不同，符合 γ 射线立体定向外科治疗系统(以下简称 γ 刀)多源聚焦原理。该系统属于 γ 刀类，应依法对其进行许可管理，其性能指标可参考国家职业卫生标准《X、γ 射线头部立体定向外科治疗放射卫生防护标准》(GBZ 168—2004)执行。

此复。

二○一○年一月十一日

21.《国家卫生健康委员会信访回复单》

国家卫生健康委员会信访回复单

北京朗视仪器有限公司：

你公司关于 X 射线设备机房适用标准问题的来函收悉，经我委放射卫生标准专业委员会研究并现场考察，提出了如下意见：

你公司生产的口腔颌面锥形束计算机体层摄影设备(Smart 3D-X)的机房，可以按照《放射诊断防护要求》(GBZ 130—2020)表 2 中"口腔 CBCT 坐位扫描/站位扫描"的"机房内最小有效使用面积 5m²"和"机房内最小单边长度 2.0m"的要求执行。

现将标委会的上述意见供你公司参考。

2021 年 1 月 27 日

国家卫生健康委员会信访回复单

卡瓦(四川)医疗器械有限公司：

你公司关于 X 射线设备机房适用标准问题来函收悉，经我委放射卫生标准专业委员会研究并现场考察，提出如下意见：

你公司生产的口腔颌面锥形束计算机体层摄影设备(AERO-X)的机房，可以按照《放射诊断防护要求》(GBZ 130—2020)表 2 中"口腔 CBCT 坐位扫描/站式扫描"的"机房内最小有效使用面积 5m²"和"机房内最小单边长度 2.0m"的要求执行。

现将标委会的上述意见供你公司参考。

2022 年 5 月 20 日

国家卫生健康委员会信访回复单

合肥美亚光电技术股份公司：

您好，您的来信收悉。经研究，现将有关问题回复如下：

根据合肥美亚光电技术股份公司提供的关于口腔颌面锥形束计算机体层摄影设备(mDX-120Film)相关材料信息，该设备机房可以按照《放射诊断放射防护要求》(GBZ 130-2020)表 2 中"口腔 CBCT 坐位扫描/站位扫描"的机房内最小有效使用面积(5m²)和机房内最小单边长度(2.0m)的要求执行。

此复。

2022 年 6 月 30 日

22. 常用标准

GB 18871—2002《电离辐射防护与辐射源安全基本标准》

GBZ 98—2020《放射工作人员健康要求及监护规范》

GBZ 120—2020《核医学放射防护要求》

GBZ 121—2020《放射治疗放射防护要求》

GBZ 128—2019《职业性外照射个人监测规范》

GBZ 130—2020《放射诊断放射防护要求》

GBZ/T 181—2024《建设项目放射性职业病危害评价报告编制标准》

WS 76—2020《医用 X 射线诊断设备质量控制检测规范》

WS 523—2019《伽玛照相机、单光子发射断层成像设备(SPECT)质量控制检测规范》

WS 674—2020《医用电子直线加速器质量控制检测规范》

WS 667—2019《机械臂放射治疗装置质量控制检测规范》

WS 816—2023《医用质子重离子放射治疗设备质量控制检测标准》

WS 817—2023《正电子发射断层成像(PET)设备质量控制检测标准》

WS 818—2023《锥形束 X 射线计算机体层成像(CBCT)设备质量控制检测标准》

WS/T 831—2024《医用电离辐射放射防护名词术语标准》

WS 519—2019《X 射线计算机体层摄影装置质量控制检测规范》

WS 582—2017《X、γ射线立体定向放射治疗系统质量控制检测规范》

WS 581—2017《牙科X射线设备质量控制检测规范》

WS 531—2017《螺旋断层治疗装置质量控制检测规范》

WS 530—2017《乳腺计算机X射线摄影系统质量控制检测规范》

T/WSJD 55—2024《医疗机构放射卫生监督指南》

T/WSJD 41—2023《放射卫生技术服务机构监督指南》

T/WSJD 6—2020《CT方舱放射防护要求》